幸福
文化

幸福
文化

徒手中醫

最強經絡穴位養生圖解

國寶級老中醫30年絕學大公開，3分鐘通經絡、除病根、袪百病！

吳中朝 中醫師——著

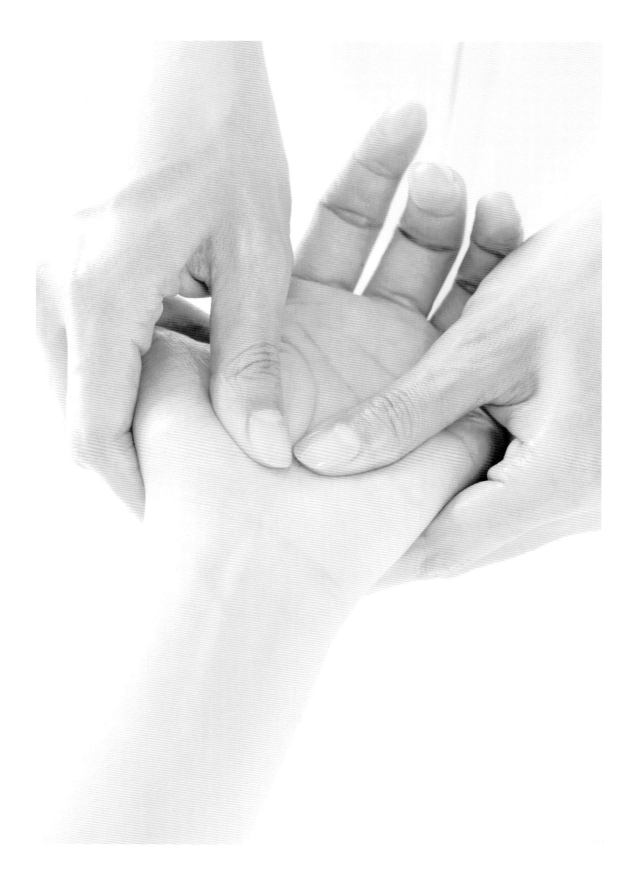

前言

　　早在數千年前的醫學文獻《黃帝內經》就曾說，人體內有一套奇妙的傳輸系統，名曰「經絡」，負責將「氣」「血」等精微物質，送達各個器官臟腑，所以《靈樞‧本藏篇》說：「經脈者，所以行血氣，而營陰陽、濡筋骨、利關節者也。」

　　而穴位是指經絡系統中，經氣匯集及輸注於體表的部位，乃其重要「樞紐」。只要稍加按摩、點揉、掐捏、針刺，甚至艾灸、刮痧、拔罐，就能讓氣血更加通暢和充足，從而提高既有的免疫和自癒能力，很多病症就是經由這樣的方式，得到治療和緩解。

　　作者中醫師吳中朝從事臨床、教學、科研已三十多年，深研經絡穴位調理，對於每個穴位該用點穴、拍打或推揉都有不同的講究，如此深入才能最大化的調動身體元氣，讓元氣達病位，自行修復，這就是幾千年來「徒手中醫」的核心祕密！

- 牙疼的時候，可以掐按一下勞宮穴，或者捏揉耳朵就能止痛。
- 換季冷熱交替容易鼻塞流鼻水，按壓鼻翼兩旁的迎香穴即能有效緩解。

　　除此之外，按摩穴位竟然還可以減肥，將身體的毒素排除體外。

　　「痛則不通，通則不痛」，人體的每個穴位都有其功能，用針刺可以讓穴位發揮作用，其實只要知道利用徒手的祕訣也能輕鬆祛百病，啟動蘊藏人體健康天然開關。

　　現代人為了將來，為了家庭，為了孩子，每天都在認真打拚、勤奮工作、努力不懈，在照顧別人之餘，往往忽略自己的身體情況，等到不舒服、忍不住了才匆匆忙忙去看病，運氣好只是小麻煩很快就會恢復正常，如果是重病的冰山一角那可後患無窮。

　　俗話說得好：「健康是身體最大的本錢」，只有善待自己，把身心維持在最佳狀態，才有餘裕去面對生活，迎向未來。預防絕對重於治療，本書完整收錄人體14條經絡及300個穴位，請儘快翻開，依症狀找到相應穴位，嘗試一下它的神奇力量吧！

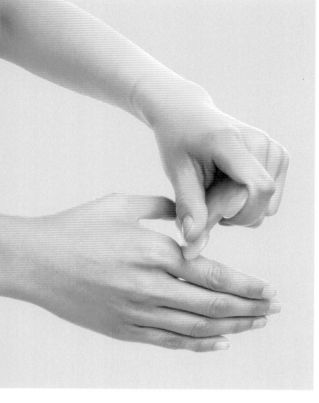

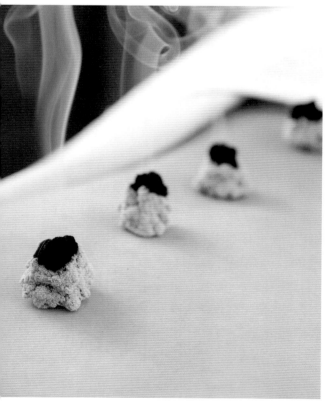

目錄

第二章　手太陰肺經

第三章　手陽明大腸經

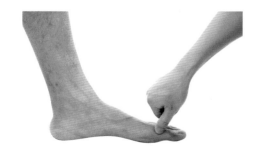

第十章　手厥陰心包經

第九章　足少陰腎經

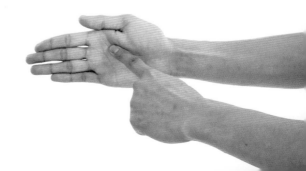

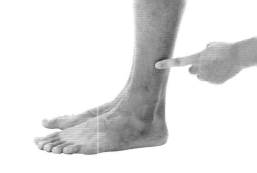

第十一章　手少陽三焦經

第十二章　足少陽膽經

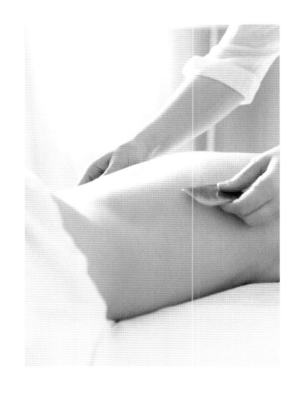

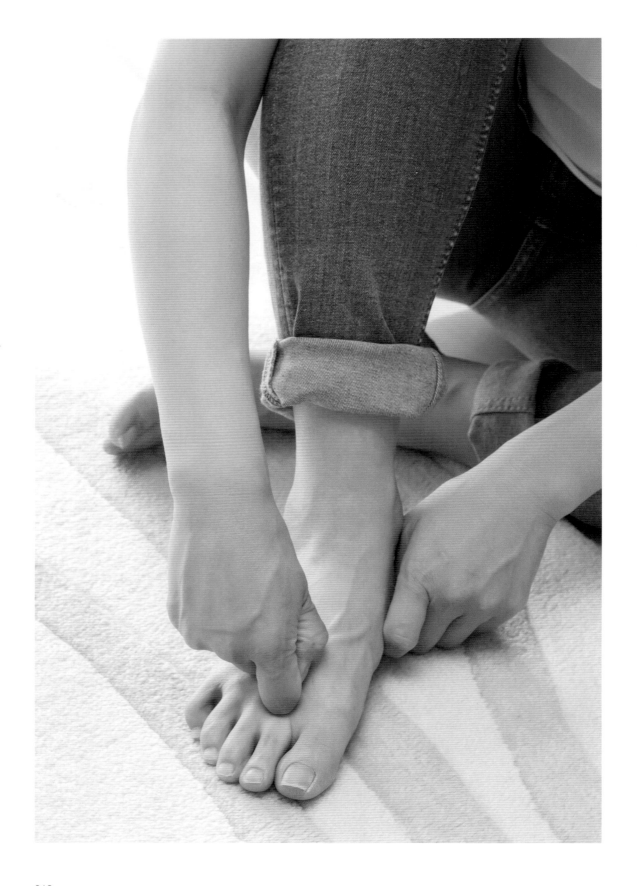

經絡穴位，
是人體自備大藥庫

人體內的每一個穴位，都像是一味中藥，經由老祖宗的智慧總結而得，且試之廉便有效。只要學會如何定位，精準取穴，便可以利用按摩、刮痧，或者是艾灸、拔罐等方法，暢通體內經脈氣血，進而達到緩解疼痛，甚至治癒疾病的目的，正所謂「通則不痛，痛則不通」。

精準取穴法

對穴位進行按摩時，要想達到預期的效果，則取穴時一定要力求準確。後述幾種常見的取穴方法，不僅簡單方便，而且準確度極高。只要按圖索驥，必能輕鬆找到穴位。

同身寸法

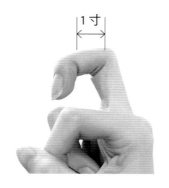

【中指同身寸】

以自己中指中節屈曲時，內側兩端紋頭之間的距離長度為一寸。

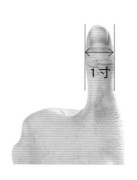

【拇指同身寸】

以自己拇指指關節的橫向寬度為一寸。

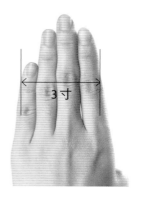

【橫指同身寸】

除拇指外，將自己其餘四指併攏，以中指中節橫紋處為標準，四指的寬度為三寸。

簡易取穴定位法

此為臨床上常用的一種取穴方法，雖然不適用於每一個穴位，但是操作方式簡便，容易記憶。

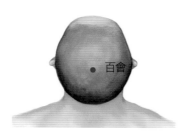

百會

【百會穴】

頭頂正中央。

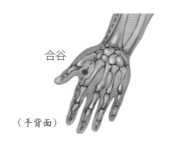

合谷

（手背面）

【合谷穴】

打開虎口，在第一掌骨和第二掌骨間。

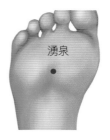

湧泉

【湧泉穴】

腳底板紋形成人字樣的頂端凹陷處。

骨度分寸定位法

這個方法是將全身各部以骨節為主要標誌,規定其長短,並依照比例折算作為定穴的標準。好處是不論男女、老少、高矮、胖瘦都適用,進而解決不同人身上的定穴難題。

部位	起訖處	骨度(寸)	度量
頭面部	前髮際線正中至後髮際線正中	12	直寸
	眉間(印堂)至前髮際線正中	3	直寸
	兩額角髮際線(頭維)之間	9	橫寸
	耳後兩乳突間	9	橫寸
胸腹脅部	胸骨上窩(天突)至劍胸結合中點(歧骨)	9	直寸
	劍胸結合中點(歧骨)至臍中(神闕)	8	直寸
	臍中(神闕)至恥骨聯合上緣(曲骨)	5	直寸
	兩乳頭之間	8	橫寸
	兩肩胛骨喙突內側緣(近脊椎側)之間	12	橫寸
背腰部	肩胛骨內緣(近脊椎側)至後正中線	3	橫寸
上肢部	腋前紋頭、腋後紋頭至肘橫紋(平尺骨鷹嘴)	9	直寸
	肘橫紋(平尺骨鷹嘴)至腕掌(背)側遠端橫紋	12	直寸
下肢部	恥骨聯合上緣(曲骨)至髕底	18	直寸
	髕底至髕尖	2	直寸
	脛骨內側髁下方(陰陵泉)至內踝尖	13	直寸
	股骨大轉子至膕橫紋	19	直寸
	臀溝至膕橫紋	14	直寸
	膕橫紋到外踝尖	16	直寸
	內踝尖至足底	3	直寸

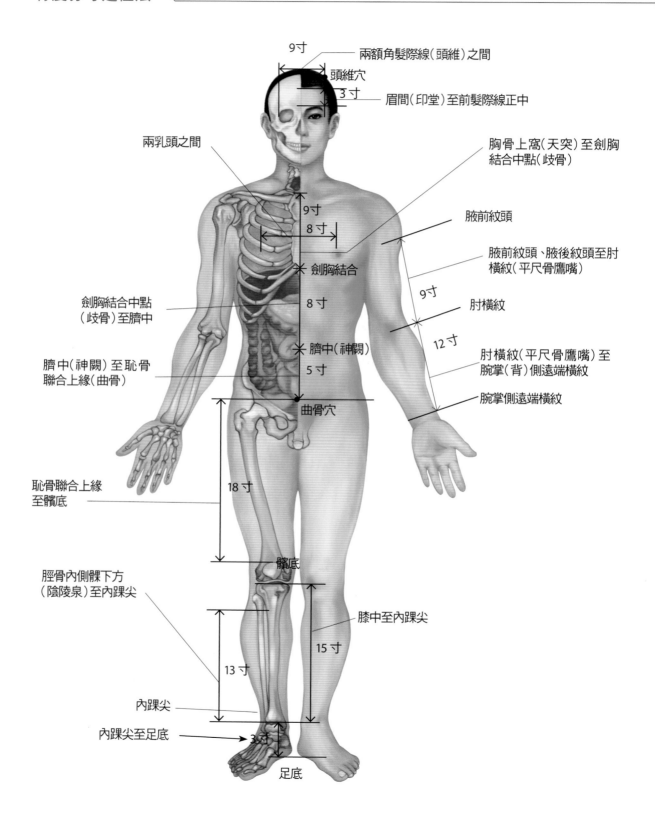

9寸　兩額角髮際線（頭維）之間

頭維穴

3寸　眉間（印堂）至前髮際線正中

兩乳頭之間

胸骨上窩（天突）至劍胸結合中點（歧骨）

9寸

8寸

腋前紋頭

腋前紋頭、腋後紋頭至肘橫紋（平尺骨鷹嘴）

劍胸結合

9寸

肘橫紋

劍胸結合中點（歧骨）至臍中

8寸

12寸

肘橫紋（平尺骨鷹嘴）至腕掌（背）側遠端橫紋

臍中（神闕）

臍中（神闕）至恥骨聯合上緣（曲骨）

5寸

腕掌側遠端橫紋

曲骨穴

恥骨聯合上緣至髕底

18寸

脛骨內側髁下方（陰陵泉）至內踝尖

髕底

膝中至內踝尖

15寸

13寸

內踝尖

內踝尖至足底　3寸

足底

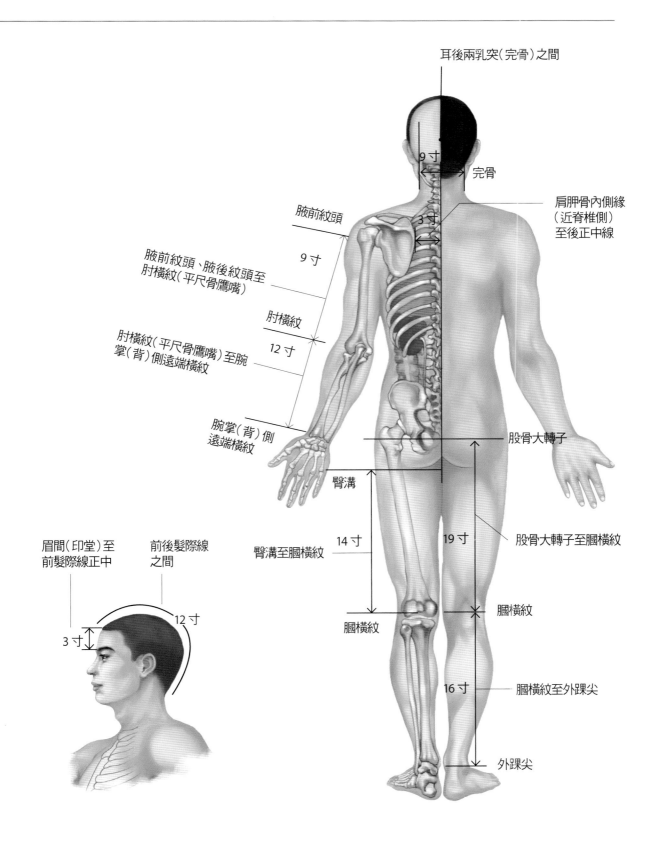

耳後兩乳突（完骨）之間

完骨

9寸

肩胛骨內側緣
（近脊椎側）
至後正中線

腋前紋頭

3寸

腋前紋頭、腋後紋頭至
肘橫紋（平尺骨鷹嘴）

9寸

肘橫紋

12寸

肘橫紋（平尺骨鷹嘴）至腕
掌（背）側遠端橫紋

腕掌（背）側
遠端橫紋

股骨大轉子

臀溝

14寸

19寸

股骨大轉子至膕橫紋

臀溝至膕橫紋

膕橫紋

膕橫紋

16寸

膕橫紋至外踝尖

外踝尖

眉間（印堂）至
前髮際線正中

前後髮際線
之間

12寸

3寸

常用的按摩手法

點法

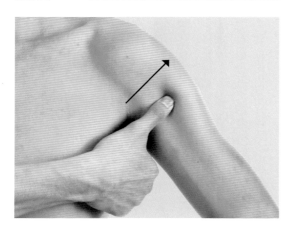

有「指點」和「肘點」兩種。前者是手握空拳，拇指伸直緊貼食指，以拇指指端著力於穴位上，力量由輕到重，持續點壓，達最大力時停留，並重覆施作。後者利用肘尖著力於穴位上，透過上半身的重力，進行持續點壓。

按法

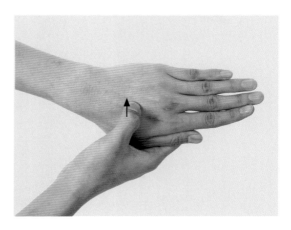

分為「指按」和「掌按」兩種。用手指或手掌面著力於穴位上，做垂直的按壓，停留片刻，然後慢慢鬆開，並重複施作。動作要平穩，不可突然用力或用力過猛。

摩法

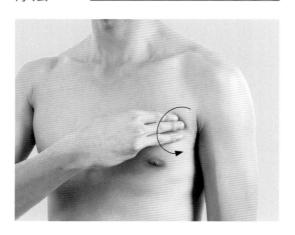

以手指或手掌在皮膚上做迴旋性摩動，以指面摩動的稱指摩法，用掌面摩動的稱掌摩法。

推法

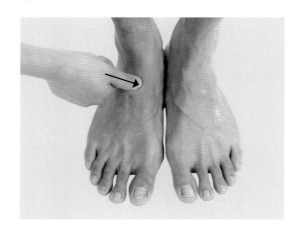

以手指或手掌緊貼皮膚，然後以按而送之的方法做直線推動。動作不宜過快過猛，結束時宜緩如抽絲。

拿法

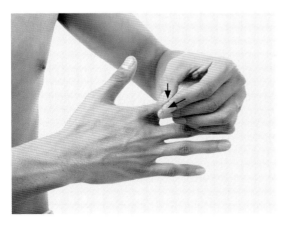

拇指與食指、中指相對應，捏住某一部位或穴位，逐漸合力內收，並做持續性的上提動作。

擦法

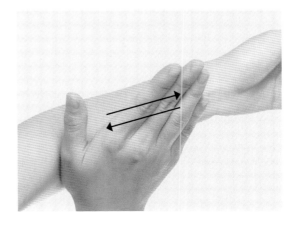

手掌緊貼皮膚，並稍用力下壓，做上下或左右的來回直線運動，可以用掌面擦，也可以用大、小魚際擦。

揉法

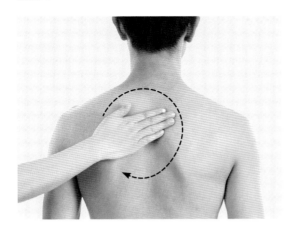

用手指或手掌在人體局部組織做輕柔、和緩的迴旋揉動，此法可促進肌肉和皮下脂肪的新陳代謝。

按摩經穴 小/學/堂

注意！
以下情形不能做經穴按摩

❶ 急慢性傳染病，如痲疹、肺結核、小兒痲庫症、病毒型感冒。
❷ 有嚴重心臟、肝臟、腎臟疾病的患者。
❸ 有骨科疾病，如骨折、關節脫位、骨腫瘤等。
❹ 惡性腫瘤患者或久病虛弱的人。
❺ 嚴重的皮膚疾病。
❻ 過敏性紫斑症、血友病患者。
❼ 女性月經期、妊娠期，有些部位不宜按壓。
❽ 劇烈運動、飲酒後。

　　若有以上的情況，請勿自己擅自按摩，建議先徵求中醫師的專業指導。

刮痧療法

　　「痧」就是體內氣血淤積、阻塞，一旦不通，病症隨之而來。而藉由一定的工具，如邊緣光滑的湯匙、硬幣，或牛角骨等製成的刮痧板，配上少許精油或是潤滑油之類，在患者身上重複刮動的治療方法，就是刮痧，主要作用是排毒、去除血瘀。有些病人刮完之後，感到局部或周身輕鬆，通體舒暢，症狀消失。

面刮法

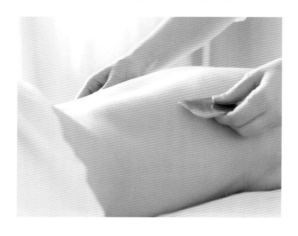

面刮法是最常用也是最基本的方法，適用於軀幹、四肢等大面積平坦部位。刮痧板需傾斜為三十到六十度，運用長邊接觸肌膚，由上而下或由內而外朝同一方向刮拭，切記不能來回刮喔！

角刮法

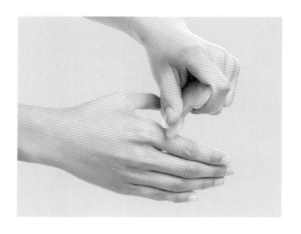

利用刮痧板其中一個角，朝刮拭方向傾斜四十五度，由上而下刮拭。

拔罐療法

　　拔罐主要是利用燃火、抽氣等方法，藉助熱力排出杯罐中的空氣後，產生負壓，直接吸附於穴位或應拔部位之上，利用熱刺激、負壓吸引作用，造成局部瘀血的情況，從而達到逐寒祛濕、拔毒瀉熱、疏通經絡、行氣活血的目的。

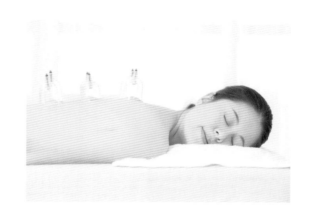

艾灸方法

艾條灸

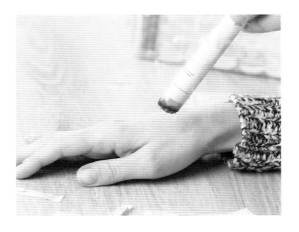

包括「溫和灸」、「迴旋灸」、「雀啄灸」三種。主要是用火燃燒艾條的一端，置於離皮膚二至三公分之處施行懸灸，優點是操作方便，不易燒灼皮膚，除了五官之外，身體任何部位皆可使用，在實際操作過程中，三種灸法可以交替進行。

艾炷灸

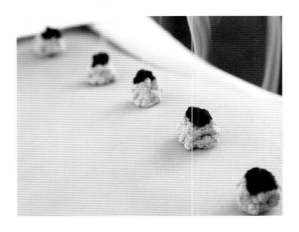

艾炷是將純淨的艾絨搓捏成圓錐狀，大小不等，直接或間接（如隔薑灸）置於穴位上施灸的一種方法（每灸一個艾炷稱為一壯）。

按摩經穴
小/學/堂

按摩的技巧

1 按摩穴位時，必須注意力度，並不是愈用力愈好，而是講究均勻、輕柔感覺舒適的力度，特別是眼周部位，只需輕輕按壓即可；按摩時以覺得皮膚發熱、微紅，全身微微出的感覺就已經達到按摩的功效，即可喚醒身體的組織，也可以先塗抹按摩油或乳霜，有助於按壓的效果及進行。

2 按摩的方向建議與肌肉的走向一致，有規律進行，如果皺紋是橫向的，就豎著按摩，皺紋是縱向的，就橫著按摩。

3 倘若偏離穴位也沒關係，因為找準穴對一般人來說比較難，在中醫來說，只要遵循「離穴不離經」的原則，即使穴位的位置偏離一點點，但不要偏離經絡就好，若是按在一個穴位不覺得痛，就再往旁邊按一下，適度調整即可。

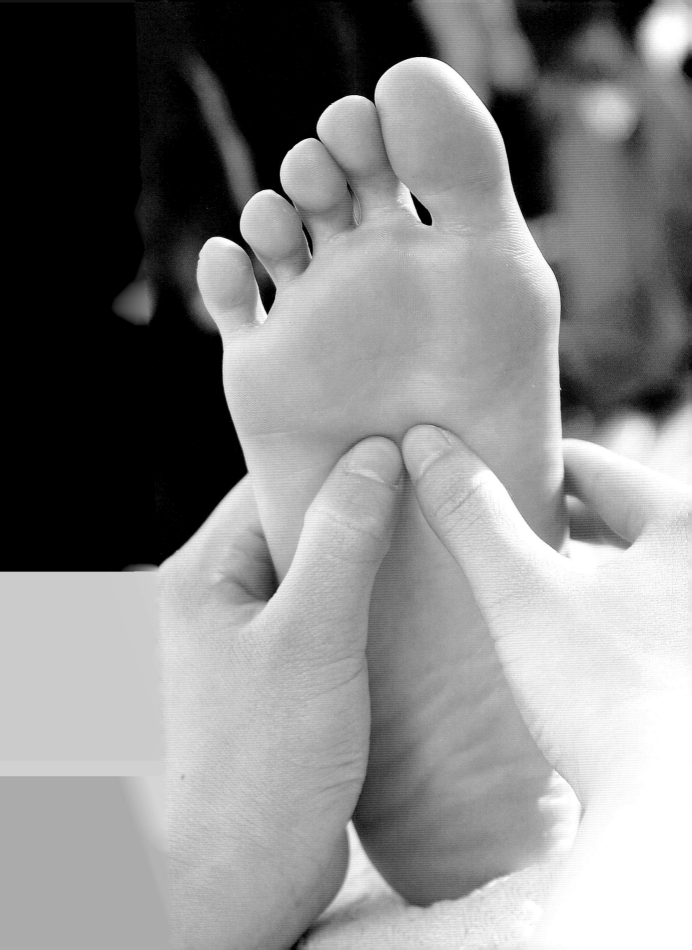

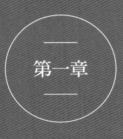

第一章

60 種常見
疾病對症按摩

每種病症都提供詳細的穴位調理方案,按摩方法簡
單易學,沒有醫學背景的人也能看懂、學會,每
天按捏三至五分鐘,透過疏通經絡來增強人體自癒
力,消除病根。從常見疼痛、消化系統疾病、五官
科疾病、女性常見病、男性常見病,詳細的按摩法
讓您一看就懂,一學就會,一用就靈。

糖尿病	高血壓	高脂血症

糖尿病

【**典型症狀**】多尿、多飲、多食、消瘦。

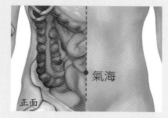

①用食指、中指、無名指輕輕按摩氣海2分鐘，以產生痠脹感為宜。

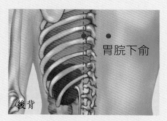

②用健康槌輕輕叩擊胃脘下俞2分鐘。

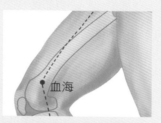

③拇指指腹均衡用力按壓血海1分鐘，配合呼吸，效果更好。

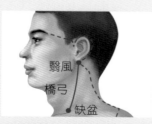

④用拇指指腹自上向下推橋弓（翳風與缺盆的連線）10～20次，左右交替進行。

高血壓

【**典型症狀**】頭疼、眩暈、耳鳴、心悸。

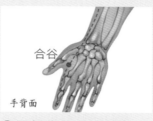

①用拇指指腹點按合谷30次，力度稍重。

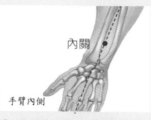

②用拇指指腹點揉內關3～5分鐘，力度適中。

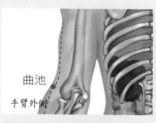

③用食指中節按壓曲池3分鐘，力度稍重。

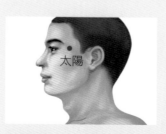

④用雙手掌根按揉兩側太陽，順時針方向、逆時針方向各1分鐘。

高脂血症

【**典型症狀**】神疲乏力、失眠健忘、胸悶心悸。

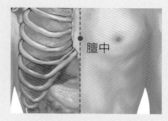

①用食指、中指、無名指指腹按揉膻中50次。

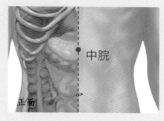

②用拇指指尖輕輕按壓中脘20次。

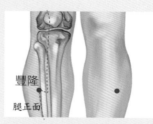

③用拇指指尖用力按揉豐隆2分鐘。

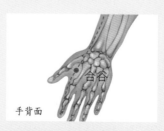

④用拇指指腹點按合谷30次，力度稍重。

冠心病	脂肪肝	慢性膽囊炎

【典型症狀】胸痛憋悶、心悸氣短、脈搏不齊。

【典型症狀】消化不良、肝區隱痛、神疲乏力。

【典型症狀】消化不良、膽囊絞痛。

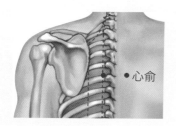

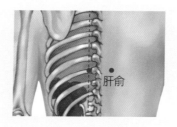

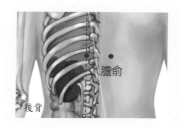

①以健康槌叩擊心俞 2 分鐘，以產生痠脹感為宜。

①用雙手的拇指同時按壓兩側肝俞 20 次，可邊按邊轉圈。

①用拇指指腹按揉膽俞 1～3 分鐘。

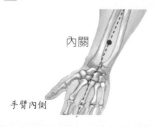

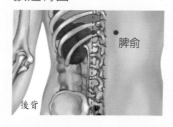

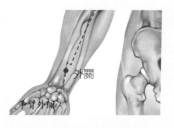

②用拇指點按內關 30 次，兩手交替進行，力度適中。

②用雙手的拇指同時按壓兩側脾俞 20 次，可邊按邊轉圈。

②用拇指點按外關 20 次，力度適中。

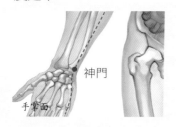

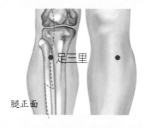

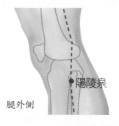

③用拇指和食指揉捏神門 3～5 分鐘，兩手交替進行，力度適中。

③用拇指指腹重力按壓足三里 1～3 分鐘。

③用拇指指尖按揉陽陵泉 100 次，力度稍重。

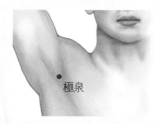

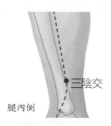

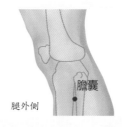

④用拇指按壓極泉 1 分鐘，其餘四指扶住腋窩後方的肩膀。

④用拇指指腹均勻地按壓三陰交 2 分鐘。

④用拇指指尖按揉膽囊 3 分鐘，用力均衡。

更年期症候群	中風後遺症	白內障
【典型症狀】潮熱、自汗、多食、焦慮。	【典型症狀】半邊癱瘓、感覺減退、半邊麻木。	【典型症狀】視物模糊、視物重影、變形。

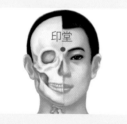

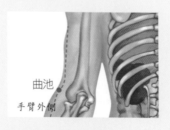

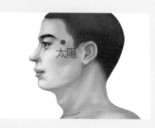

①用食指指腹沿印堂向上推，反覆做 1 分鐘。

①用拇指指腹按揉患側曲池 100 次。

①雙手食指彎曲，從內向外抹刮眉弓至太陽，重複 2 分鐘。

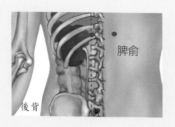

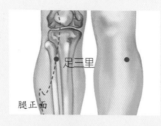

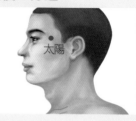

②雙手拇指用力按住脾俞，稍等片刻再猛然放開，反覆做 1 分鐘。

②用拇指點揉足三里 1 分鐘，力度稍重。

②中指和無名指併攏，用二指的指腹按揉兩側太陽 2 分鐘。

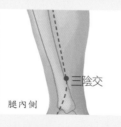

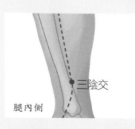

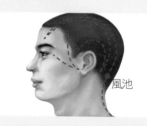

③用拇指指腹按揉三陰交 1 分鐘，適當用力。

③用拇指指腹點揉三陰交 1 分鐘，力度適中。

③用雙手拇指按揉風池 2 分鐘，力度以痠脹透遍全身為宜。

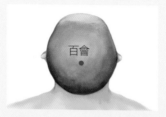

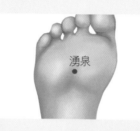

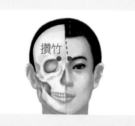

④用中間三指的指尖叩擊百會兩三分鐘。

④用四指反覆搓擦湧泉 3 分鐘至腳心發熱。

④用雙手食指按壓攢竹 30 次，力度宜輕。

頭痛	耳鳴	頭暈

【典型症狀】頭部疼痛、有重壓感、面紅多汗。

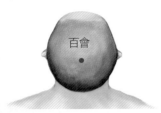

①用食指指腹適當用力按揉百會 1 分鐘。

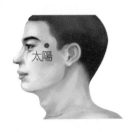

②用雙手的指腹按揉兩側太陽 1 分鐘。

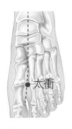

③用拇指指腹點按太衝 1 分鐘，力度適中。

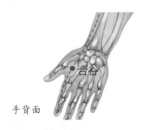

④用拇指和食指夾住合谷，用力按揉 1 分鐘。

【典型症狀】耳聾、眩暈、頭痛。

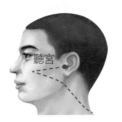

①用雙手中指指腹按壓聽宮 1 分鐘。

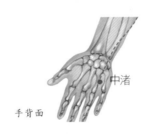

②用拇指和食指揉捏中渚 1 分鐘。

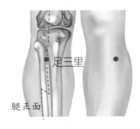

③用拇指指腹按壓足三里 20 ～ 30 次，力度稍重。

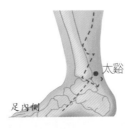

④用拇指指腹按壓太谿 10 ～ 15 次，力度稍重。

【典型症狀】頭昏腦脹、頭重腳輕、視物旋轉。

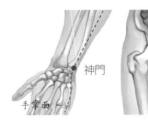

①用拇指按揉神門 2 分鐘，力度適中。

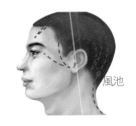

②用雙手拇指指尖按揉風池 1 ～ 2 分鐘，用力適中。

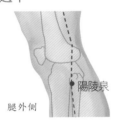

③用拇指指尖點按陽陵泉，雙側各按摩 20 次。

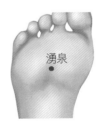

④用手掌反覆搓擦湧泉 3 分鐘，直至腳心發熱。

胸悶	心悸	失眠

胸悶

【典型症狀】呼吸費力、氣不夠用、全身乏力。

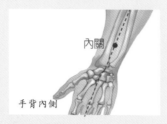

①用拇指指腹按揉內關 20 ～ 30 次。

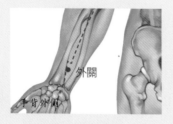

②用拇指指腹按壓外關 2 分鐘，力度適中。

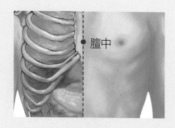

③中間三指併攏，用指腹按壓膻中，力度要輕，直至胸悶緩解。

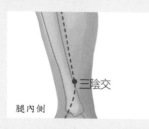

④用拇指指腹按揉三陰交 2 分鐘，左右交替進行，力度適中。

心悸

【典型症狀】心悸心慌、時作時息、善驚易恐、坐臥不安。

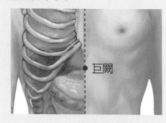

①用大魚際從腹部巨闕處向下輕輕推摩 30 次。

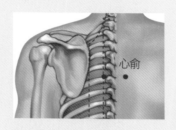

②右手握拳，用拳面輕輕叩擊心俞 1 ～ 3 分鐘。

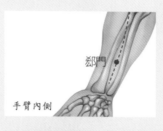

③用拇指指腹按壓郄門 3 分鐘，力度適中。

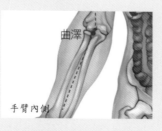

④用拇指按壓曲澤 30 次，力度適中。

失眠

【典型症狀】入睡困難、不能熟睡、多夢早醒。

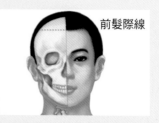

①雙手五指張開，從前髮際至後髮際反覆拿捏 10 次。

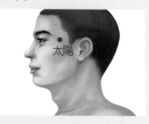

②雙手食指彎曲，抹刮眉弓至太陽 2 分鐘。

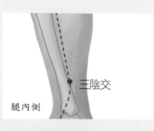

③用拇指揉按三陰交 2 分鐘，兩側可同時進行。

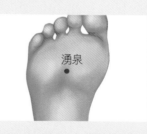

④用小魚際擦熱湧泉 2 分鐘，力度稍重。

牙痛	感冒	咳嗽

牙痛

【典型症狀】牙齦紅腫、頷面疼痛、口渴口臭。

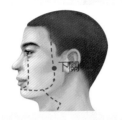

①用食指指腹按揉下關 2 分鐘,力度適中。

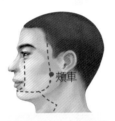

②用食指指腹按揉頰車 2 分鐘,力度適中。

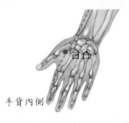

③用拇指用力按壓合谷 1 分鐘,力度逐漸加大。

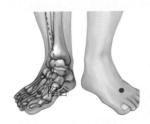

④用拇指指尖按揉陷谷 1～2 分鐘,力度稍重。

感冒

【典型症狀】噴嚏、鼻塞、流涕、咽痛。

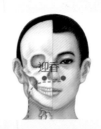

①雙手食指置於迎香處,上下搓擦 1 分鐘,直至用鼻呼吸通暢。

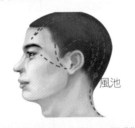

②雙手抱攏頭部,用雙手拇指在頸後的風池處揉捻 1 分鐘。

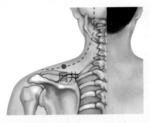

③用右手中間三指按揉左側肩井 1 分鐘,然後左手按右側肩井,力度宜重。

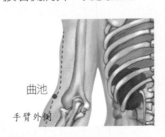

④用食指中節叩壓曲池 1 分鐘,力度稍大,雙側交替進行。

咳嗽

【典型症狀】咳痰、氣喘。

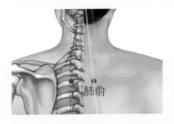

①用中指指尖按揉肺俞 1 分鐘,力度適中。

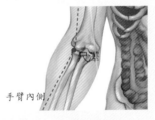

②用拇指指腹按壓尺澤 1～3 分鐘,力度適中。

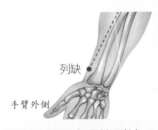

③用拇指指尖壓捻列缺 2 分鐘,逐漸用力。

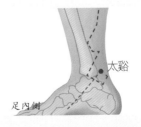

④用拇指指腹按壓太谿 10～15 次,力度適中。

氣喘	咽喉腫痛	慢性咽喉炎

【典型症狀】咳嗽、喘息、胸悶、咳痰。

【典型症狀】赤腫疼痛、吞嚥困難、舌紅苔黃。

【典型症狀】咽部不適、乾咳噁心、白色痰液。

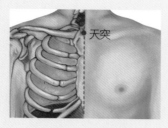

①用食指和中指輕輕按壓天突1～2分鐘。

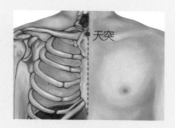

①用食指按壓天突3分鐘，力度以有痠脹感為宜。

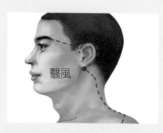

①雙手食指同時按壓翳風1分鐘，力度較輕。

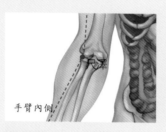

②用拇指指尖按揉尺澤3分鐘，力度適中。

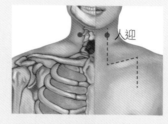

②用拇指和食指按壓單側人迎1～3分鐘；一側按壓後再按另一側。

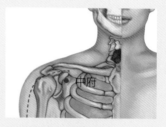

②用拇指指腹按揉中府1～3分鐘。

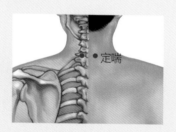

③氣喘急性發作時，用拇指指尖重按定喘30～50次。

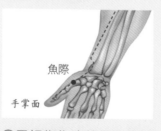

③用拇指指尖按壓魚際3分鐘，力度適中。

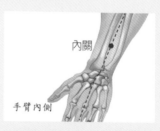

③用拇指指尖按壓內關1～3分鐘，適當用力。

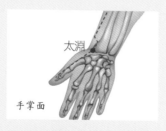

④用拇指指腹按壓太淵1～3分鐘。

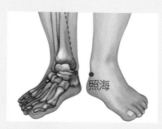

④用拇指指尖點揉照海3分鐘，力度以產生痠脹感為宜。

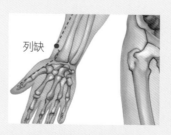

④用拇指點按列缺1～3分鐘。力度以局部痠脹為宜。

肺炎	慢性支氣管炎	過敏性鼻炎

肺炎

【典型症狀】呼吸急促、持久乾咳、單邊胸痛。

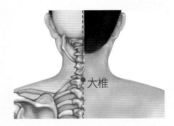

①用拇指按揉大椎 1 分鐘，力度要輕。

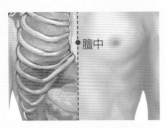

②用中間三指的指腹輕輕按壓膻中 1 分鐘。

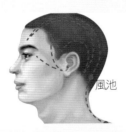

③用兩手拇指抵住風池，左右同時按壓 1～3 分鐘。

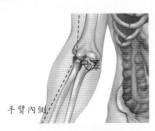

④用拇指指尖按揉尺澤 3 分鐘，力度適中。

慢性支氣管炎

【典型症狀】終年咳嗽、咳痰不停、秋冬加劇。

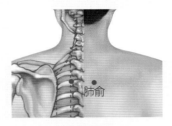

①用拇指按揉肺俞 3 分鐘，力度適中。

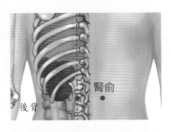

②用雙手拇指點按腎俞 30 次，力度適中。

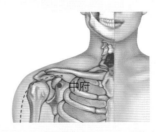

③中間三指併攏，輕輕按揉中府兩三分鐘。

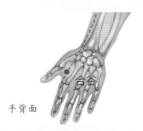

④用拇指和食指捏按合谷 30 次，適當用力。

過敏性鼻炎

【典型症狀】噴嚏、鼻癢、流涕、鼻塞。

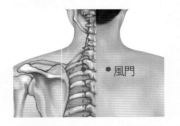

①用拇指按揉風門 3 分鐘。

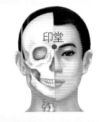

②用雙手中指指腹交替向上推印堂 100 次。

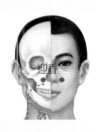

③用食指和中指指尖上下推擦迎香 2 分鐘。

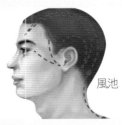

④雙手拇指按揉風池 2 分鐘。

慢性鼻炎	打嗝	噁心、嘔吐

慢性鼻炎

【**典型症狀**】鼻塞、多涕。

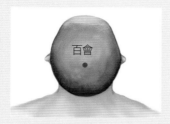

①用食指指腹順時針方向揉百會 1 分鐘。

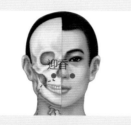

②用雙手食指同時按壓迎香 1 分鐘，力度適中。

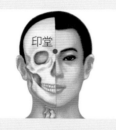

③用食指指腹按壓印堂 1 分鐘，力度要輕。

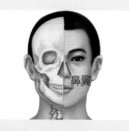

④用食指和中指指腹推擦兩側鼻翼 100 次。

打嗝

【**典型症狀**】持續、反覆打嗝。

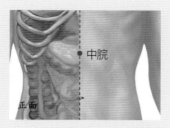

①用拇指指尖輕輕按壓中脘 20 次，力度適中。

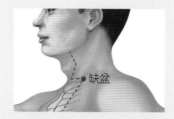

②用食指指腹按揉對側缺盆 1～3 分鐘。

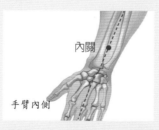

③用食指和拇指夾住手腕的內關，掐按 3 分鐘。

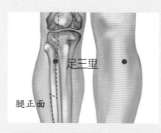

④用拇指指腹按壓足三里 1～3 分鐘。

噁心、嘔吐

【**典型症狀**】皮膚蒼白、出汗流涎、兩眼發黑。

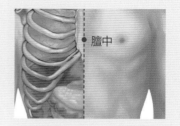

①用中間三指的指腹向下推膻中 100 次。

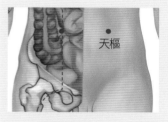

②用拇指指腹按揉天樞 1 分鐘，適當用力。

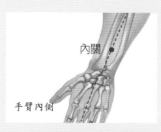

③用拇指指尖掐按內關 20 次，力度適中。

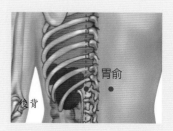

④用雙手拇指指尖同時按壓兩側胃俞 20 次。

腹瀉	腸鳴、腹脹	便祕

【典型症狀】發熱、腹痛、腹脹、嘔吐。

【典型症狀】噯氣、嘔吐、便祕、矢氣（放屁）。

【典型症狀】糞質乾燥、排出困難、次數減少。

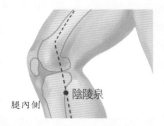

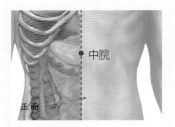

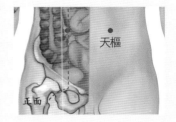

①雙手拇指同時按壓兩側陰陵泉 100 次。

①用拇指或中指輕輕點按中脘 1 分鐘。

①用拇指指腹按揉天樞 1 分鐘，兩側可同時按壓。

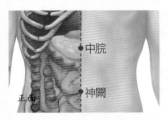

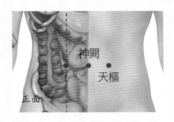

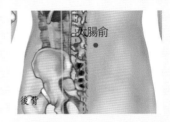

②用掌心在中脘和神闕周圍揉摩 1～3 分鐘至腹部發熱。

②用掌心按摩神闕、天樞，直至腹部發熱。

②用雙手拇指點按大腸俞 20 次，力度適中。

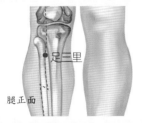

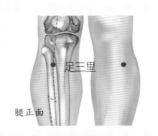

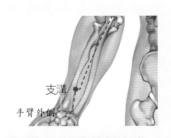

③用拇指指腹按壓足三里 20 次，力度稍重。

③用拇指重力按壓足三里 20 次。

③用拇指指腹按揉支溝 1 分鐘，以產生痠脹感為宜。

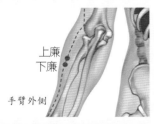

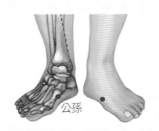

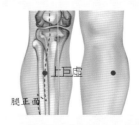

④用拇指指腹按揉上廉、下廉各 1～3 分鐘。

④用拇指指腹按揉公孫 100 次，兩側可同時進行。

④用拇指略微用力按壓上巨虛，按住 5 秒後鬆開，反覆 10 次。

痔瘡	慢性胃炎	胃下垂

痔瘡

【**典型症狀**】無痛性便血、痔塊脫垂時有脹痛。

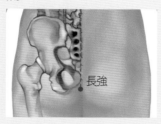

①用中指指尖按揉長強3分鐘，力度適中。

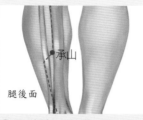

②取跪姿，將拳頭放在承山的位置，然後用大腿夾緊，刺激3～5分鐘。

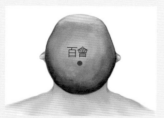

③用食指和中指指尖按揉百會約3分鐘。

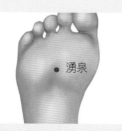

④用手掌搓擦足底湧泉3～5分鐘，直至腳心發熱。

慢性胃炎

【**典型症狀**】上腹隱痛、食慾減退、餐後飽脹。

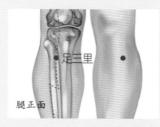

①用拇指指尖按壓足三里，左右穴各3分鐘。

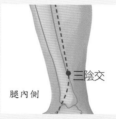

②用拇指指尖用力按壓三陰交，左右穴各3分鐘。

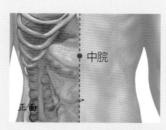

③中間三指併攏，用指腹按揉中脘3分鐘。

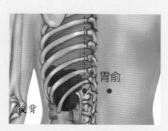

④用雙手拇指用力按壓胃俞10次。

胃下垂

【**典型症狀**】胃痛、噁心、腹脹、噯氣。

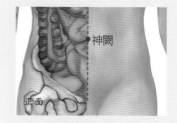

①兩手掌相疊，自神闕向左上腹推抹100次。

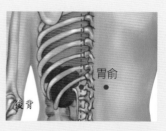

②中間三指併攏，用指腹按揉腹部氣海1分鐘。

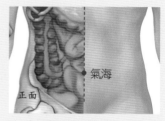

③用雙手拇指用力按壓胃俞20次。

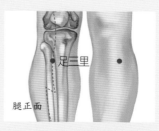

④用拇指按壓兩側足三里各1分鐘，力度適中。

十二指腸潰瘍	神經衰弱	坐骨神經痛

十二指腸潰瘍

【典型症狀】饑餓不適、飽脹噯氣、上腹疼痛。

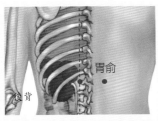

①用拇指指尖重按足三里 100 次，力度適中。

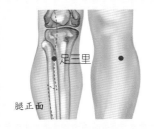

②雙手拇指同時按壓胃俞 20 次，力度適中。

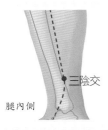

③拇指指腹用力按壓三陰交 20 次，力度以耐受為限。

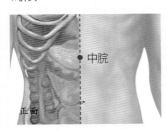

④用中間三指的指腹摩中脘兩三分鐘，力度適中。

神經衰弱

【典型症狀】煩躁易怒、神疲乏力、睡眠障礙。

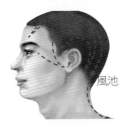

①用中指指腹輕輕按壓百會 1 分鐘。

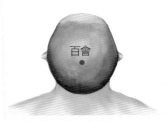

②用拇指和食指拿捏風池 30 次，力度適中。

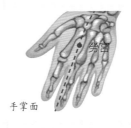

③用拇指指腹按揉勞宮 3 分鐘，力度適中。

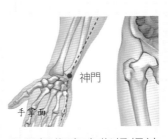

④用拇指和食指揉捏神門 3 分鐘，力度適中。

坐骨神經痛

【典型症狀】患側疼痛、感覺減退、夜間加劇。

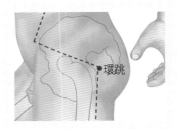

①用中間三指的指尖按揉患側環跳 100 次，用力稍重。

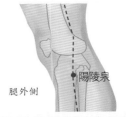

②用拇指用力點按陽陵泉 100 次。

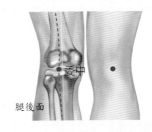

③用拇指點按委中 30 次，力度以可耐受為限。

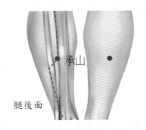

④用拇指指腹按揉承山 100 次，用力稍重。

顏面神經麻痺	三叉神經痛	偏頭痛

顏面神經麻痺

【典型症狀】面頰麻木、癱瘓，口歪，眼裂擴大。

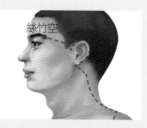

①用雙手食指輕輕按揉絲竹空1～3分鐘。

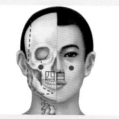

②用雙手食指輕輕按壓四白1～3分鐘。

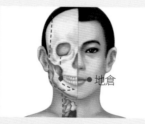

③用雙手食指按揉地倉1～3分鐘，力度適中。

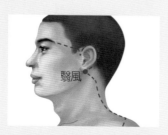

④用食指指腹輕輕揉按翳風1～3分鐘。

三叉神經痛

【典型症狀】驟然發作、沒有先兆、多為一側。

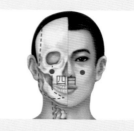

①用雙手食指輕輕按揉兩側四白1分鐘。

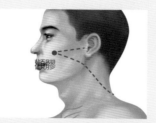

②用食指指腹輕輕按壓顴髎1～3分鐘。

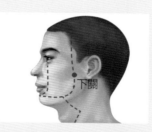

③用雙手食指指腹按揉下關1分鐘，力度適中。

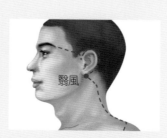

④用雙手食指同時按壓翳風1分鐘，力度適中。

偏頭痛

【典型症狀】噁心、嘔吐、畏光、畏聲。

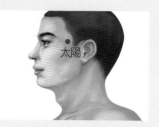

①用雙手大魚際按揉兩側太陽1分鐘。

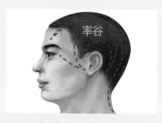

②用大魚際向後推率谷100次，動作輕柔。

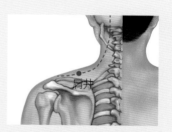

③用手指按揉同側肩井3～5分鐘。

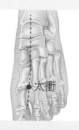

④用食指指腹按壓太衝5次，力度稍大。

皮膚瘙癢症	濕疹	痤瘡

【典型症狀】皮膚瘙癢、抓後留痕、色素沉澱。

【典型症狀】成片紅斑、密集丘疹、甚至水疱。

【典型症狀】粉刺、丘疹、膿皰。

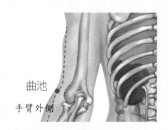

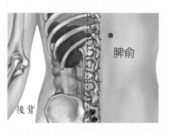

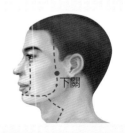

①用拇指指腹用力按壓曲池 3～5 分鐘。

①用雙手拇指按壓脾俞 1～3 分鐘，力度適中。

①用雙手食指指腹輕輕按揉下關 1 分鐘。

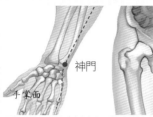

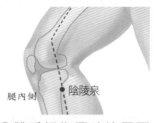

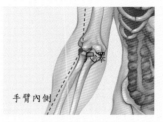

②用拇指指腹按揉神門 2 分鐘，力度適中。

②雙手拇指同時按壓兩側陰陵泉 100 次。

②用拇指指腹按揉尺澤 100 次，力度適中。

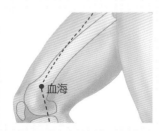

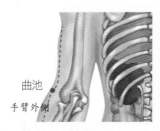

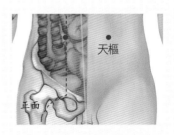

③用拇指指腹按揉血海 100 次，兩側可同時進行。

③用拇指指尖點按曲池 1 分鐘，力度稍大。

③用雙手拇指指腹同時按揉兩側天樞 1 分鐘。

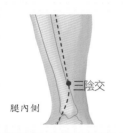

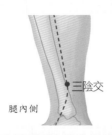

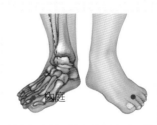

④用拇指掐按三陰交 50 次，力度稍大。

④用拇指用力按揉三陰交 1 分鐘，兩側可同時進行。

④用拇指指腹重力按壓內庭 1～3 分鐘。

蕁麻疹	黃褐斑	頸椎病

蕁麻疹

【**典型症狀**】風疹塊發癢、此起彼伏、伴麻刺感、全身不適。

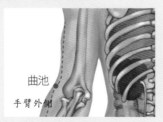

①用拇指指尖按揉曲池兩三分鐘，力度適中。

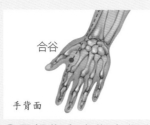

②用拇指和食指夾住合谷，用力按揉 1～3 分鐘。

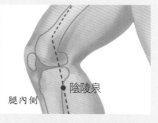

③用拇指指腹按壓陰陵泉 20 次，力度適中。

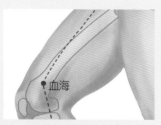

④用拇指指腹按揉血海 100～300 次。

黃褐斑

【**典型症狀**】枯暗無澤、表面光滑、無痛無癢。

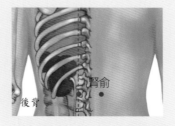

①用雙手的拇指指尖按壓腎俞 20 次，力度適中。

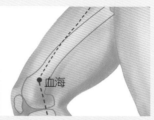

②用拇指指腹按壓血海 1～3 分鐘，力度適中。

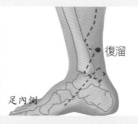

③用拇指指腹按揉復溜 1 分鐘，力度適中。

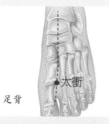

④用食指指腹按壓太衝 1 分鐘，力度稍大。

頸椎病

【**典型症狀**】頸部僵硬、手臂痠痛、或伴頭暈。

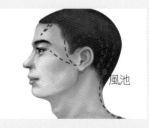

①用兩手拇指同時按揉兩側風池 1～3 分鐘，力度以全身痠透為宜。

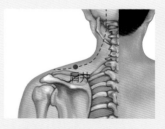

②用拇指和食指沿風池向下拿捏至大椎，約 1 分鐘。

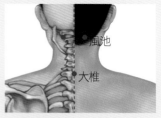

③用雙手中指指腹按壓同側肩井，由輕到重按壓 10 次。

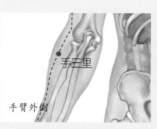

④用拇指指腹按揉手三里 1～3 分鐘，力度適中。

腰椎間盤突出症

【典型症狀】腰腿疼痛、下肢麻木、下肢發涼。

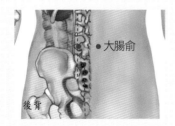

①用雙手拇指分別按壓兩側大腸俞各 20 次。

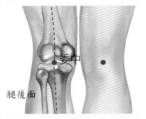

②用拇指點按委中 30 次，力度以可耐受為限。

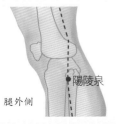

③用拇指點按陽陵泉 30 次，力度適中。

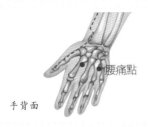

④疼痛發作時，用拇指揉按手背的腰痛點 3 分鐘。

急性腰扭傷

【典型症狀】腰部僵硬、疼痛劇烈、不能活動。

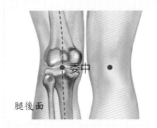

①用拇指點按委中 30 次，力度以可耐受為限。

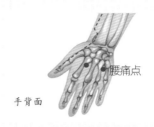

②用拇指揉按手背的腰痛點 3 分鐘。

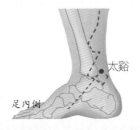

③用拇指、中指和食指指腹同時拿捏太谿和崑崙（見後頁）30 次，力度要重。

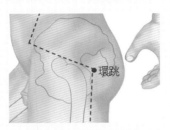

④用雙手拇指指腹點按環跳 3 分鐘。

五十肩

【典型症狀】肩部疼痛、活動受限、患側怕冷。

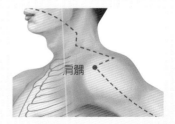

①用食指和中指指腹點按肩髃 30 次，力度適中。

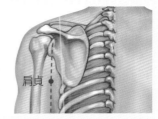

②用食指和中指指腹點按肩貞 30 次，力度適中。

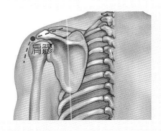

③食指和中指併攏，用二指指腹點按肩髎 30 次。

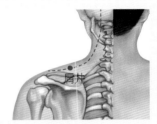

④用中指揉按肩井 3 分鐘，力度稍重。

腰肌勞損	小腿抽筋	足跟痛

腰肌勞損

【典型症狀】腰部疼痛、時輕時重、纏綿不癒。

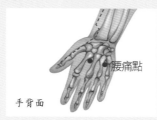

①用拇指指尖按揉腰痛點，左右穴各 30 次。

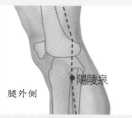

②用拇指指尖點按陽陵泉，雙側各按摩 20 次。

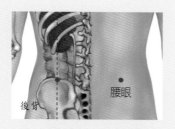

③用雙手拇指點壓腰眼 1 分鐘，力度適中。

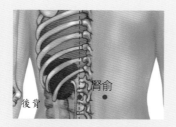

④雙手五指併攏，掌根自上而下反覆斜擦兩側腎俞 30～50 次。

小腿抽筋

【典型症狀】肌肉強直、疼痛驟作。

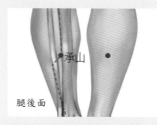

①用拇指點揉承山約 2 分鐘，以有痠脹感為宜。

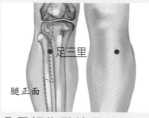

②用拇指點按足三里 30 次，力度稍重，兩側可同時進行。

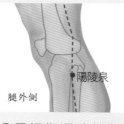

③用拇指順時針方向按揉陽陵泉 1 分鐘，力度適中。

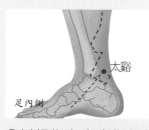

④以拇指與食中指相對用力，拿捏腓腸肌至跟腱太谿、崑崙 (見「足跟痛第二步驟」) 處，重複 3～5 遍。

足跟痛

【典型症狀】足跟疼痛、不紅不腫、行走不便。

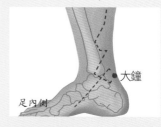

①用拇指點按大鐘 50 次，力度適中。

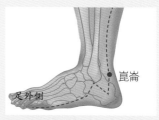

②以拇指與食中指相對用力，同時拿捏崑崙、太谿（見本頁）1～2 分鐘。

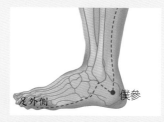

③用拇指指尖點按僕參 1～2 分鐘，力度適中。

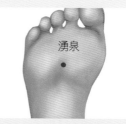

④用拇指指腹從湧泉向足趾方向推行 6～8 次。

類風濕性關節炎	陽痿	早洩

類風濕性關節炎

【典型症狀】關節疼痛、僵硬腫大、手足麻木。

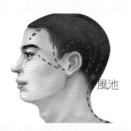

①用兩手拇指同時按壓兩側風池 1～3 分鐘。

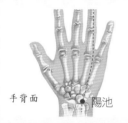

②用拇指指腹按揉陽池 1 分鐘，力度適中。

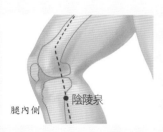

③用拇指點按陰陵泉 1 分鐘，力度適中。

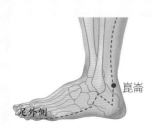

④用拇指按壓崑崙 3 分鐘，兩側可同時進行。

陽痿

【典型症狀】不能勃起、焦慮急躁、身心疲勞。

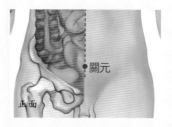

①用中間三指指腹按揉關元 150 次，動作輕柔。

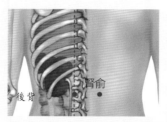

②用雙手拇指指尖按壓兩側腎俞 100 次。

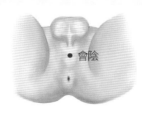

③用拇指指尖重力按壓會陰 10 次。

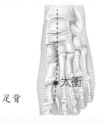

④用拇指指尖重力按壓太衝 30 次，兩足可同時進行。

早洩

【典型症狀】五心煩熱、腰膝痠軟、陰莖易勃。

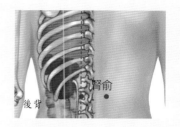

①用雙手拇指指尖按壓兩側腎俞 50 次。

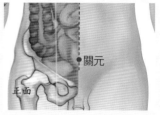

②用拇指點按關元 30 次，力度適中。

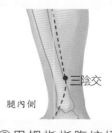

③用拇指指腹按揉腿兩側三陰交 50 次。

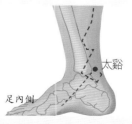

④用拇指指腹按揉太谿 3 分鐘，食指可同時按揉崑崙（見前頁）。

攝護腺疾病	遺精	乳腺增生

攝護腺疾病

【典型症狀】排尿不適、性慾減退、頭暈乏力。

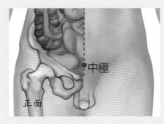

①用中指按壓中極1分鐘，力度適中。

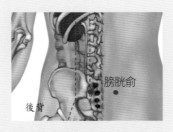

②用拇指指腹按揉膀胱俞1～2分鐘。

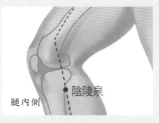

③用拇指指腹按揉陰陵泉1分鐘。

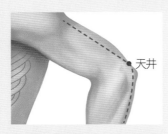

④以中指指尖勾點天井30～50次。

遺精

【典型症狀】精液外洩、精神萎靡、頭暈耳鳴。

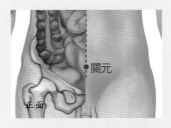

①用中間三指指腹摩揉關元3～5分鐘。

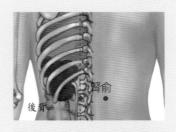

②用雙手拇指指尖按壓腎俞20次，力度適中。

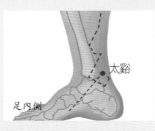

③用拇指按揉太谿2分鐘，力度適中。

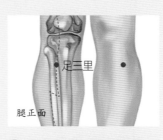

④用拇指按揉足三里20次，力度稍大。

乳腺增生

【典型症狀】乳房腫脹、乳腺腫塊、伴有疼痛。

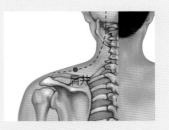

①用拇指和其餘四指拿捏肩井處肌肉30次。

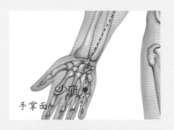

②用拇指指腹按揉少府3～5分鐘，力度適中。

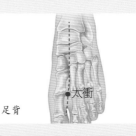

③用食指指尖按揉太衝30次，用力略重。

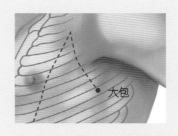

④用中指指尖勾點大包50～100次，用力稍重。

月經不調	痛經	閉經

【典型症狀】周期異常、出血量少、痛經、憂鬱。

【典型症狀】腰部疼痛、痛及腰骶、手足厥冷。

【典型症狀】經少色淡、初潮較遲、面色無華。

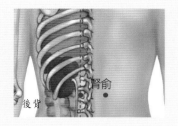

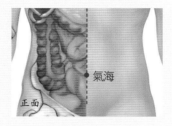

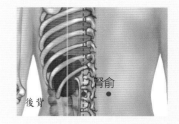

①雙手叉腰，用拇指按揉兩側腎俞 1 分鐘。

①中間三指併攏，用手掌順時針方向在氣海按摩 30 圈。

①雙手叉腰，用拇指點壓腎俞 20 次。

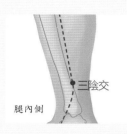

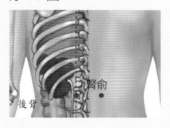

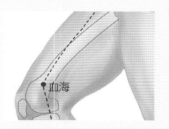

②用拇指指腹點按三陰交 1 分鐘，力度適中。

②雙手叉腰，用拇指點壓兩側腎俞 1 分鐘。

②用拇指指腹用力均衡地按壓血海 20 次。

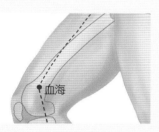

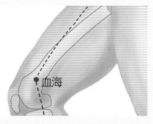

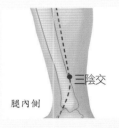

③用拇指指尖點按血海 1 分鐘，力度要均衡。

③用拇指指腹按壓血海 2 分鐘，力度適中。

③用拇指指腹按壓三陰交 20 次。

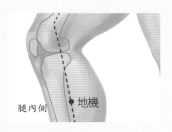

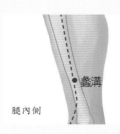

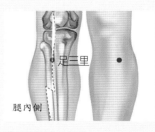

④用拇指指腹按揉地機 1 分鐘，力度適中。

④用拇指指尖用力點按蠡溝 20 次，兩側可同時進行。

④用拇指指腹按揉足三里 50 次，力度適中。

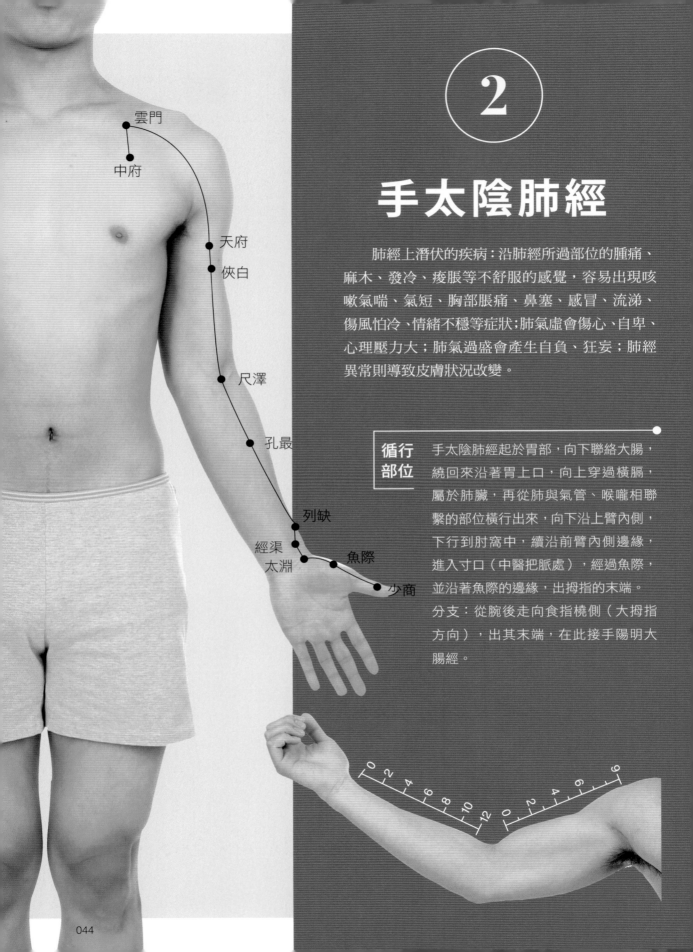

2

手太陰肺經

　　肺經上潛伏的疾病：沿肺經所過部位的腫痛、麻木、發冷、痠脹等不舒服的感覺，容易出現咳嗽氣喘、氣短、胸部脹痛、鼻塞、感冒、流涕、傷風怕冷、情緒不穩等症狀；肺氣虛會傷心、自卑、心理壓力大；肺氣過盛會產生自負、狂妄；肺經異常則導致皮膚狀況改變。

循行部位　手太陰肺經起於胃部，向下聯絡大腸，繞回來沿著胃上口，向上穿過橫膈，屬於肺臟，再從肺與氣管、喉嚨相聯繫的部位橫行出來，向下沿上臂內側，下行到肘窩中，續沿前臂內側邊緣，進入寸口（中醫把脈處），經過魚際，並沿著魚際的邊緣，出拇指的末端。

分支：從腕後走向食指橈側（大拇指方向），出其末端，在此接手陽明大腸經。

雲門
中府
天府
俠白
尺澤
孔最
列缺
經渠
太淵
魚際
少商

大腸經

胃經

脾經

心經

小腸經

膀胱經

腎經

心包經

三焦經

膽經

肝經

任脈

督脈

經外奇穴

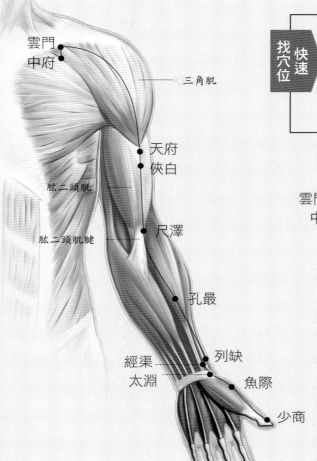

（手臂內側）

找穴位 **快速**

從腋前（後）紋頭到肘橫紋（平肘尖）為九寸，從肘橫紋（平肘尖）到腕掌（背）側橫紋為十二寸，每一等分是一寸。

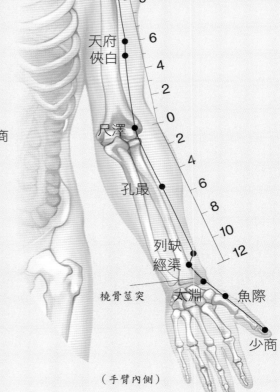

（手臂內側）

禁忌

拍打肺經循行部位時，不可用力過度。儘量不要選擇在寅時（3：00～5：00）拍打或按摩，以免影響睡眠品質，造成精神不振。

經穴歌訣

手太陰肺十一穴，中府雲門天府訣，俠白尺澤孔最存，列缺經渠太淵涉，魚際拇指白肉際，抵指少商如韭葉。

保養肺經的最佳時間

寅時（3：00～5：00）肺經當令，但此時是睡眠時間。可尋找同名經，上午9：00～11：00是足太陰脾經當令的時段，可對肺經和脾經進行按摩。

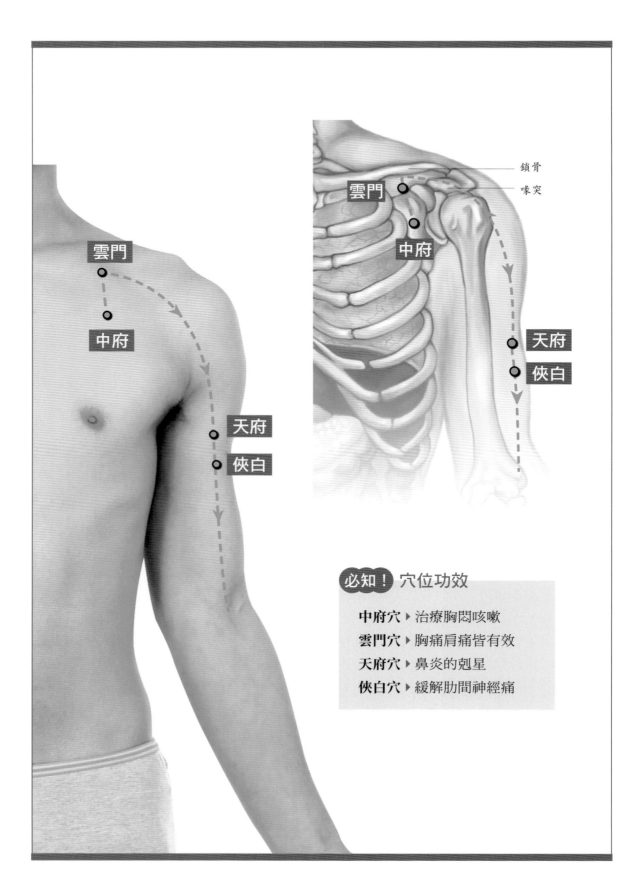

鎖骨

喙突

雲門

中府

天府

俠白

必知！穴位功效

中府穴 ▶ 治療胸悶咳嗽

雲門穴 ▶ 胸痛肩痛皆有效

天府穴 ▶ 鼻炎的剋星

俠白穴 ▶ 緩解肋間神經痛

中府

👆食指指腹　⏳1～3分鐘　⏰睡前一次

- 功效：肅降肺氣，止咳平喘。
- 主治：肺炎、氣喘、胸痛、肺結核、支氣管擴張。
- 位置：在胸部，橫平第一肋間隙，鎖骨下窩外側，前正中線旁開六寸。
- 取穴：正立，雙手叉腰，鎖骨外側端下方有一凹陷，該處再向下一橫指即是。

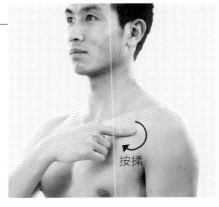

按揉

雲門

👆食指指腹　⏳1～3分鐘　⏰早晚各一次

- 功效：清肺除煩，通利關節。
- 主治：咳嗽、氣喘、胸痛、肩痛、肩關節內側痛。
- 位置：在胸部，鎖骨下窩凹陷中，喙突內緣，前正中線旁開六寸。
- 取穴：正立，雙手叉腰，鎖骨外側端下方的三角形凹陷處即是。

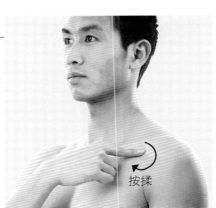

按揉

天府

👆拇指指腹　⏳1～3分鐘　⏰每天數次

- 功效：宣散肺邪，清肺涼血。
- 主治：咳嗽、氣喘、鼻塞、上臂內側疼痛。
- 位置：在臂前區，腋前紋頭下三寸，肱二頭肌橈側緣處。
- 取穴：臂向前平舉，俯頭，鼻尖接觸上臂內側處即是。

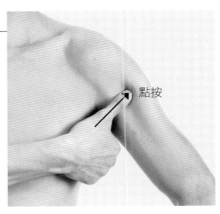

點按

俠白

👆拇指指腹　⏳1～3分鐘　⏰每天數次

- 功效：寬胸和胃，宣肺理氣。
- 主治：咳嗽、氣喘、乾嘔、肋間神經痛。
- 位置：在臂前區，腋前紋頭下四寸，肱二頭肌橈側緣處。
- 取穴：先找到天府，向下一橫指處即是。

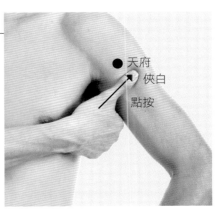

天府
俠白
點按

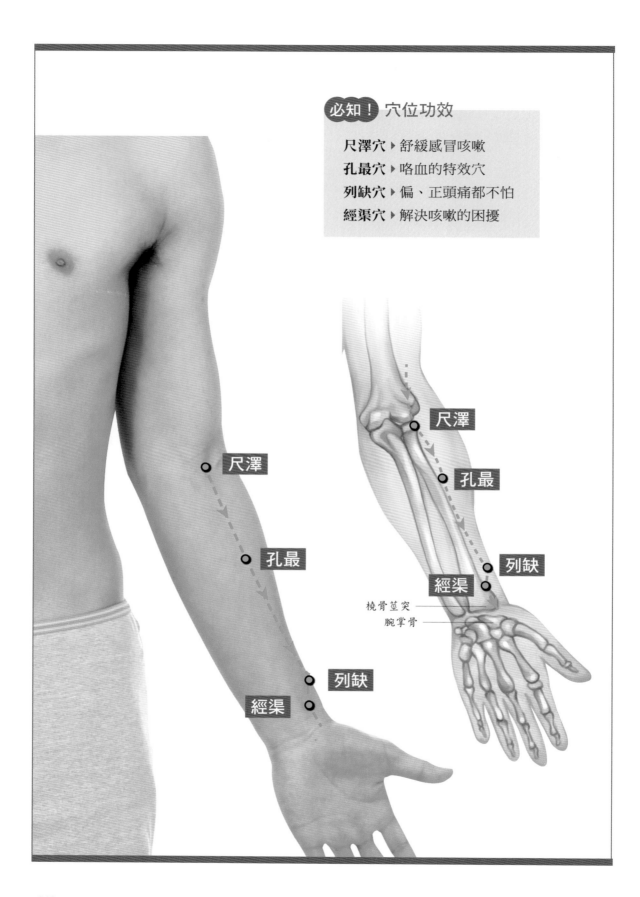

必知！穴位功效

尺澤穴▶舒緩感冒咳嗽

孔最穴▶咯血的特效穴

列缺穴▶偏、正頭痛都不怕

經渠穴▶解決咳嗽的困擾

尺澤

孔最

列缺

經渠

橈骨莖突

腕掌骨

尺澤

孔最

列缺

經渠

尺澤

👆拇指指腹　⏳1～3分鐘　🕐每天左右臂各一次

- **功效**：清瀉肺熱，通絡止痛。
- **主治**：氣管炎、咳嗽、咯血、過敏、濕疹。
- **位置**：在肘部，肘橫紋上，肱二頭肌腱橈側緣凹陷中。
- **取穴**：屈肘時，觸及肌腱，其外側緣即是。

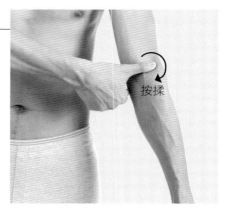

孔最

👆拇指指腹　⏳1～3分鐘　🕐每天左右臂數次

- **功效**：清熱止血，潤肺理氣。
- **主治**：氣管炎、咯血、咽喉腫痛、痔瘡。
- **位置**：在前臂內側面，腕掌側遠端橫紋上七寸，尺澤與太淵連線上。
- **取穴**：仰掌向上，一手握住另一手臂中段處，拇指指甲垂直下壓即是。

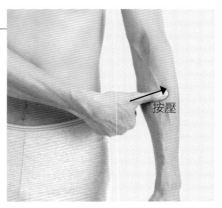

列缺

👆拇指指腹　⏳1～3分鐘　🕐左右臂早晚各一次

- **功效**：止咳平喘，通絡止痛。
- **主治**：咳嗽，偏、正頭痛，咽喉痛，落枕。
- **位置**：腕掌側遠端橫紋上一‧五寸，拇短伸肌腱與拇長展肌腱之間。
- **取穴**：兩手虎口相交，一手食指壓另一手橈骨莖突上，食指指尖到達處即是。

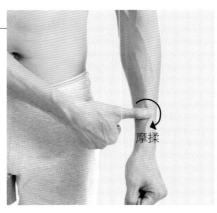

經渠

👆拇指指腹　⏳1～3分鐘　🕐每天數次

- **功效**：宣肺平喘，通經活絡。
- **主治**：咳嗽、氣喘、咽喉腫痛、牙痛、無脈症。
- **位置**：在前臂內側面，腕掌側遠端橫紋上一寸，橈骨莖突與橈動脈之間。
- **取穴**：掌心向上，一手給另一手把脈，中指所在位置即是。

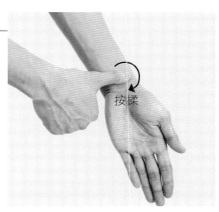

大腸經

胃經

脾經

心經

小腸經

膀胱經

腎經

心包經

三焦經

膽經

肝經

任脈

督脈

經外奇穴

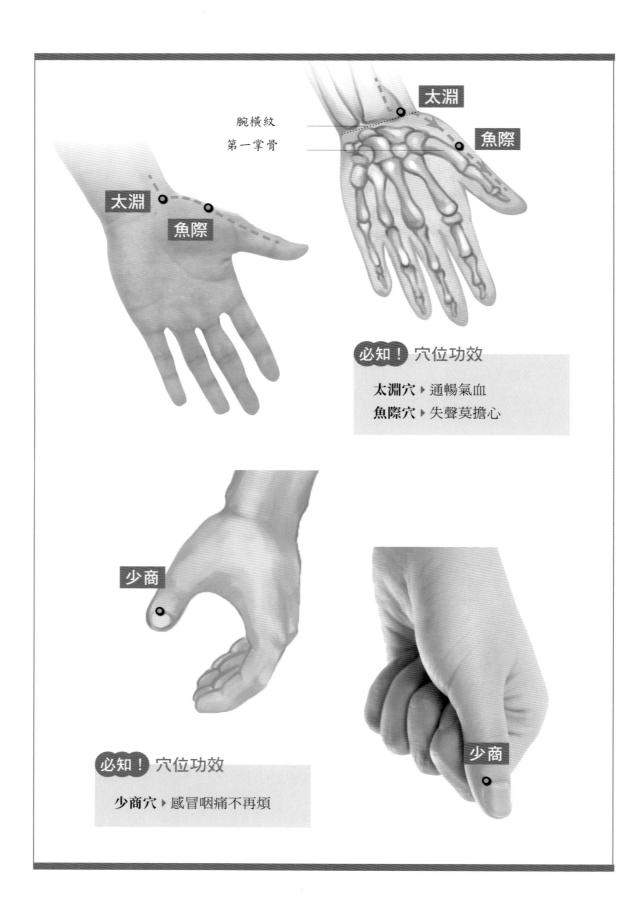

腕橫紋

第一掌骨

太淵

魚際

太淵

魚際

必知！穴位功效

太淵穴 ▶ 通暢氣血

魚際穴 ▶ 失聲莫擔心

少商

少商

必知！穴位功效

少商穴 ▶ 感冒咽痛不再煩

大腸經
胃經
脾經
心經
小腸經
膀胱經
腎經
心包經
三焦經
膽經
肝經
任脈
督脈
經外奇穴

太淵

👆拇指指腹　⌛3分鐘　🕐每天數次

- **功效**：通調血脈，止咳化痰。
- **主治**：血栓閉塞性脈管炎、肺炎、心跳過快、神經性皮膚炎。
- **位置**：在腕部，橈骨莖突與舟狀骨之間，拇長展肌腱尺側凹陷中。
- **取穴**：掌心向上，腕橫紋外側摸到橈動脈，其外側即是。

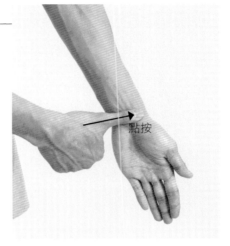
點按

魚際

👆拇指指腹　⌛1～3分鐘　🕐每天數次

- **功效**：清熱利咽。
- **主治**：咳嗽、氣喘、咳血、發熱、咽喉腫痛、失聲、腹瀉、拇指根部疼痛、心悸。
- **位置**：在手外側，第一掌骨橈側中點赤白肉際處。
- **取穴**：一手輕握另一手手背，彎曲拇指，指尖垂直下按第一掌骨中點赤白肉際處即是。

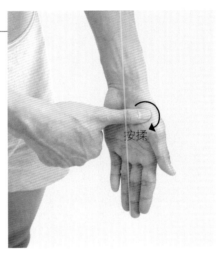
按揉

少商

👆拇指指尖　⌛持續半分鐘　🕐每日數次

- **功效**：瀉熱開竅，通利咽喉。
- **主治**：咳嗽、咽喉腫痛、慢性咽喉炎、扁桃腺炎、中風昏迷、小兒驚風、熱病、中暑、感冒。
- **位置**：在手指，拇指末節橈側，指甲根角側上方〇‧一寸（指寸）。
- **取穴**：一手拇指伸直，另一手拇、食指輕握，拇指彎曲掐按伸直的拇指指甲角邊緣處即是。

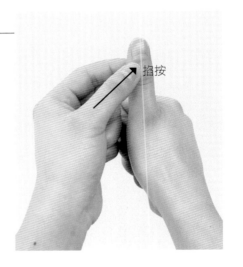
掐按

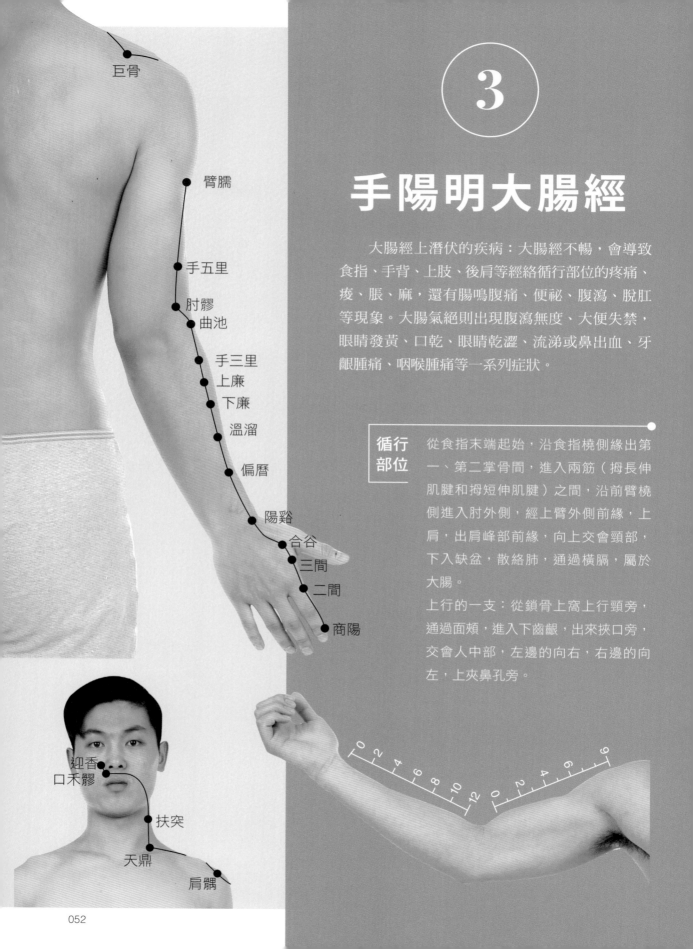

巨骨

臂臑

手五里

肘髎
曲池

手三里
上廉
下廉

溫溜

偏曆

陽谿
合谷
三間
二間

商陽

迎香
口禾髎

扶突

天鼎
肩髃

3

手陽明大腸經

　　大腸經上潛伏的疾病：大腸經不暢，會導致食指、手背、上肢、後肩等經絡循行部位的疼痛、痠、脹、麻，還有腸鳴腹痛、便祕、腹瀉、脫肛等現象。大腸氣絕則出現腹瀉無度、大便失禁，眼睛發黃、口乾、眼睛乾澀、流涕或鼻出血、牙齦腫痛、咽喉腫痛等一系列症狀。

循行部位	從食指末端起始，沿食指橈側緣出第一、第二掌骨間，進入兩筋（拇長伸肌腱和拇短伸肌腱）之間，沿前臂橈側進入肘外側，經上臂外側前緣，上肩，出肩峰部前緣，向上交會頸部，下入缺盆，散絡肺，通過橫膈，屬於大腸。 上行的一支：從鎖骨上窩上行頸旁，通過面頰，進入下齒齦，出來挾口旁，交會人中部，左邊的向右，右邊的向左，上夾鼻孔旁。

肺經
大腸經
胃經
脾經
心經
小腸經
膀胱經
腎經
心包經
三焦經
膽經
肝經
任脈
督脈
經外奇穴

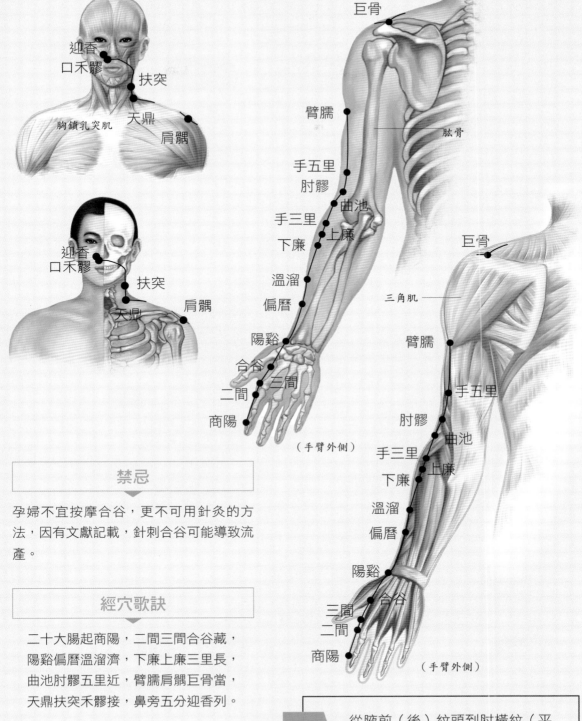

迎香
口禾髎
扶突
胸鎖乳突肌
天鼎
肩髃

迎香
口禾髎
扶突
天鼎
肩髃

巨骨
臂臑
肱骨
手五里
肘髎
曲池
手三里
上廉
下廉
溫溜
偏曆
陽谿
合谷
三間
二間
商陽
（手臂外側）

巨骨
三角肌
臂臑
手五里
肘髎
曲池
手三里
上廉
下廉
溫溜
偏曆
陽谿
合谷
三間
二間
商陽
（手臂外側）

禁忌

孕婦不宜按摩合谷，更不可用針灸的方法，因有文獻記載，針刺合谷可能導致流產。

經穴歌訣

二十大腸起商陽，二間三間合谷藏，
陽谿偏曆溫溜濟，下廉上廉三里長，
曲池肘髎五里近，臂臑肩髃巨骨當，
天鼎扶突禾髎接，鼻旁五分迎香列。

保養大腸經的最佳時間

卯時（5：00～7：00）大腸蠕動，有助排出毒物渣滓。

快速找穴位

從腋前（後）紋頭到肘橫紋（平肘尖）為九寸，從肘橫紋（平肘尖）到腕掌（背）側橫紋為十二寸，每一等分是一寸。

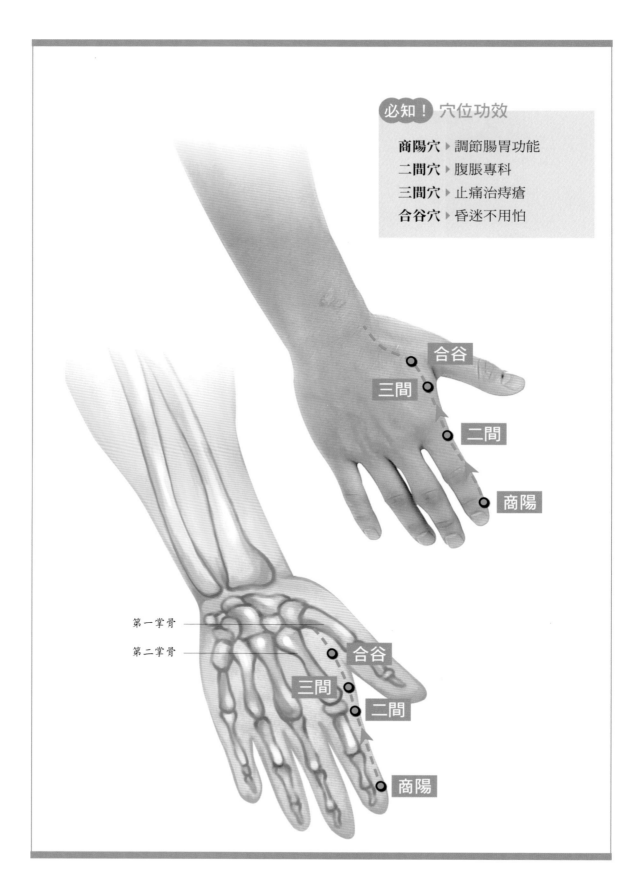

必知！ 穴位功效

商陽穴 ▸ 調節腸胃功能
二間穴 ▸ 腹脹專科
三間穴 ▸ 止痛治痔瘡
合谷穴 ▸ 昏迷不用怕

合谷

三間

二間

商陽

第一掌骨

第二掌骨

合谷

三間

二間

商陽

商陽

👆拇指指尖　⏳1～3分鐘　🕐每天數次

- **功效**：清熱解表，蘇厥開竅。
- **主治**：咽喉腫痛、嘔吐、扁桃腺炎、便祕。
- **位置**：在食指末節橈側，指甲根角側上方○・一寸。
- **取穴**：食指末節指甲根角，靠拇指側的位置。

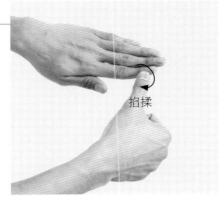

掐揉

二間

👆手持刮痧板　⏳刮至出痧　🕐至痧象消失後再刮

- **功效**：清熱瀉火，解表，利咽。
- **主治**：咽喉腫痛、鼻出血、目痛、腹脹。
- **位置**：在手指，第二掌指關節橈側遠端赤白肉際處。
- **取穴**：自然彎曲食指，第二掌指關節前緣，靠拇指側，有凹陷處。

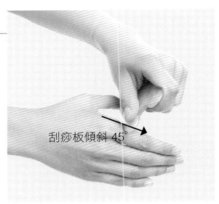

刮痧板傾斜 45°

三間

👆拇指指腹　⏳1～3分鐘　🕐每天一次

- **功效**：瀉熱止痛，利咽。
- **主治**：牙痛、咽喉腫痛、身熱胸悶、痔瘡、氣喘。
- **位置**：在手背，第二掌指關節橈側近端凹陷中。
- **取穴**：微握拳，食指第二掌指關節後緣，觸之有凹陷處即是。

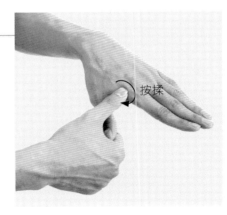

按揉

合谷

👆拇指指腹　⏳2～3分鐘　🕐每天一次

- **功效**：鎮靜止痛，清熱解表。
- **主治**：外感發熱、頭痛目眩、鼻塞、昏迷等。
- **位置**：在手背，第一、第二掌骨之間，約平第二掌骨中點處。
- **取穴**：先將一手拇指關節橫紋，放在另一手拇、食指之間的指蹼緣上，當拇指尖下即是。

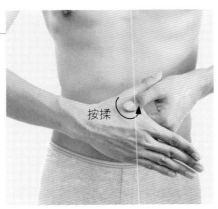

按揉

肺經
大腸經
胃經
脾經
心經
小腸經
膀胱經
腎經
心包經
三焦經
膽經
肝經
任脈
督脈
經外奇穴

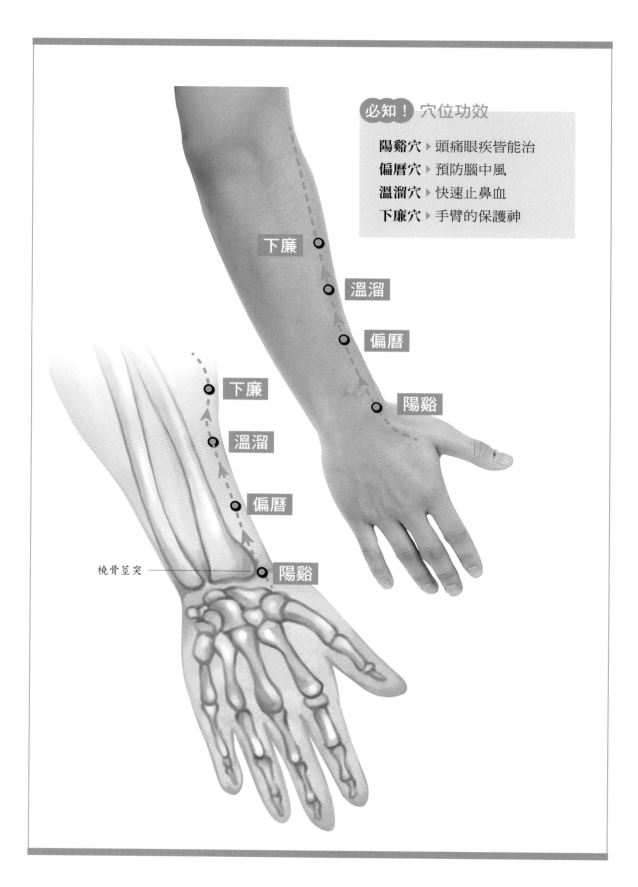

陽谿穴 ▶ 頭痛眼疾皆能治
偏曆穴 ▶ 預防腦中風
溫溜穴 ▶ 快速止鼻血
下廉穴 ▶ 手臂的保護神

下廉

溫溜

偏曆

陽谿

下廉

溫溜

偏曆

橈骨莖突 ——— 陽谿

陽谿

🖐拇指指尖　⏳1～3分鐘　🕐每天數次

- 功效：清熱散風，通利關節。
- 主治：頭痛、耳鳴、耳聾、牙痛、目赤腫痛。
- 位置：腕背側遠端橫紋橈側，橈骨莖突遠端，解剖學「鼻煙盒」凹陷中。
- 取穴：手掌側放，拇指伸直向上翹起，腕背橈側有一凹陷處即是。

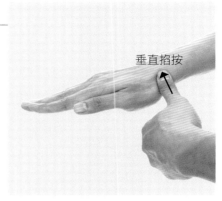

垂直掐按

偏歷

🖐拇指指尖　⏳左右穴各1～3分鐘　🕐每天數次

- 功效：清熱利尿，通經活絡。
- 主治：耳聾、耳鳴、牙痛、腸鳴、腹痛。
- 位置：在前臂，腕背側遠端橫紋上三寸，陽谿與曲池連線上。
- 取穴：兩手虎口垂直交叉，中指尖落於前臂背面處有一凹陷即是。

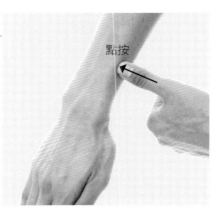

點按

溫溜

🖐拇指指尖　⏳左右穴各1～3分鐘　🕐每天數次

- 功效：清熱理氣。
- 主治：寒熱頭痛、面赤面腫、口舌痛、肩背疼痛。
- 位置：在前臂，腕橫紋上五寸，陽谿與曲池連線上。
- 取穴：取陽谿和曲池中點，向陽谿方向量取一寸即是。

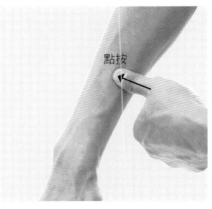

點按

下廉

🖐食指與中指指腹　⏳左右穴各1～3分鐘　🕐每天數次

- 功效：調理腸胃，通經活絡。
- 主治：眩暈、腹痛、上肢不遂、手肘肩無力。
- 位置：在前臂，肘橫紋下四寸，陽谿與曲池連線上。
- 取穴：側腕屈肘，以手掌按另一手臂，拇指位於肘彎處，小指所在地方即是。

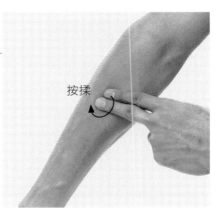

按揉

肺經　**大腸經**　胃經　脾經　心經　小腸經　膀胱經　腎經　心包經　三焦經　膽經　肝經　任脈　督脈　經外奇穴

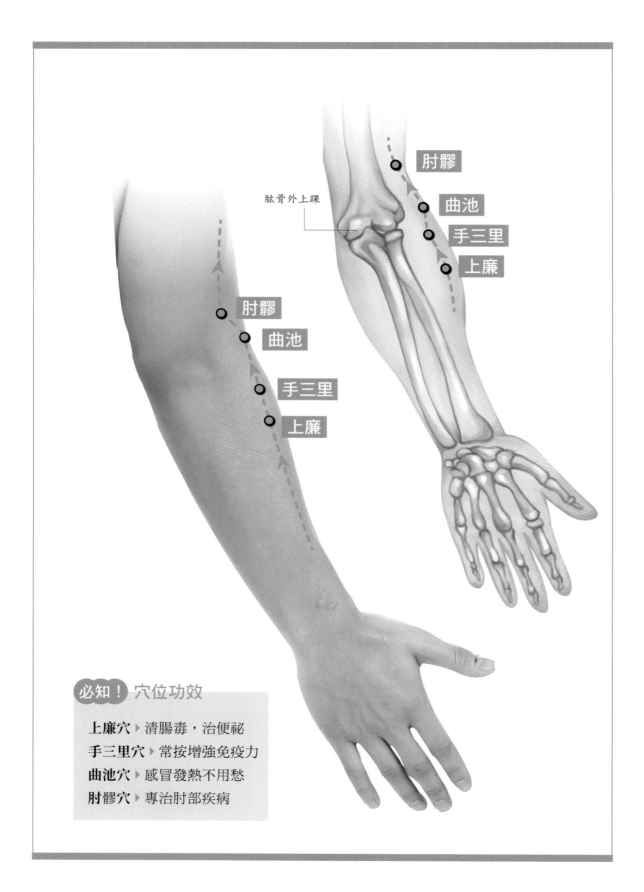

肘髎

曲池

手三里

上廉

肱骨外上踝

肘髎

曲池

手三里

上廉

必知！ 穴位功效

上廉穴 ▶ 清腸毒，治便祕

手三里穴 ▶ 常按增強免疫力

曲池穴 ▶ 感冒發熱不用愁

肘髎穴 ▶ 專治肘部疾病

上廉

👆食指和中指指腹　⏳左右穴各 1～3 分鐘
🔄每天數次

- **功效**：調理腸胃，通經活絡。
- **主治**：腹痛、腹脹、腸鳴、上肢腫痛、上肢不遂。
- **位置**：在前臂，肘橫紋下三寸，陽谿與曲池連線上。
- **取穴**：先找到陽谿、曲池，兩者連線中點向上量取四橫指處即是。

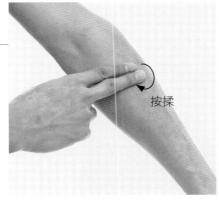

手三里

👆拇指指腹　⏳左右穴各 1～3 分鐘　🔄每天數次

- **功效**：調理腸胃，清熱明目。
- **主治**：腹痛、腹瀉、五十肩、牙痛。
- **位置**：在前臂，肘橫紋下二寸，陽谿與曲池連線上。
- **取穴**：先找到陽谿、曲池，兩者連線上曲池下三橫指即是。

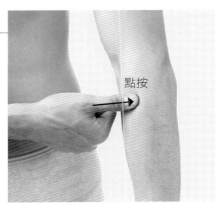

曲池

👆拇指指腹　⏳左右穴各 3～5 分鐘　🔄每天數次

- **功效**：清熱和營，祛風通絡。
- **主治**：感冒、外感發熱、咳嗽、氣喘、腹痛。
- **位置**：在肘部，尺澤與肱骨外上髁連線的中點處。
- **取穴**：屈肘，找到肘橫紋終點和肱骨外上髁，兩者連線中點處。

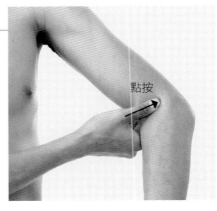

肘髎

👆拇指指腹　⏳左右穴各 1～3 分鐘　🔄早晚各一次

- **功效**：舒筋活絡。
- **主治**：肩臂肘疼痛，上肢麻木、拘攣。
- **位置**：在肘部，肱骨外上髁上緣，髁上脊的前緣。
- **取穴**：先找到曲池，向上量取一橫指處即是。

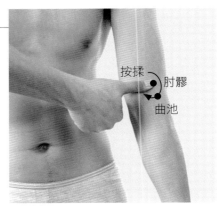

肺經
大腸經
胃經
脾經
心經
小腸經
膀胱經
腎經
心包經
三焦經
膽經
肝經
任脈
督脈
經外奇穴

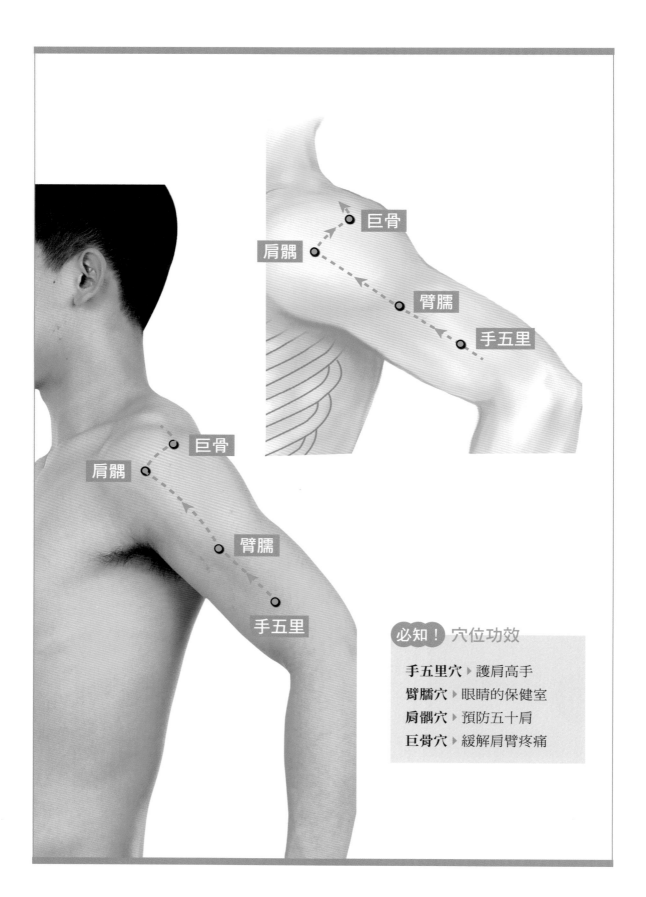

巨骨

肩髃

臂臑

手五里

巨骨

肩髃

臂臑

手五里

必知！ 穴位功效

手五里穴 ▶ 護肩高手
臂臑穴 ▶ 眼睛的保健室
肩髃穴 ▶ 預防五十肩
巨骨穴 ▶ 緩解肩臂疼痛

手五里

👆拇指指腹　⏳左右穴各1～3分鐘　🔄每天數次

- **功效**：理氣散結，疏經活絡。
- **主治**：五十肩、手臂腫痛、上肢不遂、瘰疾。
- **位置**：在臂部，肘橫紋上三寸，曲池與肩髃連線上。
- **取穴**：手臂外側曲池上四橫指處。

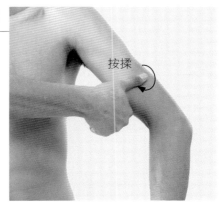

按揉

臂臑

👆拇指指腹　⏳左右穴各3～5分鐘　🔄每天數次

- **功效**：清熱明目，通絡止痛。
- **主治**：眼部疾病、手臂腫痛、上肢不遂。
- **位置**：曲池上七寸，三角肌下端。
- **取穴**：屈肘緊握拳，使三角肌隆起，三角肌下端偏內側，按壓有痠脹感處即是。

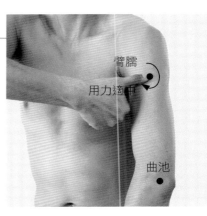

臂臑

用力適中

曲池

肩髃

👆拇指指腹　⏳左右穴各1～3分鐘
🔄早晚各一次

- **功效**：疏經活絡，疏散風熱。
- **主治**：肩臂疼痛、五十肩、肩痛、上肢不遂。
- **位置**：在肩峰前下方，當肩峰與肱骨大結節之間凹陷處。
- **取穴**：屈肘抬臂與肩同高，另一手中指按壓肩尖下，肩前呈現凹陷處即是。

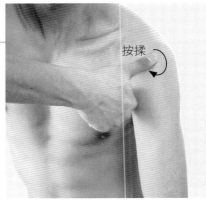

按揉

巨骨

👆拇指指尖　⏳至患側發熱或有痠麻感
🔄每天數次

- **功效**：通絡止痛，滑利關節。
- **主治**：肩背及上臂疼痛、半身不遂。
- **位置**：在肩部，鎖骨肩峰端與肩胛岡之間凹陷中。
- **取穴**：沿著鎖骨向外摸至肩峰端，再找背部肩胛岡，兩者之間凹陷處即是。

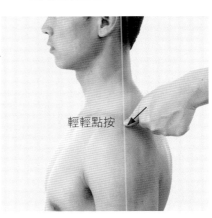

輕輕點按

肺經
大腸經
胃經
脾經
心經
小腸經
膀胱經
腎經
心包經
三焦經
膽經
肝經
任脈
督脈
經外奇穴

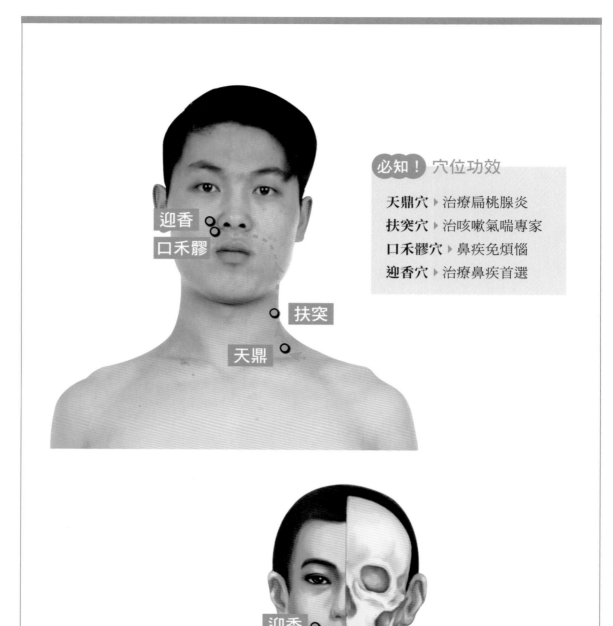

必知！ 穴位功效

天鼎穴 ▶ 治療扁桃腺炎
扶突穴 ▶ 治咳嗽氣喘專家
口禾髎穴 ▶ 鼻疾免煩惱
迎香穴 ▶ 治療鼻疾首選

迎香
口禾髎
扶突
天鼎

迎香
口禾髎
扶突
天鼎

天鼎

👆 食指指腹　⏳ 3～5分鐘　🔄 每天數次

- **功效**：利喉清咽，理氣散結。
- **主治**：咳嗽、氣喘、咽喉腫痛、扁桃腺炎。
- **位置**：在頸部，橫平環狀軟骨，胸鎖乳突肌後緣，扶突直下一寸處。
- **取穴**：先找到扶突，再找到鎖骨上窩中央，兩者連線中點處即是。

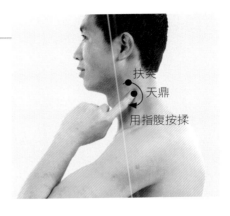

扶突
天鼎
用指腹按揉

扶突

👆 食指指腹　⏳ 左右穴各3分鐘　🔄 每天數次

- **功效**：利咽消腫，理氣降逆。
- **主治**：咳嗽、氣喘、咽喉腫痛、打嗝。
- **位置**：在胸鎖乳突肌區，橫平喉結，當胸鎖乳突肌的前、後緣中間。
- **取穴**：拇指彎曲，其餘四指併攏，手心向內，小指放喉結旁，食指所在處即是。

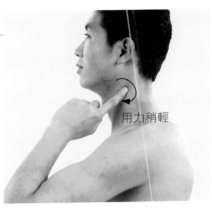

用力稍輕

口禾髎

👆 食指指腹　⏳ 5～10分鐘　🔄 每天一次

- **功效**：祛風清熱，牽正通竅。
- **主治**：鼻塞流涕、鼻出血。
- **位置**：在面部，橫平人中溝上三分之一與下三分之二交點。
- **取穴**：鼻孔外緣直下，平鼻唇溝上三分之一處即是。

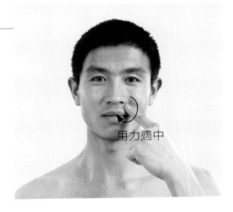

用力適中

迎香

👆 食指指腹　⏳ 1～3分鐘　🔄 每天數次

- **功效**：祛風通竅，理氣止痛。
- **主治**：鼻塞、過敏性鼻炎、鼻出血。
- **位置**：鼻翼外緣中點，鼻唇溝中。
- **取穴**：雙手輕握拳，食指和中指併攏，中指指尖貼鼻翼兩側，食指指尖處即是。

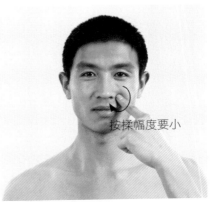

按揉幅度要小

肺經
大腸經
胃經
脾經
心經
小腸經
膀胱經
腎經
心包經
三焦經
膽經
肝經
任脈
督脈
經外奇穴

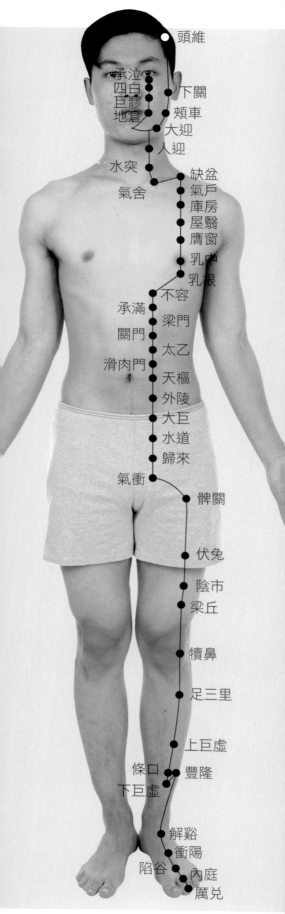

頭維
承泣
下關
四白
巨髎
頰車
地倉
大迎
人迎
水突
缺盆
氣舍
氣戶
庫房
屋翳
膺窗
乳中
乳根
不容
承滿
梁門
關門
太乙
滑肉門
天樞
外陵
大巨
水道
歸來
氣衝
髀關
伏兔
陰市
梁丘
犢鼻
足三里
上巨虛
條口
豐隆
下巨虛
解谿
衝陽
陷谷
內庭
厲兌

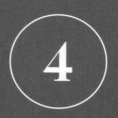

足陽明胃經

胃經上潛伏的疾病：容易發高熱、出汗、咽喉痛、牙痛、口角歪斜、流鼻涕或流鼻血；胃經功能下降，則會出現消化不良、嘔吐、腸鳴腹脹，嚴重時胃口全無、食慾不振；亢進熱證時體熱、腹脹、打嗝、便祕、食慾增加、胃痙攣性疼痛、胃酸過多、唇乾裂；餐後腹痛或腹瀉或嘔吐、消化不良、胃酸不足、憂鬱、下肢倦怠。

循行部位　足陽明胃經起於鼻翼旁，挾鼻上行，左右側交會於鼻根部，旁行入目內眥，與足太陽經相交，向下沿鼻柱外側，入上齒齦，還出，挾口兩旁，環繞嘴唇，在唇頦溝承漿穴處左右相交，退回沿下頜骨後下緣到大迎穴處，沿下頜角上行過耳前，經過上關穴，沿髮際，到額前。

經穴歌訣

四十五穴足陽明，承泣四白巨髎經，
地倉大迎下頰車，下關頭維對人迎，
水突氣舍連缺盆，氣戶庫房屋翳尋，
膺窗乳中下乳根，不容承滿與梁門，
關門太乙滑肉門，天樞外陵大巨存，
水道歸來氣衝次，髀關伏兔走陰市，
梁丘犢鼻足三里，上巨虛連條口行，
下巨虛下有豐隆，解谿衝陽陷谷同，
內庭厲兌陽明穴，大指次指之端終。

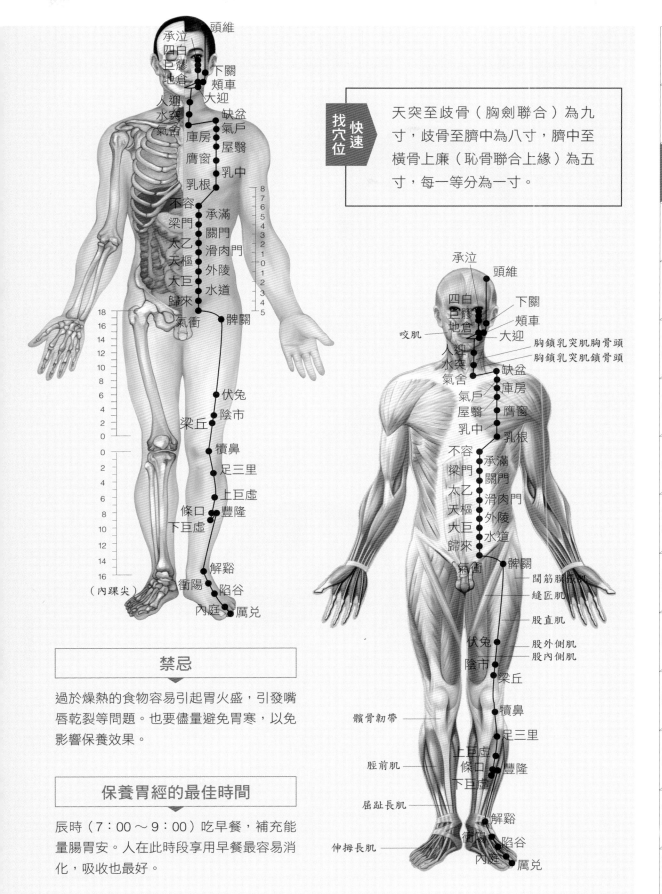

找穴位 快速

天突至歧骨（胸劍聯合）為九寸，歧骨至臍中為八寸，臍中至橫骨上廉（恥骨聯合上緣）為五寸，每一等分為一寸。

禁忌

過於燥熱的食物容易引起胃火盛，引發嘴唇乾裂等問題。也要儘量避免胃寒，以免影響保養效果。

保養胃經的最佳時間

辰時（7：00～9：00）吃早餐，補充能量腸胃安。人在此時段享用早餐最容易消化，吸收也最好。

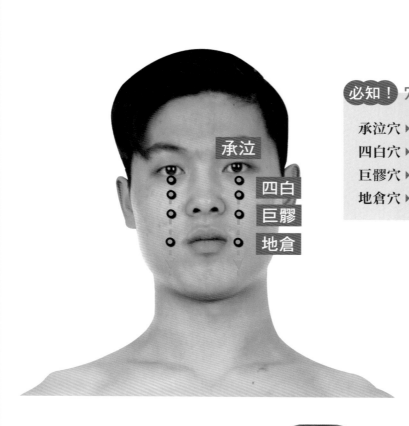

必知！ 穴位功效

承泣穴 ▸ 消除黑眼圈
四白穴 ▸ 眼睛保健操的主穴
巨髎穴 ▸ 主治顏面神經麻痺
地倉穴 ▸ 撫平口周皺紋

承泣
四白
巨髎
地倉

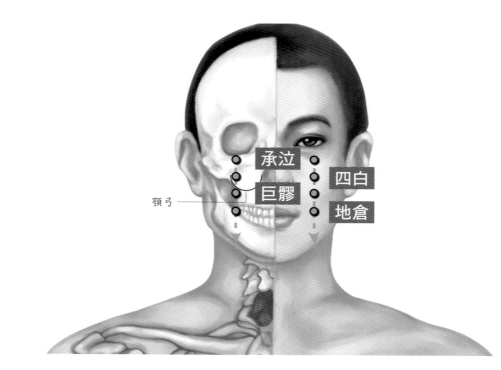

承泣
巨髎
四白
地倉
顎弓

承泣

- **功效**：散風清熱，明目止淚。
- **主治**：目赤腫痛、視力模糊、白內障。
- **位置**：在面部，眼球與眶下緣之間，瞳孔直下。
- **取穴**：食指和中指伸直併攏，中指貼於鼻側，食指指尖位於下眼眶邊緣處即是。

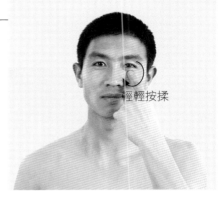

輕輕按揉

四白

食指指尖 　1～3分鐘 　每天數次

- **功效**：祛風明目，通經活絡。
- **主治**：近視、目赤痛癢、迎風流淚、白內障。
- **位置**：在面部，雙眼平視時，瞳孔直下，當眶下孔凹陷處。
- **取穴**：食指和中指伸直併攏，中指指腹貼兩側鼻翼，食指指尖所按凹陷處即是。

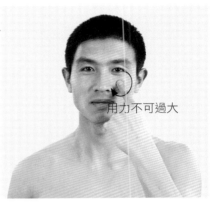

用力不可過大

巨髎

食指指尖 　3～5分鐘 　每天一次

- **功效**：清熱熄風，明目退翳。
- **主治**：口眼歪斜、牙痛、面痛、顏面神經麻痺。
- **位置**：在面部，瞳孔直下，橫平鼻翼下緣，顴弓下緣凹陷處。
- **取穴**：沿瞳孔直下，垂直線與鼻翼下緣水平線交點凹陷處即是。

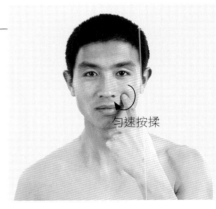

勻速按揉

地倉

食指指尖 　1～3分鐘 　每天兩次

- **功效**：祛風止痛，舒筋活絡。
- **主治**：牙痛、流涎、眼瞼跳動不止。
- **位置**：在面部，當口角旁開○‧四寸。
- **取穴**：用食指指甲垂直下壓唇角外側兩旁即是。

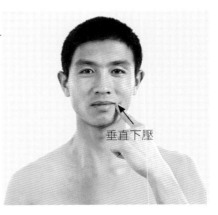

垂直下壓

肺經
大腸經
胃經
脾經
心經
小腸經
膀胱經
腎經
心包經
三焦經
膽經
肝經
任脈
督脈
經外奇穴

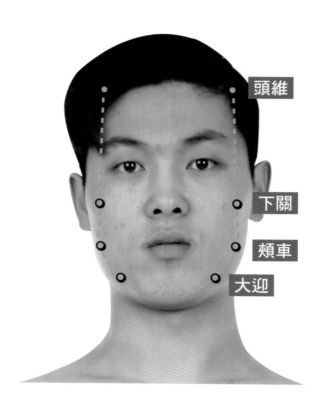

頭維

下關

頰車

大迎

必知！ 穴位功效

大迎穴 ▶ 再也不怕牙痛
頰車穴 ▶ 預防面部皺紋
下關穴 ▶ 治療牙痛與耳鳴
頭維穴 ▶ 治療面肌痙攣

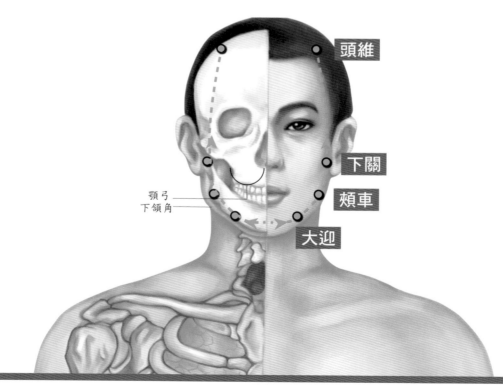

頭維

下關

頰車

大迎

顴弓
下頷角

大迎

🖐 食指指尖　⏳ 1 ～ 3 分鐘　🕐 每天數次

- 功效：祛風通絡，消腫止痛。
- 主治：口角歪斜、失音、頰腫、牙痛。
- 位置：在面部，下頜角前方，咬肌附著部前緣凹陷中，面動脈搏動處。
- 取穴：閉口鼓氣，下頜角前下方凹陷，下端按有搏動感處即是。

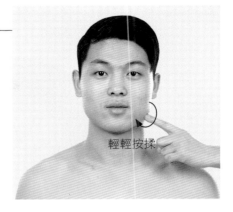

輕輕按揉

頰車

🖐 食指指尖　⏳ 1 ～ 3 分鐘　🕐 每天數次

- 功效：祛風清熱，開關通絡。
- 主治：牙關緊閉、牙痛、面部痙攣。
- 位置：在面部，下頜角前上方一橫指。
- 取穴：上下牙關咬緊時，會隆起一個咬肌高點，按之有凹陷處即是。

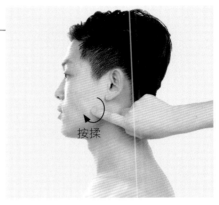

按揉

下關

🖐 食指指尖　⏳ 3 分鐘　🕐 每天數次

- 功效：消腫止痛，聰耳通絡。
- 主治：牙痛、口眼歪斜、面痛、耳鳴。
- 位置：在面部，顴弓下緣中央與下頜切跡之間凹陷處。
- 取穴：閉口，食指和中指併攏，食指貼於耳垂旁，中指指腹處即是。

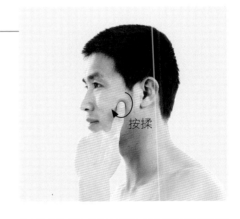

按揉

頭維

🖐 食指指尖　⏳ 每次 10 ～ 20 下　🕐 每天數次

- 功效：清頭明目，止痛鎮痙。
- 主治：面肌痙攣，偏、正頭痛，迎風流淚，目眩，口眼歪斜。
- 位置：在頭部，額角髮際直上〇・五寸，頭正中線旁開四・五寸處。
- 取穴：在頭部，額角髮際直上半橫指，頭正中線旁開六橫指。

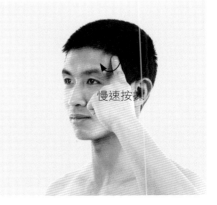

慢速按揉

肺經
大腸經
胃經
脾經
心經
小腸經
膀胱經
腎經
心包經
三焦經
膽經
肝經
任脈
督脈
經外奇穴

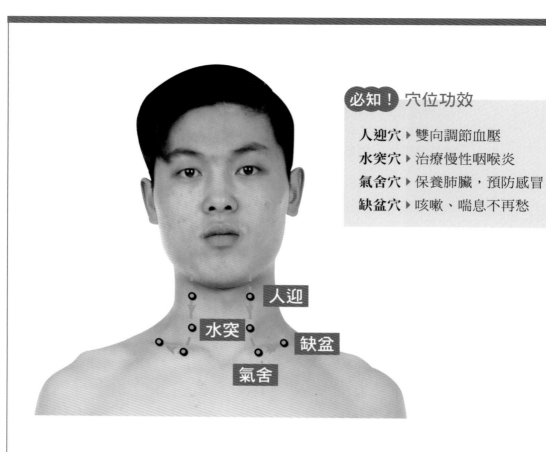

必知！穴位功效

人迎穴 ▶ 雙向調節血壓
水突穴 ▶ 治療慢性咽喉炎
氣舍穴 ▶ 保養肺臟，預防感冒
缺盆穴 ▶ 咳嗽、喘息不再愁

人迎

水突

缺盆

氣舍

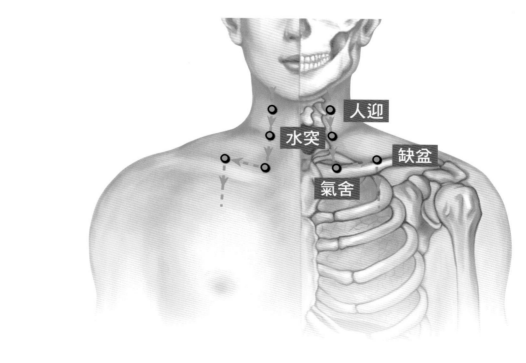

人迎

水突

缺盆

氣舍

人迎

👆食指指腹　⏳左右穴各 1～3 分鐘　🕐每天一次

- 功效：利咽散結，理氣降逆。
- 主治：胸滿氣逆、咽喉腫痛、高血壓。
- 位置：在頸部，橫平喉結，胸鎖乳突肌前緣，總頸動脈搏動處。
- 取穴：從喉結往外側量約二橫指，胸鎖乳突肌前緣動脈搏動處。

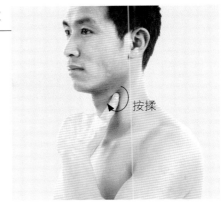

按揉

水突

👆食指指腹　⏳左右穴各 100 次　🕐每天數次

- 功效：清熱利咽，降逆平喘。
- 主治：呼吸喘鳴、咽喉腫痛、慢性咽喉炎。
- 位置：在頸部，胸鎖乳突肌的前緣，當胸鎖乳突肌的胸骨頭與鎖骨頭，和鎖骨所構成的凹陷處。
- 取穴：人迎、氣舍連線中點即是。

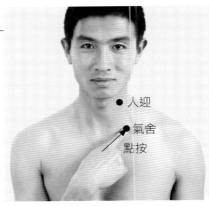

人迎
輕輕用力　水突
氣舍

氣舍

👆食指指腹　⏳左右穴各 1～3 分鐘　🕐早晚各一次

- 功效：宣肺定喘，理氣散結。
- 主治：咽喉腫痛、打嗝、癭瘤（甲狀腺腫瘤）。
- 位置：在胸鎖乳突肌區，鎖骨上小窩，鎖骨內側端上緣，胸鎖乳突肌的胸骨頭與鎖骨頭中間的凹陷處。
- 取穴：人迎直下，鎖骨上緣處即是。

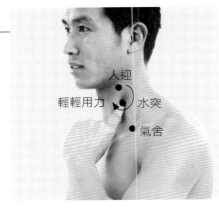

人迎
氣舍
點按

缺盆

👆食指指腹　⏳左右穴各 3 分鐘　🕐每天數次

- 功效：寬胸利膈，止咳平喘。
- 主治：咳嗽、氣喘、胸痛、慢性咽喉炎。
- 位置：頸外側部，前正中線旁開四寸，鎖骨上緣凹陷中。
- 取穴：乳中線直上鎖骨上方有一凹陷，凹陷中點按有痠脹處即是。

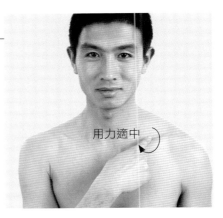

用力適中

肺經
大腸經
胃經
脾經
心經
小腸經
膀胱經
腎經
心包經
三焦經
膽經
肝經
任脈
督脈
經外奇穴

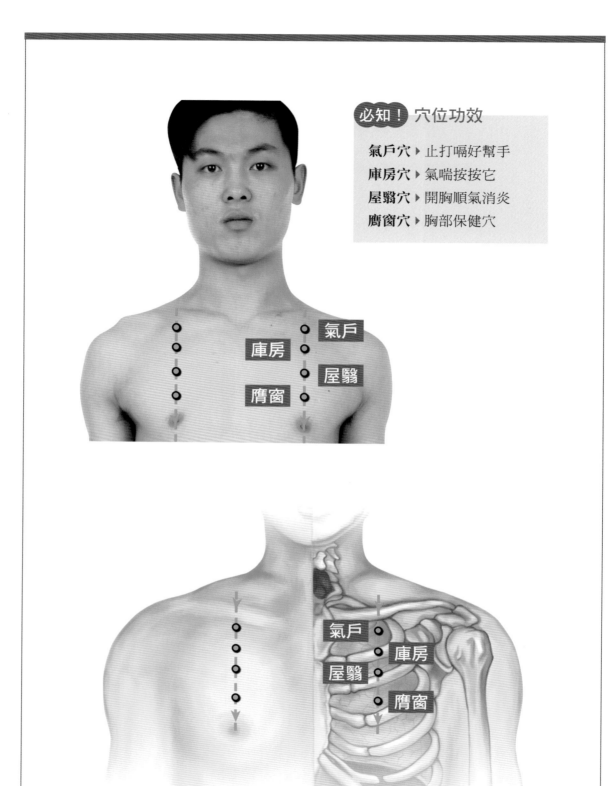

必知！穴位功效

氣戶穴 ▶ 止打嗝好幫手
庫房穴 ▶ 氣喘按按它
屋翳穴 ▶ 開胸順氣消炎
膺窗穴 ▶ 胸部保健穴

氣戶
庫房
屋翳
膺窗

氣戶
庫房
屋翳
膺窗

氣戶

🤚 食指指尖　⏳ 1～3 分鐘　🔄 每天數次

- 功效：理氣寬胸，止咳平喘。
- 主治：打嗝上氣、呼吸喘鳴、咽喉腫痛。
- 位置：在胸部，鎖骨下緣，前正中線旁開四寸。
- 取穴：乳中線與鎖骨下緣相交的凹陷，按壓有痠脹感處即是。

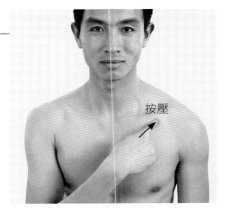

按壓

庫房

🤚 食指指尖　⏳ 1～2 分鐘　🔄 每天數次

- 功效：理氣寬胸，清熱化痰。
- 主治：胸滿氣逆、氣喘、胸脅脹痛、咳嗽。
- 位置：在胸部，第一肋間隙，前正中線旁開四寸。
- 取穴：從乳頭沿垂直線向上推三個肋間隙，按壓有痠脹感處即是。

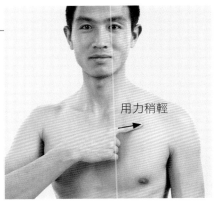

用力稍輕

屋翳

🤚 食指指尖　⏳ 左右穴各 1～3 分鐘　🔄 每天數次

- 功效：消癰止癢，止咳化痰。
- 主治：乳癰、乳腺增生、胸滿氣逆、咳嗽喘息。
- 位置：在胸部，第二肋間隙，前正中線旁開四寸。
- 取穴：從乳頭沿垂直線向上推兩個肋間隙，按壓有痠脹感處即是。

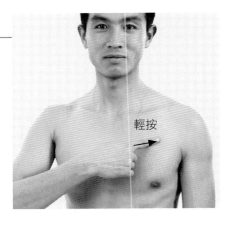

輕按

膺窗

🤚 食指指尖　⏳ 1～3 分鐘　🔄 每天數次

- 功效：止咳寧嗽，消腫清熱。
- 主治：胸滿氣逆、呼吸喘鳴、咳嗽喘息。
- 位置：在胸部，第三肋間隙，前正中線旁開四寸。
- 取穴：從乳頭沿垂直線向上推一個肋間隙，按壓有痠脹感處即是。

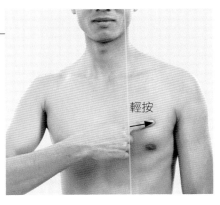

輕按

肺經
大腸經
胃經
脾經
心經
小腸經
膀胱經
腎經
心包經
三焦經
膽經
肝經
任脈
督脈
經外奇穴

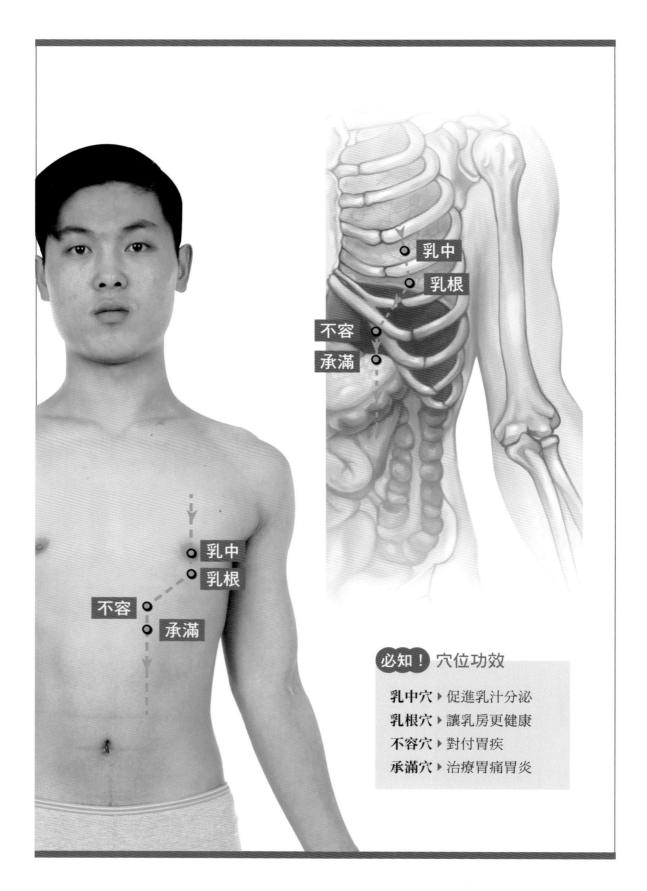

乳中

乳根

不容

承滿

乳中

乳根

不容

承滿

必知！ 穴位功效

乳中穴 ▶ 促進乳汁分泌

乳根穴 ▶ 讓乳房更健康

不容穴 ▶ 對付胃疾

承滿穴 ▶ 治療胃痛胃炎

乳中

👆食指指腹　⏳ 1～3分鐘　🕐每天一次

- 功效：調氣醒神。
- 主治：癲癇、產後乳少、乳癰。
- 位置：在胸部，乳頭中央。
- 取穴：將食指指腹放於胸部乳頭中央，食指指腹處即是。

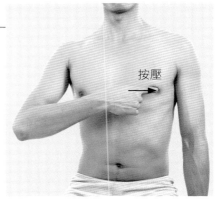

乳根

👆食指指腹　⏳ 3～5分鐘　🕐早晚各一次

- 功效：宣肺止咳，寬胸增乳。
- 主治：胸痛、咳喘、乳汁不足、乳房腫痛。
- 位置：第五肋間隙，前正中線旁開四寸。
- 取穴：拇指在乳房上，其餘四指在乳房下，食指貼於乳房邊緣，食指指腹處。

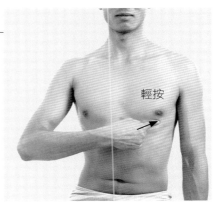

不容

👆食指指尖　⏳ 3～5分鐘　🕐每天一次

- 功效：調中和胃，理氣止痛。
- 主治：腹脹、胃痛、嘔吐、食慾不振。
- 位置：在上腹部，臍中上六寸，前正中線旁開二寸。
- 取穴：臍中上八橫指，前正中線旁開三指，按壓有痠脹感處即是。

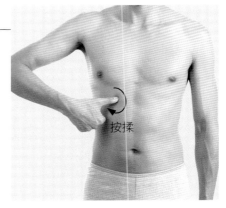

承滿

👆拇指指尖　⏳ 3～5分鐘　🕐每天一次

- 功效：理氣和胃，降逆止嘔。
- 主治：胃痛、嘔吐、腹脹、胃十二指腸潰瘍。
- 位置：在上腹部，臍中上五寸，前正中線旁開二寸。
- 取穴：不容垂直向下量一橫指，按壓有痠脹感處即是。

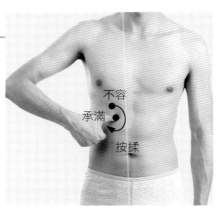

肺經
大腸經
胃經
脾經
心經
小腸經
膀胱經
腎經
心包經
三焦經
膽經
肝經
任脈
督脈
經外奇穴

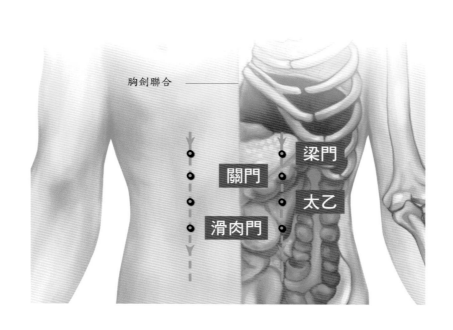

胸劍聯合

梁門

關門

太乙

滑肉門

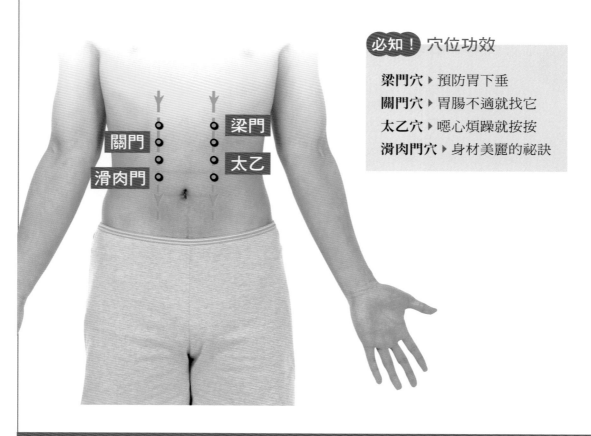

關門

滑肉門

梁門

太乙

必知！ 穴位功效

梁門穴 ▶ 預防胃下垂

關門穴 ▶ 胃腸不適就找它

太乙穴 ▶ 噁心煩躁就按按

滑肉門穴 ▶ 身材美麗的祕訣

肺經
大腸經
胃經
脾經
心經
小腸經
膀胱經
腎經
心包經
三焦經
膽經
肝經
任脈
督脈
經外奇穴

梁門

👍 拇指指腹　⏳ 左右穴各 3～5 分鐘　🕐 每天一次

- **功效**：和胃理氣，健脾調中。
- **主治**：胃痛、嘔吐、腹脹、食慾不振、便溏。
- **位置**：在上腹部，臍中上四寸，前正中線旁開二寸。
- **取穴**：取肚臍與胸劍聯合連線的中點，再水平旁開三橫指處即是。

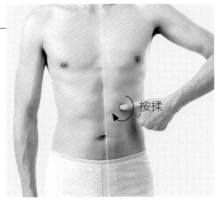

按揉

關門

👍 拇指指腹　⏳ 左右穴各 3～5 分鐘　🕐 每天數次

- **功效**：調理腸胃，利水消腫。
- **主治**：胃痛、嘔吐、腹脹、食慾不振、便祕。
- **位置**：在上腹部，臍中上三寸，前正中線旁開二寸。
- **取穴**：從肚臍沿前正中線向上量四橫指，再水平旁開三橫指處即是。

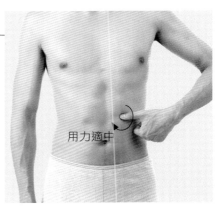

用力適中

太乙

👍 拇指指腹　⏳ 左右穴各 3～5 分鐘　🕐 每天數次

- **功效**：清心安神，化痰和胃。
- **主治**：癲狂、吐舌、胃痛、嘔吐、腹脹。
- **位置**：在上腹部，臍中上二寸，前正中線旁開二寸。
- **取穴**：仰臥，取中脘與臍之中點，再水平旁開三橫指處即是。

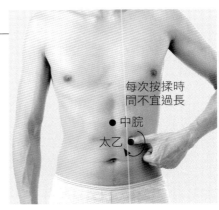

每次按揉時間不宜過長

● 中脘

太乙

滑肉門

👍 拇指指腹　⏳ 左右穴各 3～5 分鐘　🕐 每天數次

- **功效**：鎮驚安神，和胃止吐。
- **主治**：癲狂、胃痛、嘔吐、腹脹、月經不調。
- **位置**：在上腹部，臍中上一寸，前正中線旁開二寸。
- **取穴**：從肚臍沿前正中線向上量一橫指，再水平旁開三橫指處即是。

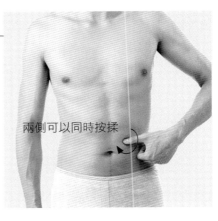

兩側可以同時按揉

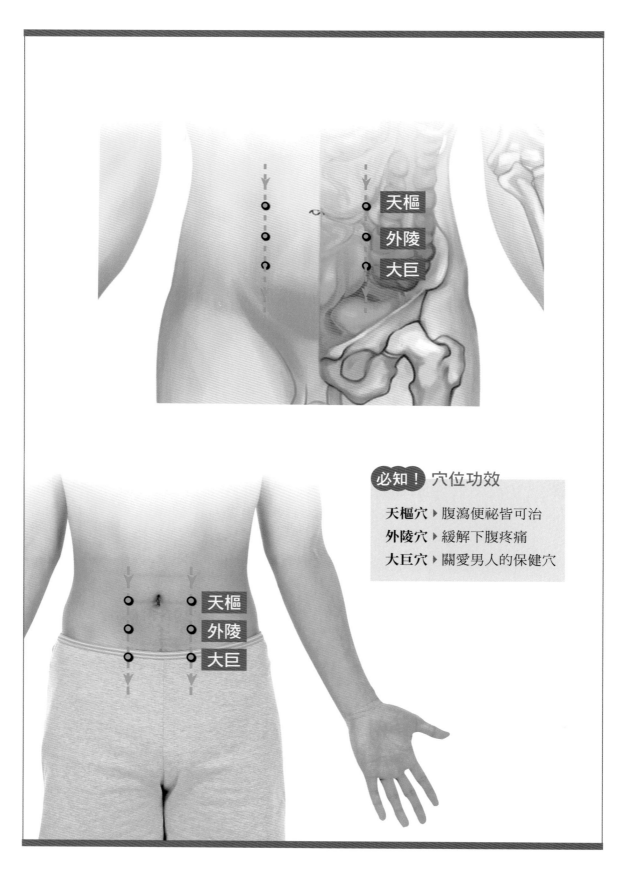

必知！穴位功效

天樞穴 ▶ 腹瀉便祕皆可治
外陵穴 ▶ 緩解下腹疼痛
大巨穴 ▶ 關愛男人的保健穴

天樞

👆拇指指腹　⏳左右穴各 2 分鐘　🔄每天數次

- **功效**：理氣調暢，調經止痛。
- **主治**：嘔吐、腹脹腸鳴、腹瀉不止、痢疾、便祕、口腔潰瘍、月經不調。
- **位置**：在腹部，橫平臍中，前正中線旁開二寸。
- **取穴**：仰臥，肚臍旁開三橫指，按壓有痠脹感處即是。

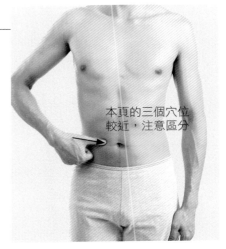

本頁的三個穴位較近，注意區分

外陵

👆拇指指腹　⏳左右穴各 1～3 分鐘　🔄每天數次

- **功效**：和胃化濕，理氣止痛。
- **主治**：胃痛、腹痛、腹脹、疝氣、痛經。
- **位置**：在下腹部，臍中下一寸，前正中線旁開二寸。
- **取穴**：仰臥，從肚臍沿前正中線向下量一橫指，再水平旁開三橫指處即是。

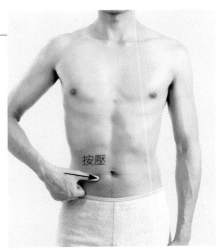

按壓

大巨

👆拇指指腹　⏳左右穴各 1～3 分鐘　🔄每天數次

- **功效**：調腸胃，固腎氣。
- **主治**：便祕、腹痛、遺精、早洩、陽痿、小便不利。
- **位置**：在下腹部，臍中下二寸，前正中線旁開二寸。
- **取穴**：仰臥，從肚臍沿前正中線向下量三橫指，再水平旁開三橫指處即是。

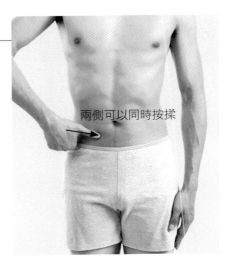

兩側可以同時按揉

肺經
大腸經
胃經
脾經
心經
小腸經
膀胱經
腎經
心包經
三焦經
膽經
肝經
任脈
督脈
經外奇穴

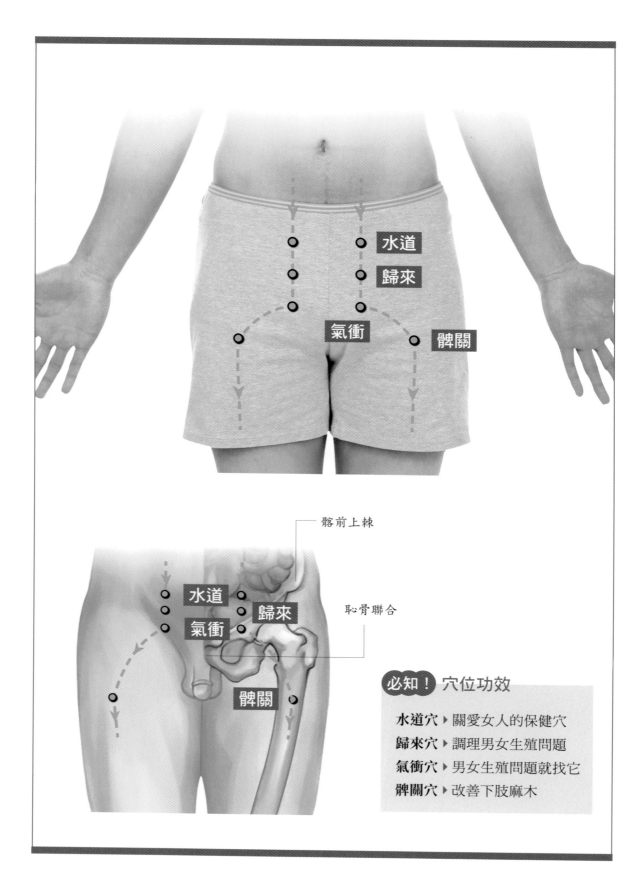

水道

歸來

氣衝

髀關

髂前上棘

水道　歸來

氣衝

恥骨聯合

髀關

必知！ 穴位功效

水道穴 ▸ 關愛女人的保健穴
歸來穴 ▸ 調理男女生殖問題
氣衝穴 ▸ 男女生殖問題就找它
髀關穴 ▸ 改善下肢麻木

水道

👆食指指腹　⏳左右穴各 1～3 分鐘　🕐早晚各一次

- **功效**：利水消腫，調經止痛。
- **主治**：便祕、腹痛、小腹脹痛、痛經。
- **位置**：在下腹部，臍中下三寸，前正中線旁開二寸。
- **取穴**：仰臥，從肚臍沿前正中線向下量四橫指，再水平旁開三橫指處即是。

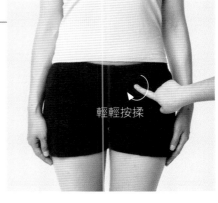

輕輕按揉

歸來

👆拇指指腹　⏳左右穴各 1～3 分鐘　🕐每天數次

- **功效**：活血化瘀，調經止痛。
- **主治**：腹痛、不孕、閉經、陽痿、白帶過多。
- **位置**：在下腹部，臍中下四寸，前正中線旁開二寸。
- **取穴**：從恥骨聯合上緣向上量一橫指，再水平旁開三橫指處即是。

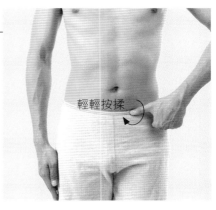

輕輕按揉

氣衝

👆拇指指腹　⏳左右穴各 1～3 分鐘　🕐早晚各一次

- **功效**：調經血，舒宗筋，理氣止痛。
- **主治**：陽痿、疝氣、不孕、月經不調。
- **位置**：在腹股溝區，恥骨聯合上緣，前正中線旁開二寸，動脈搏動處。
- **取穴**：仰臥，從恥骨聯合上緣中點，水平旁開三橫指處即是。

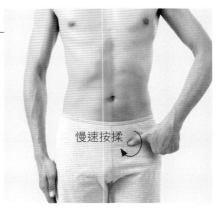

慢速按揉

髀關

👆拇指指腹　⏳左右穴各 5 分鐘　🕐早晚各一次

- **功效**：強腰膝，通經絡。
- **主治**：腰膝疼痛、下肢痿軟麻木、膝寒。
- **位置**：股直肌近端、縫匠肌與闊筋膜張肌三條肌肉之間凹陷中。
- **取穴**：髂前上棘與髕底外緣連線，和會陰相平的連線交點處即是。

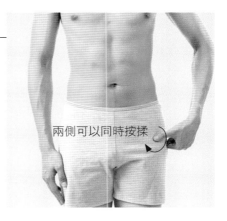

兩側可以同時按揉

肺經
大腸經
胃經
脾經
心經
小腸經
膀胱經
腎經
心包經
三焦經
膽經
肝經
任脈
督脈
經外奇穴

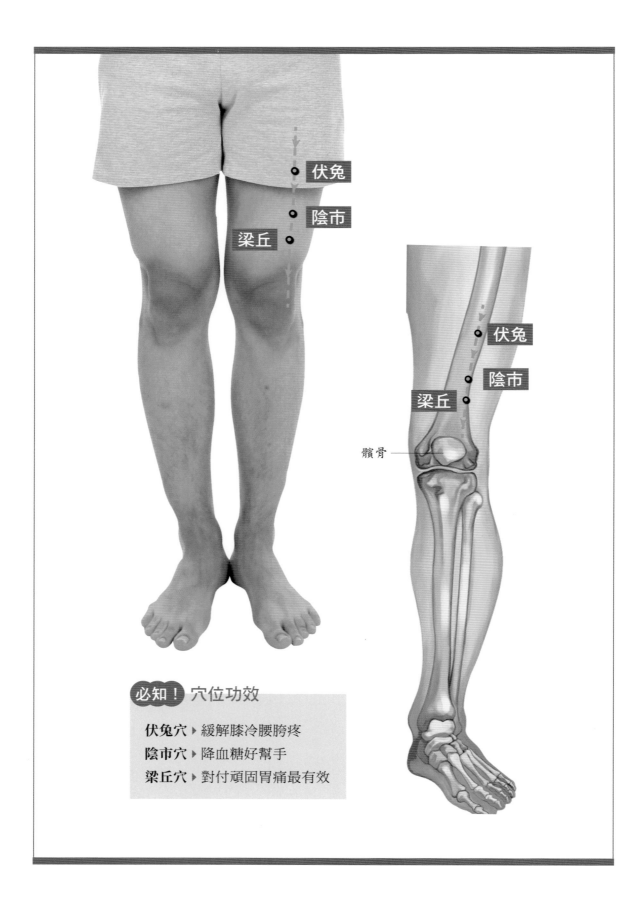

伏兔

陰市

梁丘

伏兔

陰市

梁丘

髕骨

必知！穴位功效

伏兔穴 ▶ 緩解膝冷腰胯疼

陰市穴 ▶ 降血糖好幫手

梁丘穴 ▶ 對付頑固胃痛最有效

肺經

大腸經

胃經

脾經

心經

小腸經

膀胱經

腎經

心包經

三焦經

膽經

肝經

任脈

督脈

經外奇穴

伏兔

👆拇指指腹　⌛雙腿各 3 分鐘　⏱早晚各一次

- 功效：散寒化濕，疏通經絡。
- 主治：腰膝疼痛、下肢痠軟麻木、腹脹。
- 位置：在股前區，髕底上六寸，髂前上棘與髕底外側端的連線上。
- 取穴：屈膝九十度，手指併攏壓腿上，掌後第一橫紋中點按在髕骨上緣中點，中指尖端處即是。

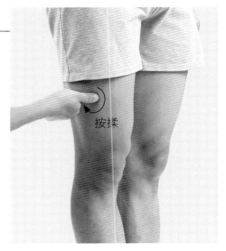

按揉

陰市

👆拇指指腹　⌛雙腿各 1～3 分鐘　⏱每天數次

- 功效：散寒除濕，理氣止痛。
- 主治：腿膝冷痛、麻痺，下肢不遂，腳氣，糖尿病。
- 位置：在股前區，髕底上三寸，股直肌肌腱外側緣。
- 取穴：正坐屈膝，髕底外側直上量四橫指，按壓有痛感處即是。

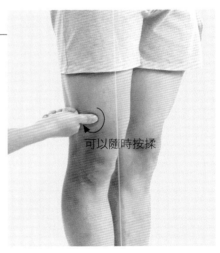

可以隨時按揉

梁丘

👆拇指指腹　⌛雙腿各 1～3 分鐘　⏱疼痛發作時

- 功效：理氣和胃，通經活絡。
- 主治：胃痛、腸鳴腹瀉、膝關節炎、乳房腫痛。
- 位置：在股前區，髕骨外緣上二寸，股外側肌與股直肌肌腱之間。
- 取穴：坐位，下肢用力蹬直，髕骨外上緣上方凹陷正中處即是。

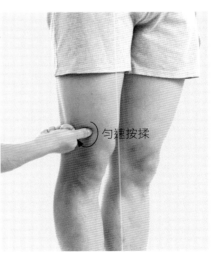

勻速按揉

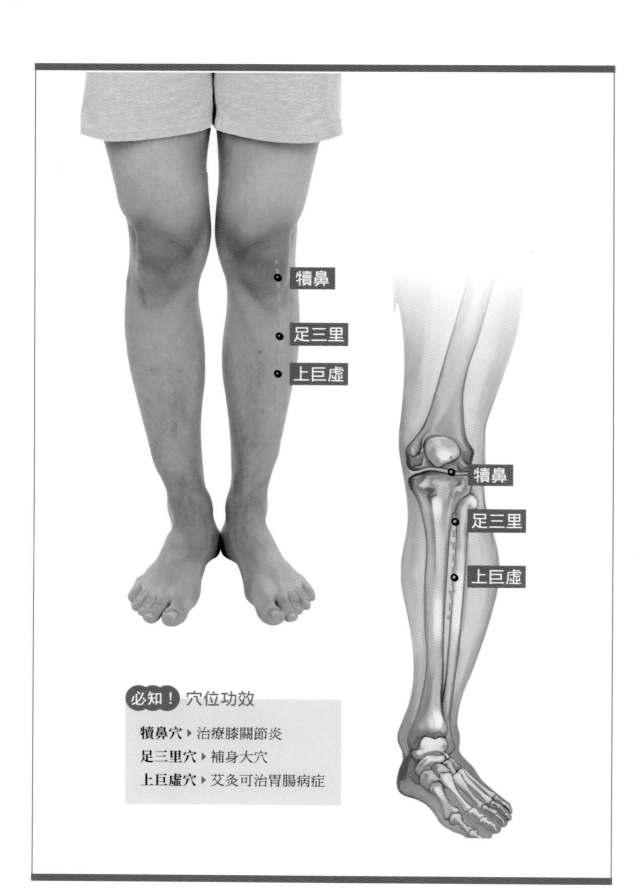

犢鼻

足三里

上巨虛

犢鼻

足三里

上巨虛

必知！ 穴位功效

犢鼻穴 ▶ 治療膝關節炎

足三里穴 ▶ 補身大穴

上巨虛穴 ▶ 艾灸可治胃腸病症

犢鼻

👆 拇指指腹　⏳ 雙腿各 1～3 分鐘　🔄 每天數次

- 功效：消腫止痛，通經活絡。
- 主治：膝痛、腰痛、足跟痛、腳氣。
- 位置：在膝前區，髕骨韌帶外側凹陷中。
- 取穴：坐位，下肢用力蹬直，膝蓋下面外側凹陷處即是。

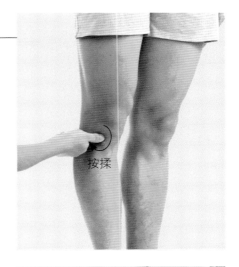

按揉

足三里

👆 拇指指腹　⏳ 雙腿各 5～10 分鐘　🔄 每天數次

- 功效：健脾和胃，通經活絡。
- 主治：胃痛、嘔吐、腹脹、腹瀉、便祕、高脂血症、頭痛、眩暈、鼻塞、癲癇、半身不遂、脾胃虛弱、貧血、手足怕冷、濕疹、蕁麻疹、小兒咳嗽、小兒發熱。
- 位置：在小腿前外側，犢鼻下三寸，犢鼻與解谿連線上。
- 取穴：站位彎腰，同側手虎口圍住髕骨上外緣，餘四指向下，中指指尖處即是。

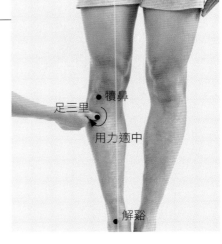

• 犢鼻

足三里

用力適中

• 解谿

上巨虛

👆 拇指指腹　⏳ 雙腿各 1～3 分鐘　🔄 每天數次

- 功效：調和腸胃，通經活絡。
- 主治：腸胃炎、腹瀉、便祕、腹脹、高血壓。
- 位置：在小腿外側，犢鼻下六寸，犢鼻與解谿連線上。
- 取穴：坐位屈膝，先找到足三里，向下量四橫指凹陷處即是。

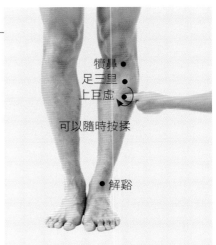

犢鼻 •
足三里
上巨虛

可以隨時按揉

• 解谿

肺經
大腸經
胃經
脾經
心經
小腸經
膀胱經
腎經
心包經
三焦經
膽經
肝經
任脈
督脈
經外奇穴

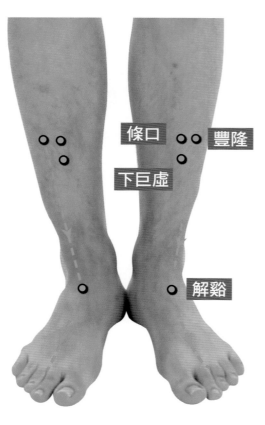

條口 豐隆

下巨虛

解谿

必知！ 穴位功效

條口穴 ▸ 讓腸胃更強健
下巨虛穴 ▸ 主治胃腸病症
豐隆穴 ▸ 常刮痧可除濕化痰
解谿穴 ▸ 促進血液循環

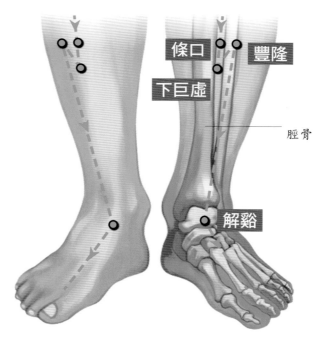

條口 豐隆

下巨虛

脛骨

解谿

條口

👆 拇指指腹　⏳ 雙腿各 1 ～ 3 分鐘　🕐 每天數次

- 功效：理氣和中，舒筋活絡。
- 主治：肩背痛、小腿腫痛、胃腸疾病、腳氣。
- 位置：在小腿外側，犢鼻下八寸，脛骨前緣外一寸。
- 取穴：坐位屈膝，犢鼻與外踝尖之間的中點，脛骨外一橫指處。

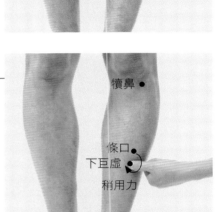

下巨虛

👆 拇指指腹　⏳ 雙腿各 1 ～ 3 分鐘　🕐 每天數次

- 功效：調腸胃，通絡安神。
- 主治：小腹疼痛、胃痛、胰臟炎、下肢水腫。
- 位置：在小腿外側，犢鼻下九寸，犢鼻與解谿連線上。
- 取穴：坐位屈膝，先找到條口，向下量一橫指凹陷處即是。

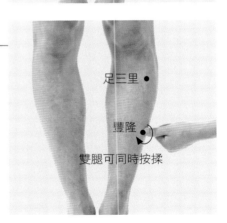

豐隆

👆 拇指指腹　⏳ 雙腿各 1 ～ 3 分鐘　🕐 每天數次

- 功效：和胃氣，化痰濕，清神志。
- 主治：嘔吐、便祕、頭痛、眩暈、痰多。
- 位置：在小腿外側，外踝尖上八寸，脛前肌的外緣。
- 取穴：坐位屈膝，先找到足三里，向下量六橫指凹陷處即是。

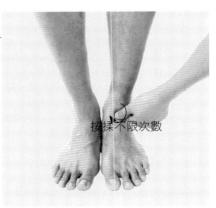

解谿

👆 拇指指腹　⏳ 雙腿各 1 ～ 3 分鐘　🕐 每天數次

- 功效：清胃化痰，鎮驚安神，舒筋活絡。
- 主治：面部水腫、腹脹、下肢腫痛、頭痛、癲狂。
- 位置：在踝部，踝關節前面中央凹陷中，伸拇長肌腱與伸趾長肌腱之間。
- 取穴：足背橫紋中央凹陷處，足背兩條肌腱之間即是。

肺經
大腸經
胃經
脾經
心經
小腸經
膀胱經
腎經
心包經
三焦經
膽經
肝經
任脈
督脈
經外奇穴

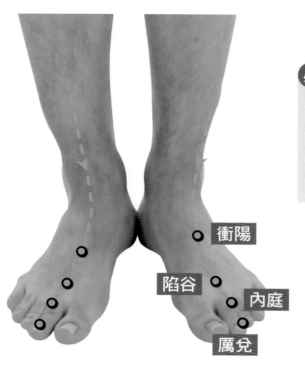

衝陽穴 ▶ 除腹脹，增食慾
陷谷穴 ▶ 治慢性胃炎、胃下垂
內庭穴 ▶ 治理口腔上火最有效
厲兌穴 ▶ 快速止吐

衝陽
陷谷
內庭
厲兌

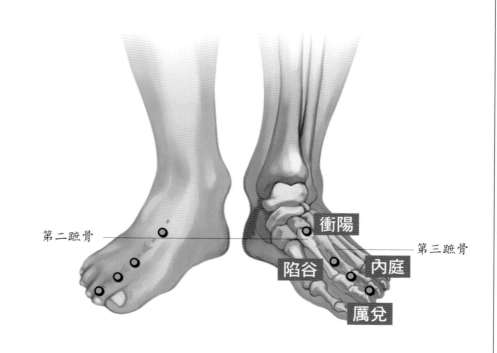

第二蹠骨

第三蹠骨

衝陽
陷谷
內庭
厲兌

衝陽

🖐 拇指指尖　⌛ 雙腿各 1～3 分鐘　☺ 早晚各一次

- 功效：和胃化痰，通絡寧神。
- 主治：腹脹、口眼歪斜、牙痛、精神病。
- 位置：足背第二蹠骨基底部與中間楔狀骨關節處，足背動脈搏動處。
- 取穴：足背最高處，兩條肌腱之間，按之有動脈搏動感處即是。

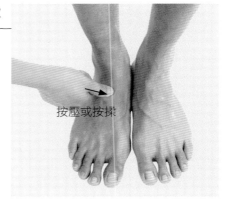

按壓或按揉

陷谷

🖐 拇指指尖　⌛ 左右穴各 1～3 分鐘
☺ 早晚各一次，先左後右

- 功效：清熱解表，和胃止痛。
- 主治：慢性胃炎、面部水腫、腹痛。
- 位置：在足背，第二、第三蹠骨間，第二蹠趾關節近端凹陷中。
- 取穴：第二、第三蹠骨結合部前方凹陷處，按壓有痠脹感處即是。

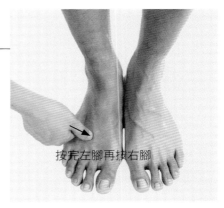

按完左腳再按右腳

內庭

🖐 拇指指尖　⌛ 左右穴各 1～3 分鐘　☺ 早晚各一次

- 功效：清胃瀉火，理氣止痛。
- 主治：腹痛、腹瀉、牙痛、咽喉腫痛。
- 位置：在足背，第二、第三趾間，趾蹼緣後方赤白肉際處。
- 取穴：足背第二、第三趾之間，皮膚顏色深淺交界處即是。

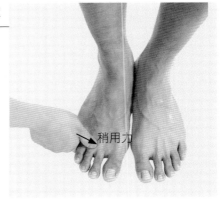

稍用力

厲兌

🖐 拇指指尖　⌛ 左右穴各 1～3 分鐘　☺ 早晚各一次

- 功效：清熱和胃，蘇厥醒神，通經活絡。
- 主治：暈厥、嘔吐、胃痛、水腫、牙痛、足背腫痛。
- 位置：在足趾，第二趾末節外側，趾甲根角側後方〇 · 一寸。
- 取穴：足背第二趾趾甲外側緣與趾甲下緣各作一垂線，交點處即是。

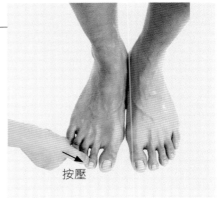

按壓

肺經
大腸經
胃經
脾經
心經
小腸經
膀胱經
腎經
心包經
三焦經
膽經
肝經
任脈
督脈
經外奇穴

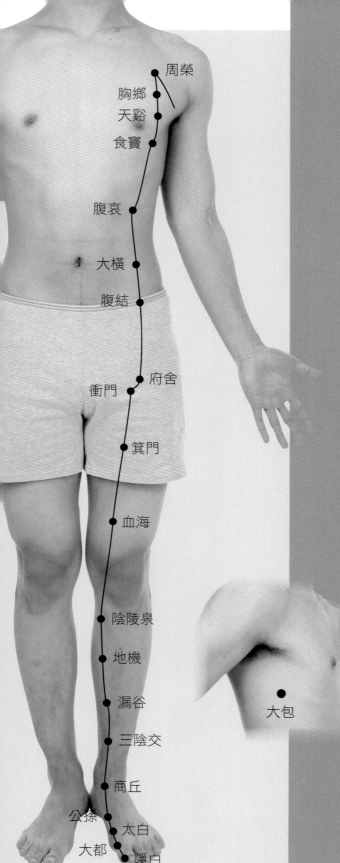

周榮
胸鄉
天谿
食竇
腹哀
大橫
腹結
府舍
衝門
箕門
血海
陰陵泉
地機
漏谷
三陰交
商丘
公孫
太白
大都
隱白
大包

5

足太陰脾經

脾經會出現下列病症：脾經功能下降，則症見全身乏力或者全身疼痛、胃痛、腹脹、大便稀、心胸煩悶、心窩下急痛。脾氣絕則肌肉鬆軟、消瘦萎縮；亢進熱證時脅下脹痛、嘔吐、足膝關節疼痛、失眠；衰弱寒證時消化不良、胃脹氣、上腹部疼痛、嘔吐、肢倦乏力麻木、嗜睡、皮膚易損傷。

循行部位	起於足大趾內側端（隱白），沿內側赤白肉際，上行過內踝的前緣，沿小腿內側正中線上行，在內踝上八寸處，交出足厥陰肝經之前，上行沿大腿內側前緣，進入腹部，屬脾，絡胃，向上穿過膈肌，沿食道兩旁，連舌本，散舌下。 分支：從胃別出，上行通過膈肌，注入心中，交於手少陰心經。

經穴歌訣

二十一穴脾中州，隱白在足大趾頭，
大都太白公孫盛，商丘直上三陰交，
漏谷地機陰陵泉，血海箕門衝門前，
府舍腹結大橫上，腹哀食竇天谿候，
胸鄉周榮大包上，從足經腹向胸走。

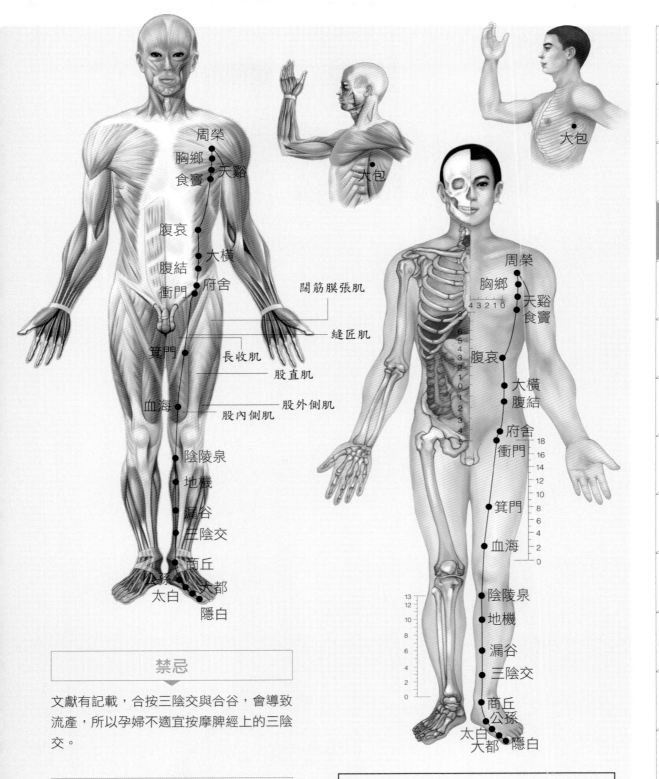

禁忌

文獻有記載，合按三陰交與合谷，會導致流產，所以孕婦不適宜按摩脾經上的三陰交。

保養脾經的最佳時間

巳時（9：00～11：00）輪脾經值班，此時拍打刺激脾經，就是對脾最好的保養。

快速找穴位

橫骨上廉至內輔骨上廉（股骨內側髁）為十八寸，內輔骨下廉（脛骨內髁下緣）至內踝高點為十三寸，每一等分為一寸。

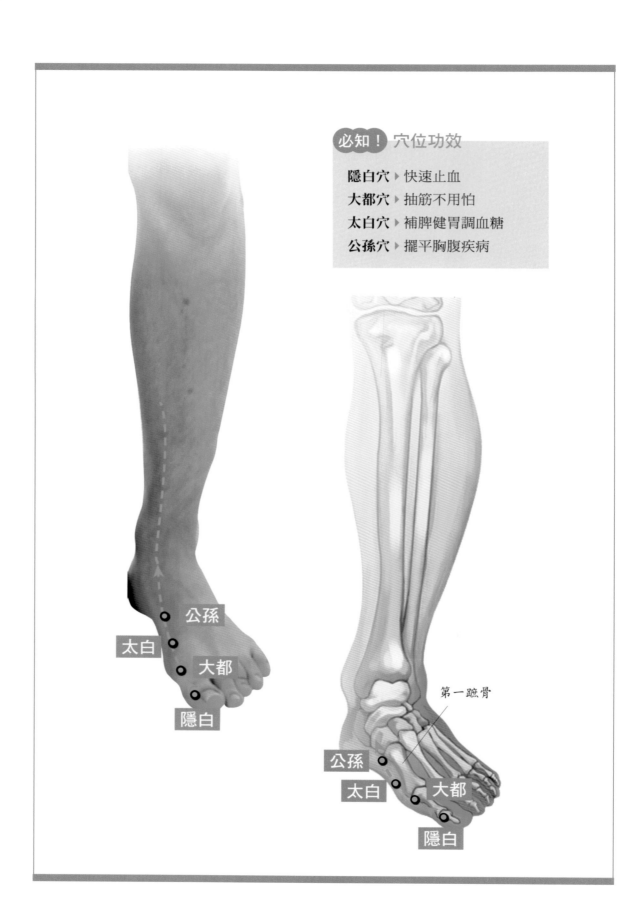

必知！穴位功效

隱白穴 ▶ 快速止血
大都穴 ▶ 抽筋不用怕
太白穴 ▶ 補脾健胃調血糖
公孫穴 ▶ 擺平胸腹疾病

公孫

太白

大都

隱白

第一蹠骨

公孫

太白

大都

隱白

肺經
大腸經
胃經
脾經
心經
小腸經
膀胱經
腎經
心包經
三焦經
膽經
肝經
任脈
督脈
經外奇穴

隱白

🔥艾條艾灸　⧗雙腳各 5 ～ 10 分鐘　🕐每天一次

- **功效**：調經統血，健脾寧神。
- **主治**：月經過多、腹脹、便血、中風、昏迷。
- **位置**：在足趾，大趾末節內側，趾甲根角側後方〇 · 一寸。
- **取穴**：足大趾趾甲內側緣與下緣各作一垂線，其交點處即是。

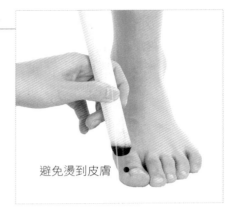

避免燙到皮膚

大都

🤚拇指指尖　⧗雙腳各 300 下　🕐每天數次

- **功效**：健脾利濕，和胃鎮驚。
- **主治**：腹脹、腹痛、嘔吐、便祕、胃痛。
- **位置**：在足趾，第一蹠趾關節遠端赤白肉際凹陷中。
- **取穴**：足大趾與足掌所構成的關節，前下方掌背交界線凹陷處即是。

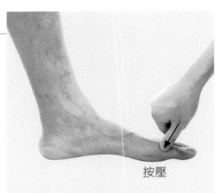

按壓

太白

🤚拇指指尖　⧗雙腳各 2 ～ 3 分鐘　🕐每天數次

- **功效**：清熱化濕，健脾和胃。
- **主治**：脾胃虛弱、胃痛、腹脹、腹痛、腸鳴。
- **位置**：在蹠區，第一蹠趾關節近端赤白肉際凹陷中。
- **取穴**：足大趾與足掌所構成的關節，後下方掌背交界線凹陷處即是。

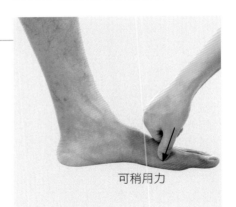

可稍用力

公孫

🤚拇指指尖　⧗雙腳各 1 ～ 3 分鐘　🕐每天數次

- **功效**：健脾益胃，通調衝脈。
- **主治**：嘔吐、腹痛、胃痛、失眠、小兒腹瀉。
- **位置**：在蹠區，當第一蹠骨底的前下緣赤白肉際處。
- **取穴**：足大趾與足掌所構成的關節內側，弓形骨後端下緣凹陷處即是。

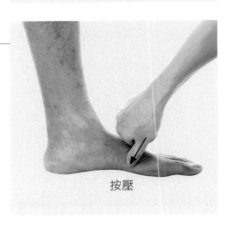

按壓

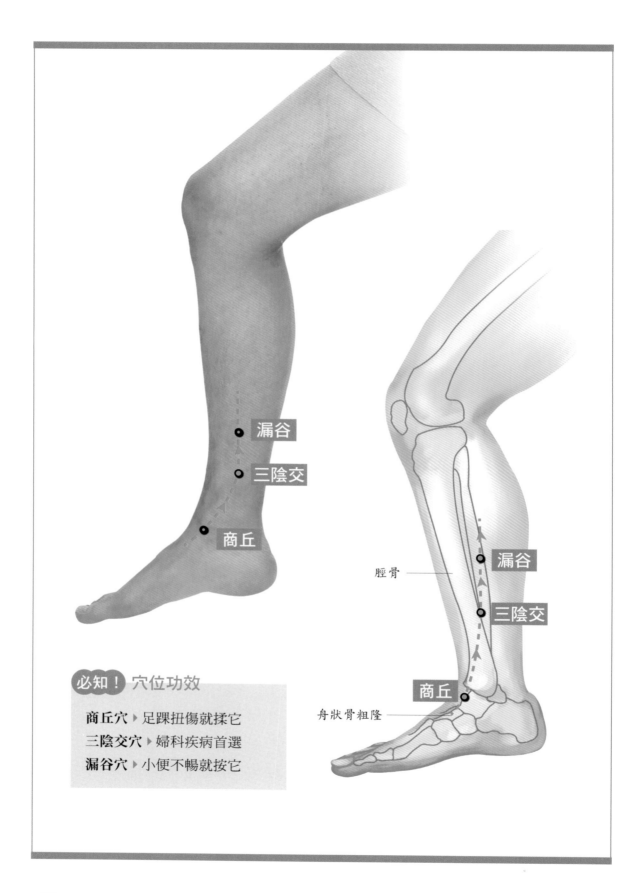

漏谷

三陰交

商丘

脛骨

漏谷

三陰交

商丘

舟狀骨粗隆

必知！ 穴位功效

商丘穴 ▶ 足踝扭傷就揉它
三陰交穴 ▶ 婦科疾病首選
漏谷穴 ▶ 小便不暢就按它

肺經
大腸經
胃經
脾經
心經
小腸經
膀胱經
腎經
心包經
三焦經
膽經
肝經
任脈
督脈
經外奇穴

商丘

👆拇指指腹　⌛雙腳各 1～3 分鐘　🕐每天數次

- 功效：健脾化濕，通調腸胃。
- 主治：腹脹、腸鳴、痔瘡、兩足無力、足踝痛。
- 位置：在踝部，內踝前下方，舟狀骨粗隆與內踝尖連線中點的凹陷中。
- 取穴：足內踝前下方凹陷處即是。

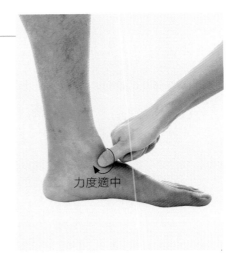

力度適中

三陰交

👆拇指指腹　⌛雙腳各 1～3 分鐘　🕐早晚各一次

- 功效：健脾益胃，調肝補腎，調理經帶。
- 主治：脾胃虛弱、腹瀉、胃痛、痛經、月經不調、月經過多、小便不利、陽痿、失眠、糖尿病、更年期症候群、白帶過多、攝護腺炎、早洩。
- 位置：在小腿內側，內踝尖上三寸，脛骨內側緣後際。
- 取穴：手四指併攏，小指下緣靠內踝尖上，食指上緣所在水平線與脛骨後緣交點處即是。

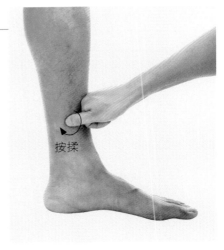

按揉

漏谷

👆拇指指腹　⌛雙腳各 1～3 分鐘　🕐早晚各一次

- 功效：健脾和胃，利尿除濕。
- 主治：腹脹、腹痛、水腫、小便不利、足踝腫痛。
- 位置：在小腿內側，內踝尖上六寸，脛骨內側緣後際。
- 取穴：脛骨內側緣，內踝尖直上量兩個四橫指處即是。

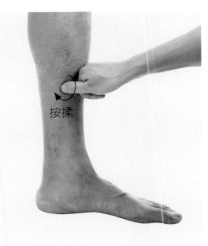

按揉

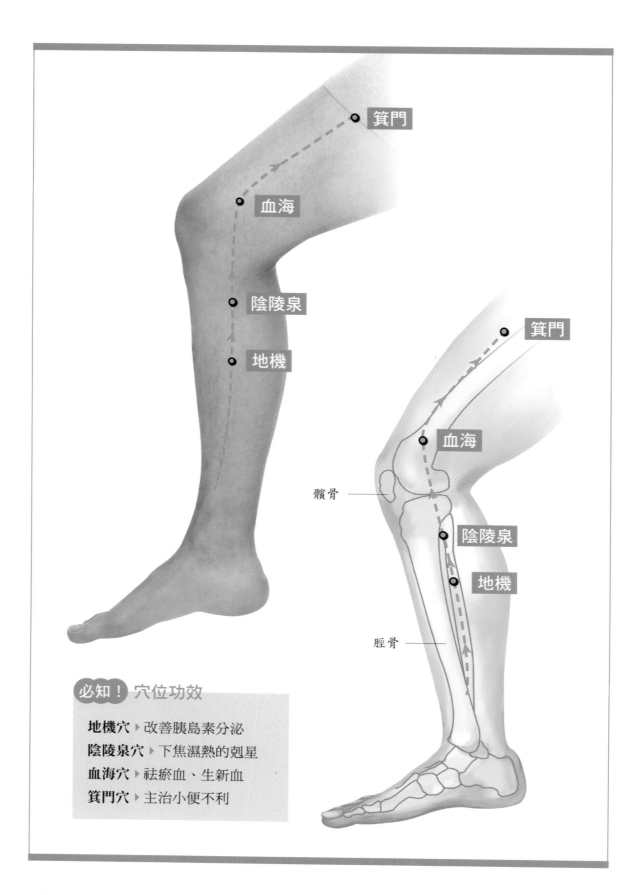

箕門

血海

陰陵泉

地機

箕門

血海

髕骨

陰陵泉

地機

脛骨

必知！ 穴位功效

地機穴 ▶ 改善胰島素分泌
陰陵泉穴 ▶ 下焦濕熱的剋星
血海穴 ▶ 祛瘀血、生新血
箕門穴 ▶ 主治小便不利

地機

👆拇指指腹　⌛雙腳各 1～3 分鐘　🕐每天數次

- 功效：健脾滲濕，調經止帶。
- 主治：腹脹腹痛、月經不調、遺精、糖尿病。
- 位置：在小腿內側，陰陵泉下三寸，脛骨內側緣後際。
- 取穴：先找到陰陵泉，直下量四橫指即是。

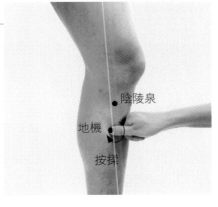

陰陵泉

👆拇指指腹　⌛雙腳各 1～3 分鐘　🕐每天一次

- 功效：清利濕熱，健脾益腎。
- 主治：腹痛、水腫、遺尿、中風、失眠。
- 位置：在小腿內側，脛骨內側髁下緣與脛骨內側緣之間的凹陷中。
- 取穴：拇指沿小腿內側骨內緣向上推，抵膝關節下，脛骨向內上彎曲凹陷處即是。

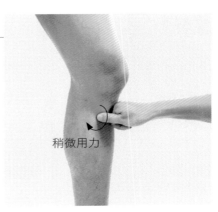

血海

👆拇指指腹　⌛雙腳各 1～3 分鐘　🕐每天一次

- 功效：調經統血，健脾化濕。
- 主治：腹脹、月經不調、痛經、蕁麻疹。
- 位置：在股前區，髕底內側端上二寸，股內側肌隆起處。
- 取穴：手掌伏於膝蓋上，拇指與其他四指呈四十五度，拇指指尖處即是。

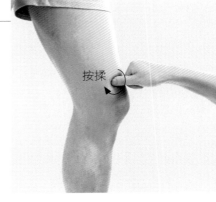

箕門

👆拇指指腹　⌛雙腳各 1～3 分鐘　🕐每天一次

- 功效：健脾滲濕，通利下焦。
- 主治：兩股生瘡、小便不利、遺尿。
- 位置：在股前區，髕底內側端與衝門連線上，髕底內側端上八寸處。
- 取穴：坐位繃腿，大腿內側有一魚狀肌肉隆起，魚尾凹陷處即是。

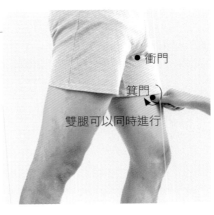

肺經
大腸經
胃經
脾經
心經
小腸經
膀胱經
腎經
心包經
三焦經
膽經
肝經
任脈
督脈
經外奇穴

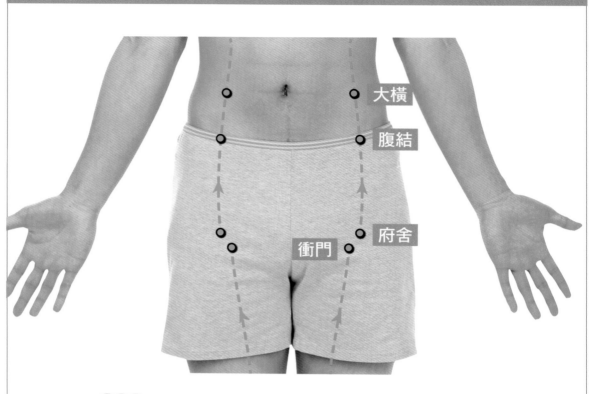

大橫

腹結

府舍

衝門

必知！ 穴位功效

衝門穴 ▶ 不用擔心婦科疾病 　　**腹結穴** ▶ 腹瀉便祕雙調節

府舍穴 ▶ 腹痛不愁，府舍解憂 　　**大橫穴** ▶ 減肥促消化

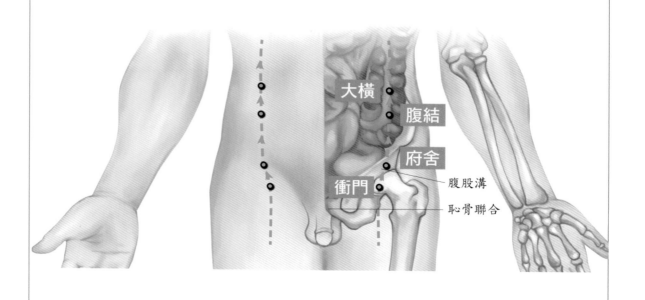

大橫

腹結

府舍

衝門

腹股溝

恥骨聯合

肺經
大腸經
胃經
脾經
心經
小腸經
膀胱經
腎經
心包經
三焦經
膽經
肝經
任脈
督脈
經外奇穴

衝門

👆食指指腹　⏳1～3分鐘　🔄每天一次

- **功效**：健脾化濕，理氣解痙。
- **主治**：腹痛、腹脹、小便不利、妊娠浮腫。
- **位置**：在腹股溝斜紋中，外髂動脈搏動處的外側，距恥骨聯合中點上緣三・五寸。
- **取穴**：腹股溝外側可摸到搏動，搏動外側按壓有痠脹感處即是。

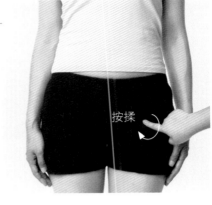

按揉

府舍

👆拇指指腹　⏳1～3分鐘　🔄每天一次

- **功效**：健脾理氣，散結止痛。
- **主治**：腹痛、腹中腫塊、霍亂吐瀉、疝氣。
- **位置**：在下腹部，臍中下四・三寸，前正中線旁開四寸。
- **取穴**：衝門外上方〇・七寸，前正中線旁開四寸。

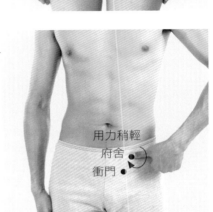

用力稍輕
府舍
衝門

腹結

👆拇指指腹　⏳1～3分鐘　🔄每天數次

- **功效**：調經統血，健脾化濕。
- **主治**：腹脹、月經不調、痛經、蕁麻疹。
- **位置**：在下腹部，臍中下一・三寸，前正中線旁開四寸。
- **取穴**：仰臥，氣海旁開六橫指，再向下〇・二寸處。

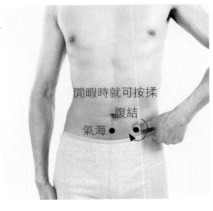

閒暇時就可按揉
腹結
氣海

大橫

👆拇指指腹　⏳3～5分鐘　🔄早晚各一次

- **功效**：調理腸胃，溫中驅寒。
- **主治**：腹脹、腹痛、痢疾、腹瀉、便祕、高脂血症。
- **位置**：在腹部，臍中旁開四寸。
- **取穴**：肚臍水平旁開四寸處即是。

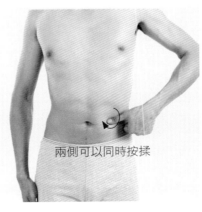

兩側可以同時按揉

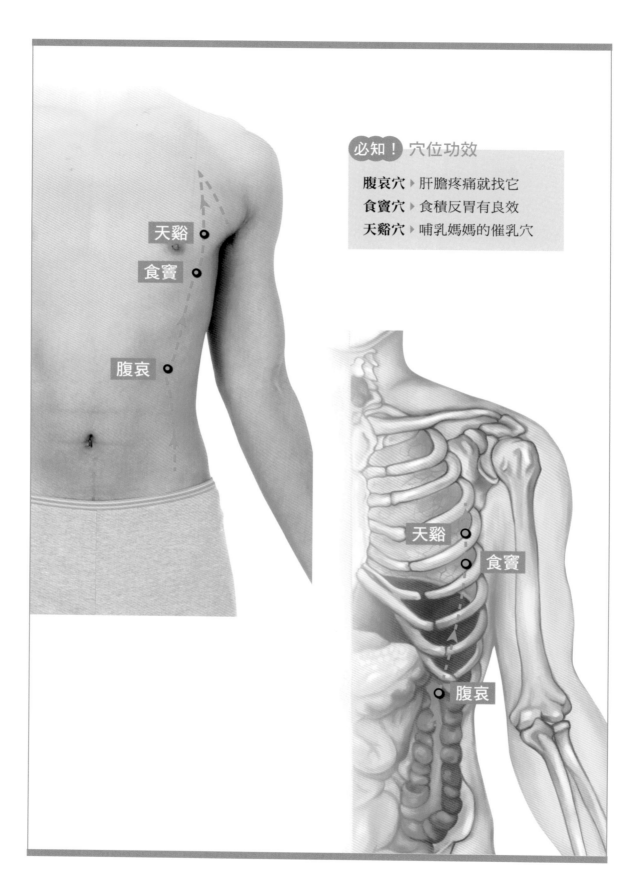

天谿

食竇

腹哀

天谿

食竇

腹哀

腹哀

👆拇指指腹　⌛左右穴各 3～5 分鐘　🕐早晚各一次

- 功效：健脾和胃，理氣調腸。
- 主治：肝膽疾病、腹痛、消化不良、便祕、痢疾。
- 位置：在上腹部，臍上三寸，前正中線旁開四寸。
- 取穴：肚臍沿前正中線向上量四橫指，再水平旁開六橫指（鎖骨中線上）處即是。

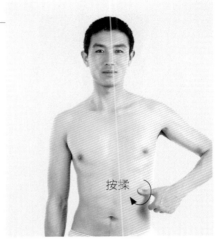

按揉

食竇

👆食指指腹　⌛左右穴各 3～5 分鐘　🕐每天一次

- 功效：消食導滯，宣肺平喘，健脾和中，利水消腫。
- 主治：食積、反胃、肋膜炎、胸脅脹痛。
- 位置：在胸部，第五肋間隙，前正中線旁開六寸。
- 取穴：仰臥，乳頭旁開三橫指，再向下一個肋間隙處即是。

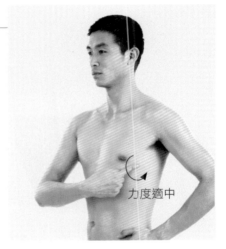

力度適中

天谿

👆食指指腹　⌛左右穴各 3～5 分鐘　🕐每天一次

- 功效：寬胸通乳，理氣止咳。
- 主治：胸部疼痛、咳嗽、胸脅脹痛、乳房腫痛。
- 位置：在胸部，第四肋間隙，前正中線旁開六寸。
- 取穴：仰臥，乳頭旁開三橫指，乳頭所在肋間隙處即是。

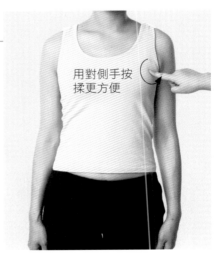

用對側手按揉更方便

肺經

大腸經

胃經

脾經

心經

小腸經

膀胱經

腎經

心包經

三焦經

膽經

肝經

任脈

督脈

經外奇穴

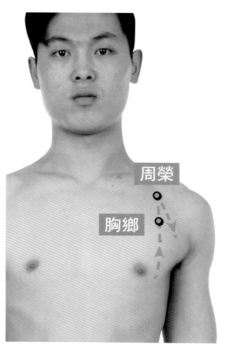

必知！穴位功效

胸鄉穴 ▶ 專治胸脅脹痛
周榮穴 ▶ 穩定心情
大包穴 ▶ 肺部保健要穴

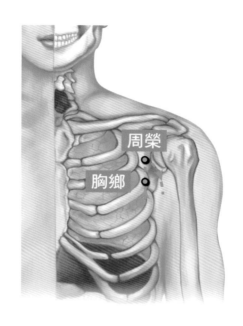

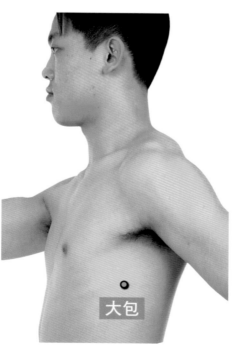

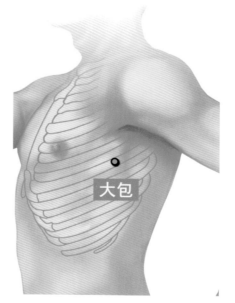

肺經

大腸經

胃經

脾經

心經

小腸經

膀胱經

腎經

心包經

三焦經

膽經

肝經

任脈

督脈

經外奇穴

胸鄉

👆中間三指　⏳左右穴各 1～3 分鐘　🔄每天一次

- **功效**：宣肺止咳，理氣止痛。
- **主治**：胸部疼痛、咳嗽、胸脅脹痛、肋間神經痛。
- **位置**：在胸部，第三肋間隙，前正中線旁開六寸。
- **取穴**：仰臥，乳頭旁開三橫指，再向上一個肋間隙處即是。

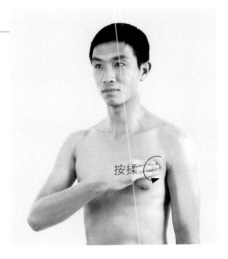

按揉

周榮

👆中間三指　⏳左右穴各 1～3 分鐘　🔄每天一次

- **功效**：宣肺平喘，理氣化痰。
- **主治**：胸脅脹滿、脅肋痛、咳嗽、食慾不振。
- **位置**：在胸部，第二肋間隙，前正中線旁開六寸。
- **取穴**：仰臥，乳頭旁開三橫指，再向上兩個肋間隙處即是。

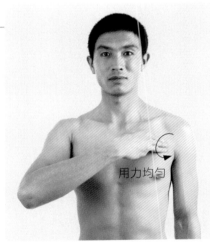

用力均勻

大包

👆食指指腹　⏳1～3 分鐘　🔄早晚各一次

- **功效**：寬胸利脅，行氣止痛，止咳平喘。
- **主治**：肺炎、肋膜炎、氣喘、全身脹痛。
- **位置**：在胸外側區，第六肋間隙，腋中線上。
- **取穴**：正坐側身或仰臥，腋窩頂點與第十一肋骨端連線的中點處即是。

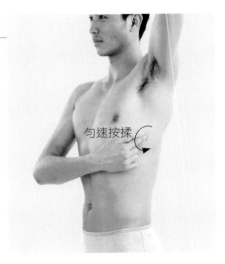

勻速按揉

手少陰心經

　　心經異常，人體會出現下列病症：失眠、多夢、易醒、難入睡、健忘、癡呆、心煩、心悸。心氣絕則頭髮不澤、人瘦、面色晦暗；亢進熱證時運動過後心悸動、興奮、口乾；衰弱寒證時胸口沉悶、呼吸困難、面色蒼白、肩與前臂疼痛、四肢沉重、暈眩。

| 循行部位 | 起於心中，出屬心系，內行主幹向下穿過膈肌，聯絡小腸；外行主幹，從心上肺，斜出腋下，沿上臂內側後緣，過肘中，經掌後銳骨端，進入掌中，沿小指橈側至末端，經氣於少衝穴處與手太陽小腸經相接。
支脈從心系向上，挾著咽喉兩旁，連繫於目系，即眼球內連於腦的脈絡。 |

青靈

少海

少衝

靈道
通里
陰郄
神門

少府

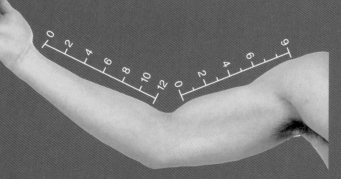

極泉

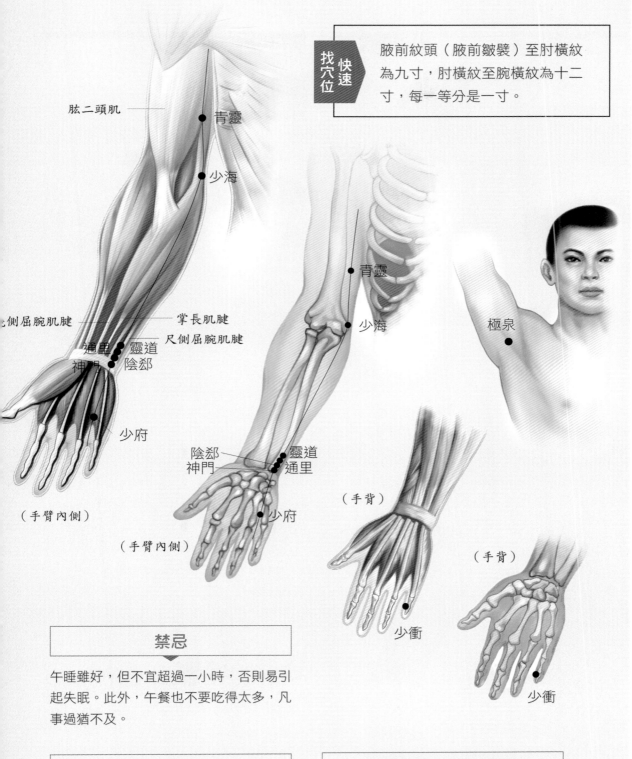

肺經

大腸經

胃經

脾經

心經

小腸經

膀胱經

腎經

心包經

三焦經

膽經

肝經

任脈

督脈

經外奇穴

找穴 快速
位

腋前紋頭（腋前皺襞）至肘橫紋為九寸，肘橫紋至腕橫紋為十二寸，每一等分是一寸。

肱二頭肌

青靈

少海

尺側屈腕肌腱

掌長肌腱
尺側屈腕肌腱

通里　靈道
神門　陰郄

少府

（手臂內側）

青靈

少海

極泉

陰郄
神門

靈道
通里

少府

（手臂內側）

（手背）

少衝

（手背）

少衝

禁忌

午睡雖好，但不宜超過一小時，否則易引起失眠。此外，午餐也不要吃得太多，凡事過猶不及。

經穴歌訣

九穴心經手少陰，極泉青靈少海深，靈道通里陰郄遂，神門少府少衝尋。

保養心經的最佳時間

午時（11：00～13：00）是心經當令的時間，此時不宜做劇烈運動，適合小睡片刻，對於養心大有好處。

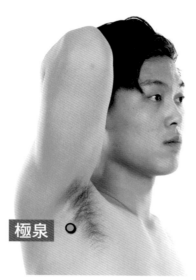

極泉 ○

必知！ 穴位功效

極泉穴 ▶ 治療冠心病常用穴

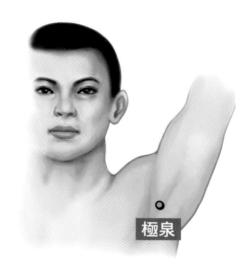

極泉 ○

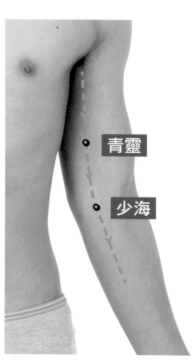

○ 青靈

○ 少海

必知！ 穴位功效

青靈穴 ▶ 祛除疼痛無煩惱
少海穴 ▶ 常按少海，疼痛不來

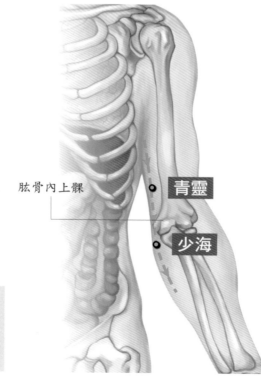

肱骨內上髁

○ 青靈

○ 少海

極泉

🖐 食指指腹　⏳ 左右穴各 1～3 分鐘　☺ 早晚各一次

- 功效：寬胸寧神。
- 主治：冠心病、心痛、四肢不舉、乳汁分泌不足。
- 位置：在腋窩中央，腋動脈搏動處。
- 取穴：上臂外展，腋窩頂點可觸摸到動脈搏動，按壓有痠脹感處即是。

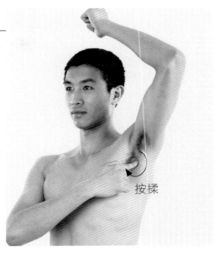

按揉

青靈

🖐 食指指腹　⏳ 左右穴各 1～3 分鐘　☺ 每天一次

- 功效：理氣止痛，寬胸寧心。
- 主治：頭痛、肩臂紅腫、腋下腫痛、全身冷顫。
- 位置：在臂前部，肘橫紋上三寸，肱二頭肌的內側溝中。
- 取穴：伸臂，確定少海與極泉位置，從少海沿兩者連線量四橫指處即是。

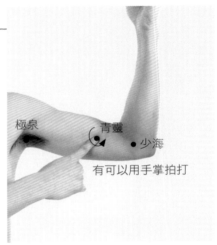

極泉　青靈　少海

有可以用手掌拍打

少海

🖐 拇指指腹　⏳ 左右穴各 1～3 分鐘　☺ 每天一次

- 功效：理氣通絡，益心安神。
- 主治：心痛、牙痛、肘臂攣痛、眼充血、鼻充血。
- 位置：在肘前部，橫平肘橫紋，肱骨內上髁前緣。
- 取穴：屈肘九十度，肘橫紋內側端凹陷處。

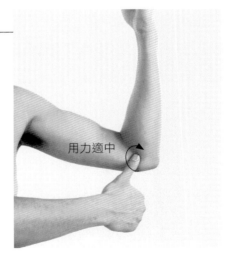

用力適中

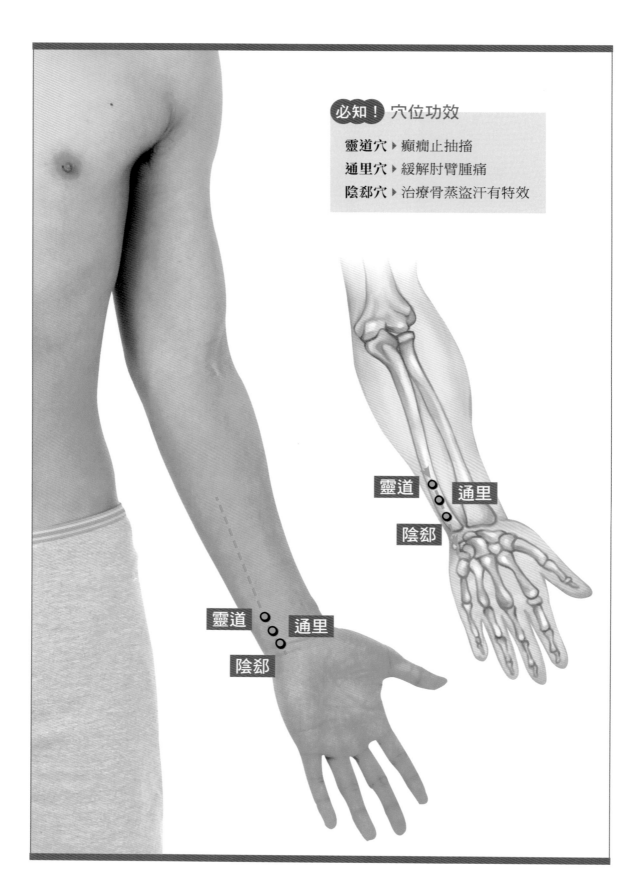

必知！ 穴位功效

靈道穴 ▶ 癲癇止抽搐

通里穴 ▶ 緩解肘臂腫痛

陰郄穴 ▶ 治療骨蒸盜汗有特效

靈道　　通里

陰郄

靈道　　通里

陰郄

肺經

大腸經

胃經

脾經

心經

小腸經

膀胱經

腎經

心包經

三焦經

膽經

肝經

任脈

督脈

經外奇穴

靈道

👆拇指指尖　⏳左右穴各 1～3 分鐘　🕐每天數次

- **功效**：寧心，安神，通絡。
- **主治**：心臟疾病、胃痛、目赤腫痛、癲癇。
- **位置**：在前臂前區，腕掌側遠端橫紋上一‧五寸，尺側屈腕肌腱的橈側緣。
- **取穴**：仰掌用力握拳，沿尺側肌腱內側的凹陷，從腕橫紋向上量二橫指處即是。

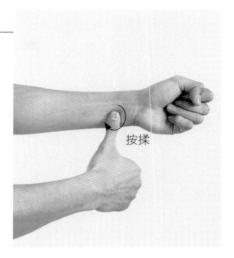

按揉

通里

👆拇指指尖　⏳左右穴各 1～3 分鐘　🕐每天數次

- **功效**：清熱安神，通經活絡。
- **主治**：肘臂腫痛、頭痛、頭昏、心悸、扁桃腺炎。
- **位置**：在前臂前區，腕掌側遠端橫紋上一寸，尺側屈腕肌腱的橈側緣。
- **取穴**：仰掌用力握拳，沿尺側肌腱內側的凹陷，從腕橫紋向上量一橫指處即是。

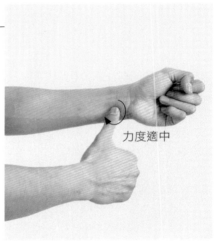

力度適中

陰郄

👆拇指指尖　⏳左右穴各 1～3 分鐘　🕐每天數次

- **功效**：寧心安神，清心除煩。
- **主治**：胃痛、吐血、心痛、盜汗、失語。
- **位置**：在前臂前區，腕掌側遠端橫紋上〇‧五寸，尺側屈腕肌腱的橈側緣。
- **取穴**：仰掌用力握拳，沿尺側肌腱內側的凹陷，從腕橫紋向上量半橫指處即是。

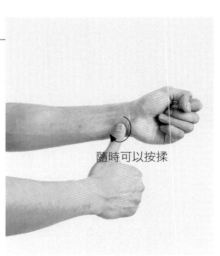

隨時可以按揉

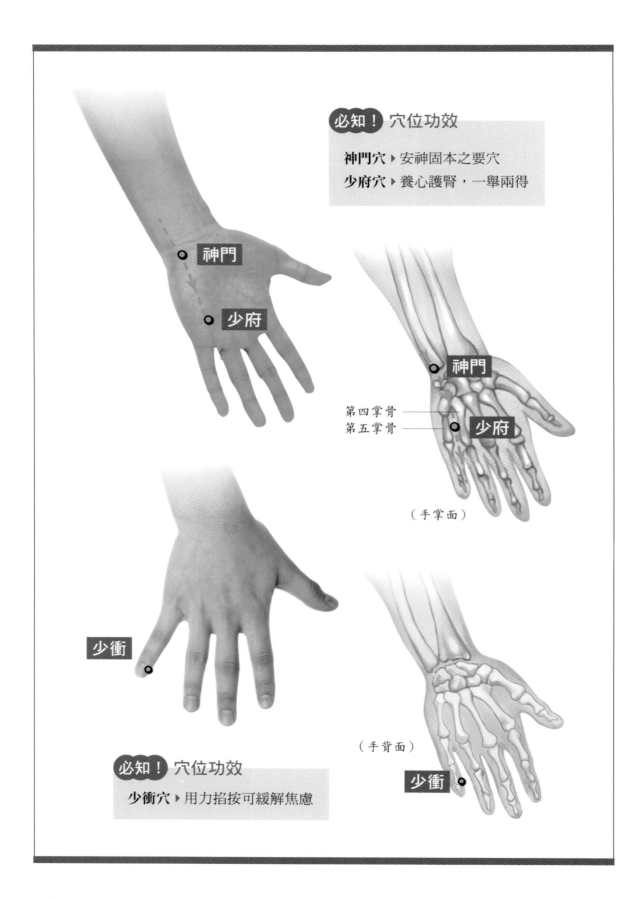

必知！穴位功效

神門穴 ▶ 安神固本之要穴
少府穴 ▶ 養心護腎，一舉兩得

神門

少府

神門

第四掌骨 ——
第五掌骨 ——

少府

（手掌面）

少衝

（手背面）

少衝

必知！穴位功效

少衝穴 ▶ 用力掐按可緩解焦慮

肺經
大腸經
胃經
脾經
心經
小腸經
膀胱經
腎經
心包經
三焦經
膽經
肝經
任脈
督脈
經外奇穴

神門

🤚 拇指指尖　⏳ 雙手各 1～3 分鐘　🕐 每天數次

- **功效**：補益心氣，通經活絡。
- **主治**：心煩、失眠、癡呆、頭痛、心悸、目眩、手臂疼痛、冠心病。
- **位置**：在腕前區，腕掌側遠端橫紋尺側端，尺側屈腕肌腱的橈側緣。
- **取穴**：微握掌，另一手四指握住手腕，屈拇指，指甲尖所到凹陷處即是。

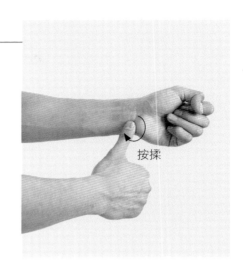

按揉

少府

🤚 拇指指腹　⏳ 雙手各 1～3 分鐘　🕐 每天數次

- **功效**：清心瀉熱，理氣活絡。
- **主治**：心悸、胸痛、手小指拘攣、臂神經痛。
- **位置**：在手掌，橫平第五掌指關節近端，第四、第五掌骨之間。
- **取穴**：半握拳，小指指尖所指處即是。

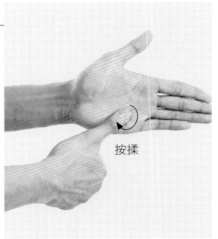

按揉

少衝

🤚 拇指指尖　⏳ 雙手各 3～5 分鐘　🕐 早晚各一次

- **功效**：生發心氣，清熱熄風，醒神開竅。
- **主治**：癲狂、熱病、中風昏迷、目黃、胸痛。
- **位置**：在手指，小指末節橈側，指甲根角側上方〇・一寸（指寸）。
- **取穴**：伸小指，沿指甲底部與指橈側引線交點處即是。

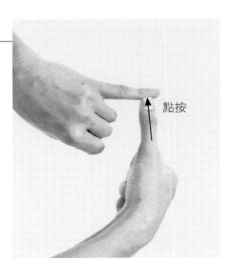

點按

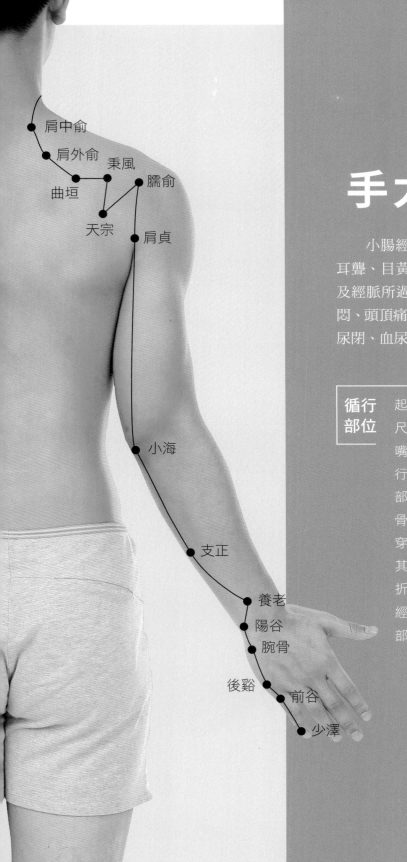

肩中俞
肩外俞
秉風
曲垣
臑俞
天宗
肩貞
小海
支正
養老
陽谷
腕骨
後谿
前谷
少澤

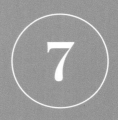

手太陽小腸經

小腸經發生病變時，主要表現為以下疾病：耳聾、目黃、口瘡、咽痛、下頷和頸部腫痛，以及經脈所過部位的手肩疼痛；繞臍而痛，心煩心悶、頭頂痛墜、腰脊痛引、睪丸疝氣、小便赤澀、尿閉、血尿、自汗不止。

循行部位 起自手小指尺側端，沿手掌尺側緣上行，出尺骨莖突，沿前臂後緣尺側直上，從尺骨鷹嘴和肱骨內上髁之間向上，沿上臂後內側出行到肩關節後，繞肩胛，在大椎穴處（後頸部椎骨隆起處）與督脈相會。又向前進入鎖骨上窩，深入體腔，聯絡心臟，沿食道下行，穿膈肌，到胃部，入屬小腸。

其分支從鎖骨上窩沿頸上面頰到外眼角，又折回進入耳中。另一支脈從面頰部分出，經眶下，達鼻根部的內眼角，然後斜行到顴部，脈氣由此與足太陽膀胱經相接。

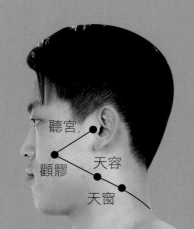

聽宮
顴髎
天容
天窗

肺經
大腸經
胃經
脾經
心經
小腸經
膀胱經
腎經
心包經
三焦經
膽經
肝經
任脈
督脈
經外奇穴

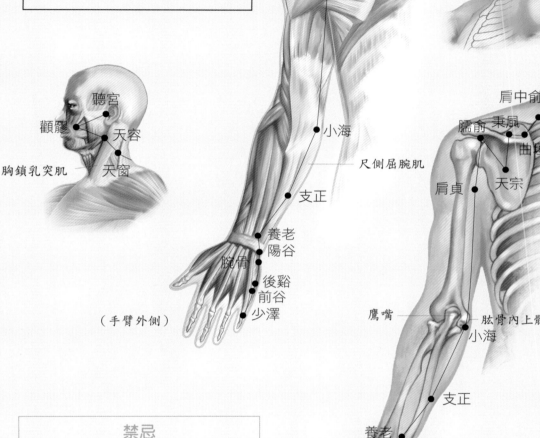

快速找穴位

從腋前（後）紋頭到肘橫紋（平肘尖）為九寸，從肘橫紋（平肘尖）到腕掌（背）側橫紋為十二寸，每一等分是一寸。

（手臂外側）

三角肌
臑俞
秉風
肩中俞
肩外俞
曲垣
肩貞
天宗
小海
尺側屈腕肌
支正
養老
陽谷
腕骨
後谿
前谷
少澤

聽宮
顴髎
天容
天窗
胸鎖乳突肌

聽宮
顴髎
天容
天窗

肩中俞
臑俞
秉風
肩外俞
曲垣
肩貞
天宗
鷹嘴
肱骨內上髁
小海
支正
養老
陽谷
腕骨
後谿
前谷
少澤 （手臂外側）

禁忌

午餐最好在下午一點之前吃完，但不要在十二點就吃飯，因為那時正是一天中人的血氣最旺的時刻，身體也處於最亢奮的狀態。

經穴歌訣

手太陽經小腸穴，少澤先行小指末，
前谷後谿腕骨間，陽谷須同養老列，
支正小海上肩貞，臑俞天宗秉風合，
曲垣肩外復肩中，天窗循次上天容，
此經穴數一十九，還有顴髎入聽宮。

保養小腸經的最佳時間

未時（13：00 ～ 15：00）是小腸經當令，乃保養小腸的最佳時段。此時多喝水、喝茶，有利於小腸排毒降火。

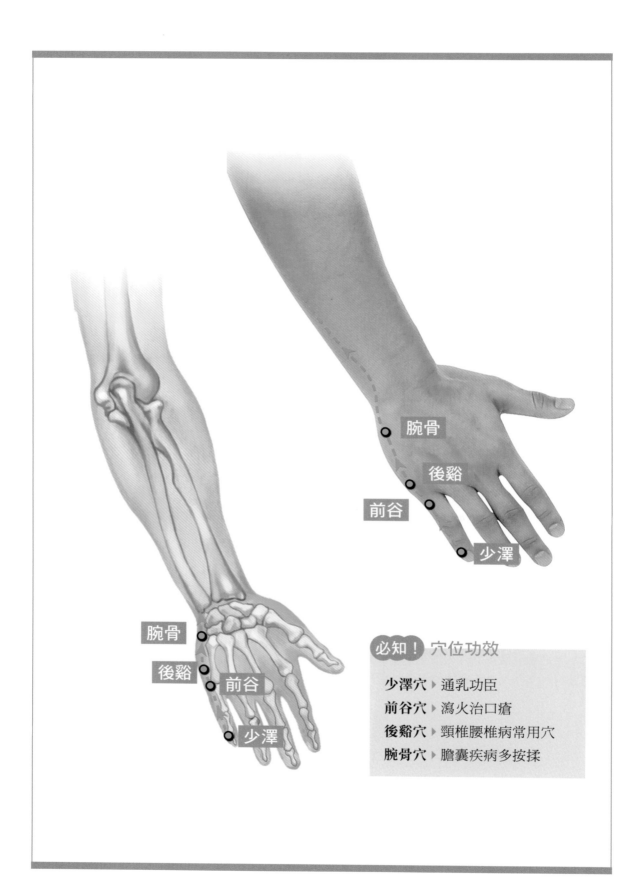

腕骨

後谿

前谷

少澤

腕骨

後谿

前谷

少澤

必知！ 穴位功效

少澤穴 ▶ 通乳功臣
前谷穴 ▶ 瀉火治口瘡
後谿穴 ▶ 頸椎腰椎病常用穴
腕骨穴 ▶ 膽囊疾病多按揉

肺經
大腸經
胃經
脾經
心經
小腸經
膀胱經
腎經
心包經
三焦經
膽經
肝經
任脈
督脈
經外奇穴

少澤

👆食指指尖　⏳雙手各 1～3 分鐘　🔄每天數次

- **功效**：清熱利咽，通乳開竅。
- **主治**：頭痛、頸項痛、中風昏迷、乳汁不足。
- **位置**：在手指，小指末節尺側，距指甲根角側上方○‧一寸（指寸）。
- **取穴**：伸小指，沿指甲底部與指尺側引線交點處即是。

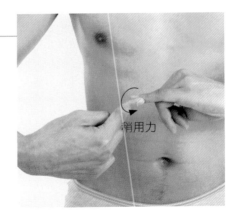

稍用力

前谷

👆食指指腹　⏳雙手各 1～3 分鐘　🔄每天數次

- **功效**：清利頭目，安神定志，通經活絡。
- **主治**：頭項急痛、口瘡。
- **位置**：在手指，第五掌指關節尺側遠端赤白肉際凹陷中。
- **取穴**：握拳，小指掌指關節前有一皮膚皺襞突起，其尖端處即是。

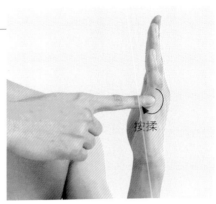

按揉

後谿

👆食指指腹　⏳1～3 分鐘　🔄每天數次

- **功效**：清心安神，通血活絡。
- **主治**：頸肩痛、肘臂痛、落枕、急性腰扭傷。
- **位置**：在手內側，第五掌指關節尺側近端赤白肉際凹陷中。
- **取穴**：握拳，小指掌指關節後有一皮膚皺襞突起，其尖端處即是。

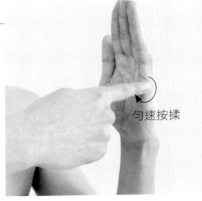

匀速按揉

腕骨

👆拇指指腹　⏳雙手各 1～3 分鐘　🔄每天數次

- **功效**：利濕，止咳。
- **主治**：黃疸、瘧疾、落枕、前臂痛、頭痛、耳鳴。
- **位置**：在手內側，第五掌骨基底與三角骨之間的赤白肉際凹陷中。
- **取穴**：微握拳，掌心向胸，由後谿向腕部推，摸到兩骨結合凹陷處。

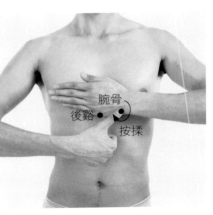

腕骨
後谿
按揉

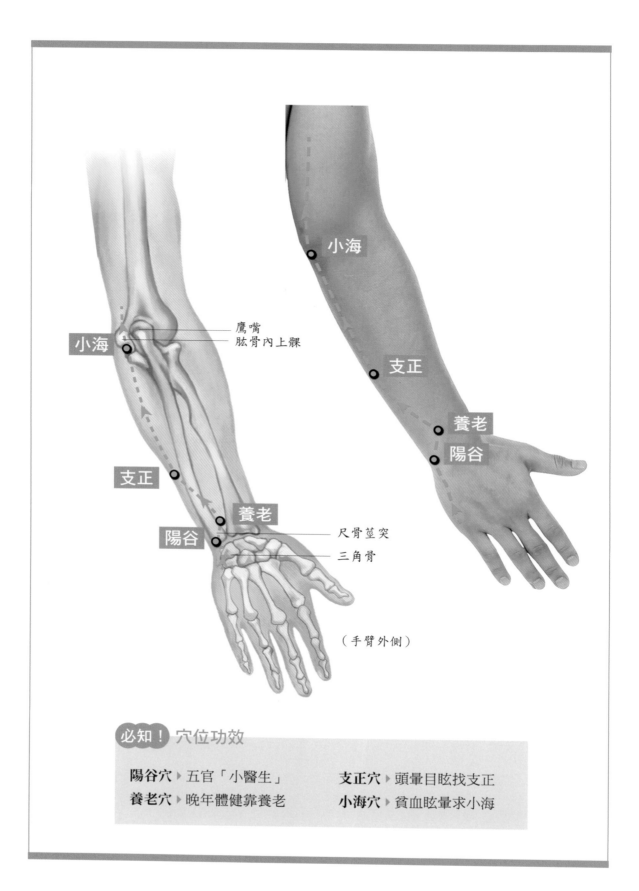

鷹嘴
肱骨內上髁

小海

支正

養老
陽谷

尺骨莖突
三角骨

（手臂外側）

小海

支正

養老
陽谷

必知！ 穴位功效

陽谷穴 ▶ 五官「小醫生」 **支正穴** ▶ 頭暈目眩找支正

養老穴 ▶ 晚年體健靠養老 **小海穴** ▶ 貧血眩暈求小海

陽谷

🖐 拇指指腹　⏳ 1～3分鐘　☺ 每天數次

- **功效**：明目安神，通經活絡。
- **主治**：頭痛，臂、腕外側痛，耳鳴，耳聾。
- **位置**：在腕部，尺骨莖突與三角骨之間的凹陷中。
- **取穴**：屈腕，在手背腕外側摸到兩骨結合凹陷處即是。

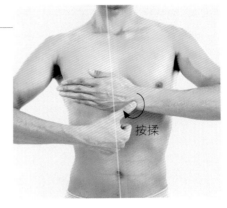

按揉

養老

🖐 拇指指腹　⏳ 1～3分鐘　☺ 每天數次

- **功效**：清頭明目，舒筋活絡。
- **主治**：老年癡呆、目視不明、耳聾、腰痛。
- **位置**：在前臂外側，腕背橫紋上一寸，尺骨頭橈側凹陷中。
- **取穴**：掌心向胸，沿小指側隆起高骨往橈側推，觸及一骨縫處即是。

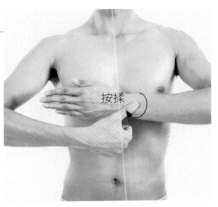

按揉

支正

🖐 食指指腹　⏳ 1～3分鐘　☺ 每天一次

- **功效**：安神定志，清熱解表。
- **主治**：頭痛、目眩、腰背痠痛、糖尿病。
- **位置**：前臂外側，腕背側遠端橫紋上五寸，尺骨尺側與尺側屈腕肌之間。
- **取穴**：屈肘俯掌，確定陽谷與小海位置，二者連線中點向下一橫指處即是。

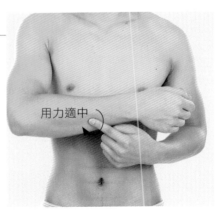

用力適中

小海

🖐 拇指指腹　⏳ 1～3分鐘　☺ 每天一次

- **功效**：安神定志，清熱通絡。
- **主治**：目眩、耳聾、頰腫、貧血眩暈。
- **位置**：在肘外側，尺骨鷹嘴與肱骨內上髁之間凹陷中。
- **取穴**：屈肘，肘尖最高點與肘部內側高骨最高點間凹陷處即是。

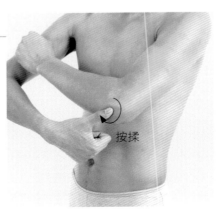

按揉

肺經
大腸經
胃經
脾經
心經
小腸經
膀胱經
腎經
心包經
三焦經
膽經
肝經
任脈
督脈
經外奇穴

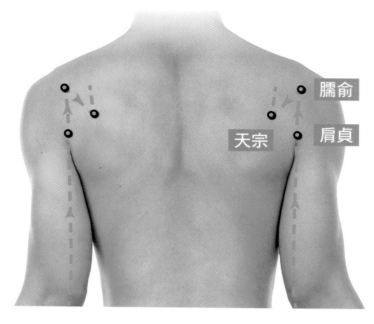

臑俞

肩貞

天宗

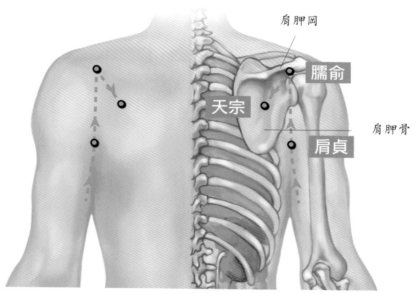

肩胛岡

臑俞

肩胛骨

天宗

肩貞

必知！ 穴位功效

肩貞穴 ▶ 五十肩必用穴

臑俞穴 ▶ 預防上肢不遂

天宗穴 ▶ 健胸美體

肩貞

👆拇指指尖　⏳左右穴各 1～3 分鐘　🔄每天一次

- **功效**：清頭聰耳，通經活絡。
- **主治**：五十肩、肩胛痛、手臂麻痛、耳鳴。
- **位置**：在肩關節後下方，腋後紋頭直上一寸。
- **取穴**：正坐垂臂，從腋後紋頭向上量一橫指處即是。

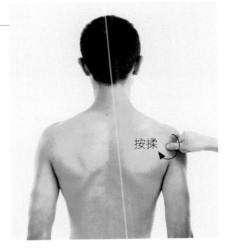

按揉

臑俞

👆拇指指尖　⏳左右穴各 1～3 分鐘　🔄每天數次

- **功效**：舒筋活絡，化痰消腫。
- **主治**：肩臂痠痛無力、肩腫、頸淋巴結核。
- **位置**：在肩後部，腋後紋頭直上，肩胛岡下緣凹陷中。
- **取穴**：手臂內收，腋後紋末端直上與肩胛岡下緣交點即是。

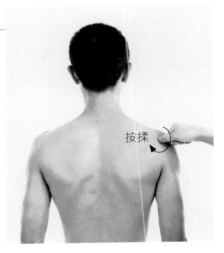

按揉

天宗

👆拇指指尖　⏳1～3 分鐘　🔄每天數次

- **功效**：舒筋活絡，理氣消腫。
- **主治**：頸椎病、肩胛疼痛、五十肩、頰頜腫、肘痠痛、乳房脹痛、氣喘、小兒脊椎側彎。
- **位置**：在肩胛區，肩胛岡下緣與肩胛骨下角連線上三分之一與下三分之二交點凹陷中
- **取穴**：以對側手，由頸下過肩，手伸向肩胛骨處，中指指腹所在處即是。

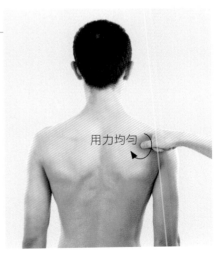

用力均勻

肺經
大腸經
胃經
脾經
心經
小腸經
膀胱經
腎經
心包經
三焦經
膽經
肝經
任脈
督脈
經外奇穴

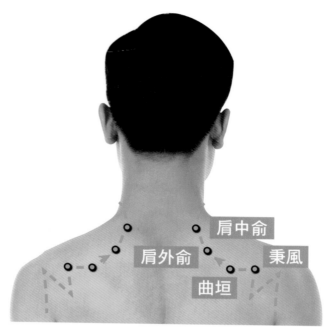

肩中俞

肩外俞

秉風

曲垣

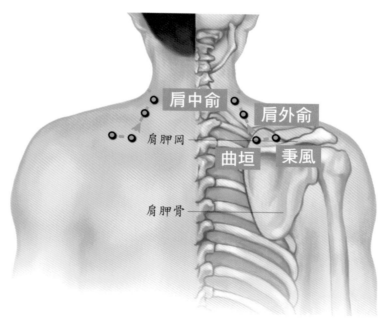

肩中俞

肩外俞

肩胛岡

曲垣

秉風

肩胛骨

必知！ 穴位功效

秉風穴 ▶ 肩胛疼痛就灸它   **肩外俞穴** ▶ 刮痧可治頭痛

曲垣穴 ▶ 常按可延緩身體老化   **肩中俞穴** ▶ 讓肩背更有力

秉風

🤚 拇指指尖　⏳ 左右穴各 3 ～ 5 分鐘　🕐 每天數次

- **功效**：散風活絡，止咳化痰。
- **主治**：肩胛疼痛不舉、頸強不得回顧、咳嗽。
- **位置**：在肩胛區，肩胛岡中點上方岡上窩中。
- **取穴**：舉臂，天宗直上，肩胛部凹陷處即是。

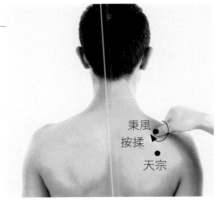

曲垣

🤚 拇指指尖　⏳ 左右穴各 1 ～ 3 分鐘　🕐 早晚各一次

- **功效**：舒筋活絡，疏風止痛。
- **主治**：肩胛拘攣疼痛、上肢痠麻、咳嗽。
- **位置**：在肩胛區，肩胛岡內側端上緣凹陷中。
- **取穴**：低頭，後頸部最突起椎體往下數兩個椎體，即第二胸椎棘突，與臑俞連線中點處即是。

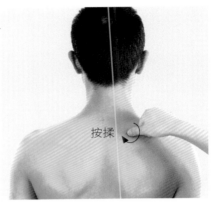

肩外俞

🤚 拇指指尖　⏳ 左右穴各 1 ～ 3 分鐘　🕐 早晚各一次

- **功效**：舒筋活絡，祛風止痛。
- **主治**：肩背痠痛、頸項僵硬、上肢冷痛。
- **位置**：在脊椎區，第一胸椎棘突下，後正中線旁開三寸。
- **取穴**：在背部，先找到第一胸椎棘突，在其下方旁開四橫指處。

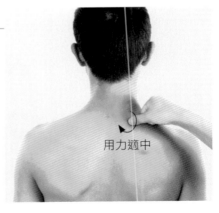

肩中俞

🤚 拇指指尖　⏳ 左右穴各 1 ～ 3 分鐘　🕐 早晚各一次

- **功效**：解表宣肺。
- **主治**：咳嗽、肩背痠痛、頸項僵硬、發熱惡寒。
- **位置**：在脊椎區，第七頸椎棘突下，後正中線旁開二寸。
- **取穴**：低頭，後頸部最突起椎體旁開三橫指處即是。

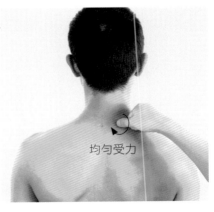

肺經
大腸經
胃經
脾經
心經
小腸經
膀胱經
腎經
心包經
三焦經
膽經
肝經
任脈
督脈
經外奇穴

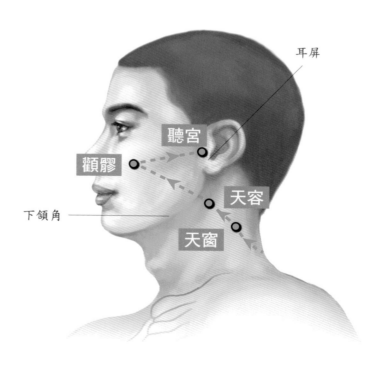

必知！ 穴位功效

天窗穴 ▶ 五官疾病專科

天容穴 ▶ 緩解落枕不適

顴髎穴 ▶ 色斑粉刺全掃光

聽宮穴 ▶ 耳聾耳鳴就找它

聽宮

顴髎

天窗

天容

耳屏

聽宮

顴髎

天容

下頜角

天窗

天窗

🖐食指指腹　⏳左右穴各 1～3 分鐘　🕐早晚各一次

- **功效**：熄風寧神，利咽聰耳。
- **主治**：頭痛、耳鳴、咽喉腫痛、痔瘡。
- **位置**：在頸部，橫平喉結，胸鎖乳突肌的後緣。
- **取穴**：轉頭，從耳下向喉嚨中央走行的繃緊肌肉後緣與喉結相平處即是。

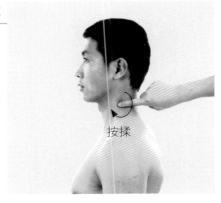

按揉

天容

🖐食指指腹　⏳左右穴各 3～5 分鐘　🕐每天數次

- **功效**：清熱利咽，消腫降逆。
- **主治**：頭痛、耳鳴、耳聾、咽喉腫痛、氣喘。
- **位置**：在頸部，下頜角後方，胸鎖乳突肌前緣凹陷中。
- **取穴**：耳垂下方的下頜角後方凹陷處即是。

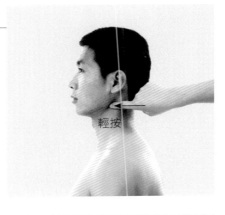

輕按

顴髎

🖐食指指腹　⏳左右穴各 1～3 分鐘　🕐每天數次

- **功效**：祛風鎮驚，清熱消腫。
- **主治**：面痛、三叉神經痛、牙齦腫痛。
- **位置**：在面部，顴骨下緣，目外眥直下凹陷中。
- **取穴**：在面部，顴骨最高點下緣凹陷處即是。

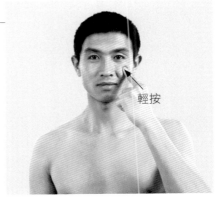

輕按

聽宮

🖐食指指尖　⏳左右穴各 1～3 分鐘　🕐每天數次

- **功效**：聰耳開竅。
- **主治**：耳鳴、耳聾、中耳炎、耳部疼痛、聾啞、牙痛。
- **位置**：在面部，耳屏正中與下頜骨髁突之間的凹陷中。
- **取穴**：微張口，耳屏與下頜關節之間凹陷處即是。

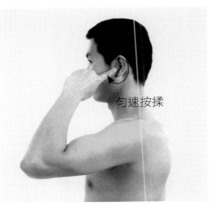

勻速按揉

肺經
大腸經
胃經
脾經
心經
小腸經
膀胱經
腎經
心包經
三焦經
膽經
肝經
任脈
督脈
經外奇穴

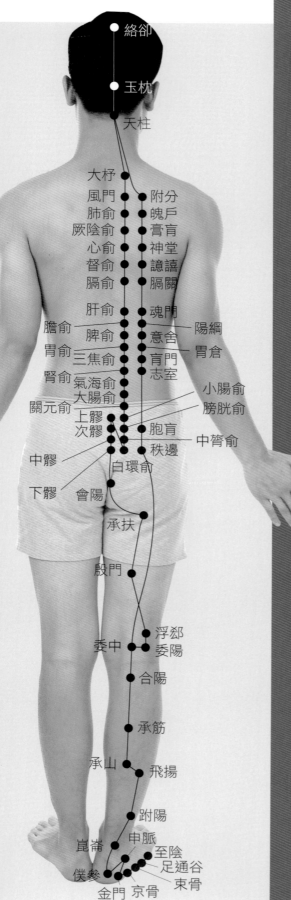

足太陽膀胱經

膀胱經發生病變時，主要表現為以下疾病：膀胱經虛寒則容易怕風怕冷、流鼻涕，經脈循行部位如項、背、腰、小腿疼痛及運動障礙；小便不利、遺尿、尿濁、尿血；膀胱氣絕則遺尿，目反直視（三白眼）。

循行部位　本經脈分支從頭頂部分出，到耳上角部。直行本脈從頭頂部分別向後行至枕骨處，進入顱腔，絡腦，回出分別下行到項部，下行交會於大椎穴，再分左右沿肩胛內側，脊椎兩旁，到達腰部，進入脊椎兩旁的肌肉，深入體腔，絡腎，屬膀胱。

本經脈一分支從腰部分出，沿脊椎兩旁下行，穿過臀部，從大腿後側外緣下行至膕窩中。另一分支從項分出下行，經肩胛內側，從附分穴挾脊下行至髀樞，經大腿後側至膕窩中與前一支脈會合；然後下行穿過腓腸肌，出走於足外踝後，沿足背外側緣至小趾外側端，交於足少陰腎經。

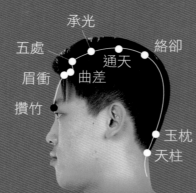

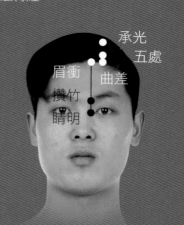

124

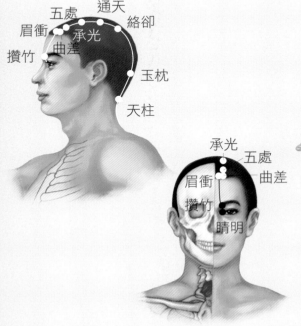

找穴位 快速

大椎以下至尾骶共二十一椎，一般臨床取穴，肩胛骨下角相當第七（胸）椎，兩髂脊最高點連線經過第十六椎（第四腰椎棘突）。

頭部穴位（側面）

通天、五處、絡卻、眉衝、承光、曲差、攢竹、玉枕、天柱

頭部穴位（正面）

承光、五處、眉衝、曲差、攢竹、睛明

背部穴位

絡卻、玉枕、天柱、大杼、風門、附分、肺俞、魄戶、厥陰俞、膏肓、心俞、神堂、督俞、譩譆、膈俞、膈關、肝俞、魂門、膽俞、脾俞、陽綱、胃俞、意舍、三焦俞、胃倉、腎俞、肓門、氣海俞、志室、大腸俞、關元俞、小腸俞、膀胱俞、上髎、胞肓、次髎、中膂俞、白環俞、秩邊、中髎、下髎、會陽、承扶、殷門、浮郄、委陽、委中、合陽、承筋、承山、飛揚、跗陽、崑崙、申脈、僕參、至陰、金門、京骨、束骨、足通谷

經穴歌訣

六十七穴足太陽，睛明目內紅肉藏，
攢竹眉衝與曲差，五處一五上承光，
通天絡卻下玉枕，天柱髮際大筋上，
大杼風門肺厥陰，心俞督俞膈俞當，
肝膽脾胃具挨次，三焦腎俞海大腸，
關元小腸到膀胱，中膂白環寸半量，
上次中下四髎穴，一空一空骶孔藏，
會陽尾骨外邊取，附分脊背第二行，
魄戶膏肓神堂寓，譩譆膈關魂門詳，
陽綱意舍胃倉隨，肓門志室至胞肓，
二十一椎秩邊是，承扶臀股紋中央，
殷門浮郄委陽至，委中合陽承筋量，
承山飛揚跗陽繼，崑崙僕參申脈堂，
金門京骨束骨跟，通谷至陰小趾旁。

禁忌

喝水後不要憋尿，否則不利排毒。另外，午時睡個午覺，可保證申時精力充沛。

保養膀胱經的最佳時間

申時（15:00～17:00）是膀胱經當令，此時宜適量飲水，適當活動。

肺經 大腸經 胃經 脾經 心經 小腸經 **膀胱經** 腎經 心包經 三焦經 膽經 肝經 任脈 督脈 經外奇穴

125

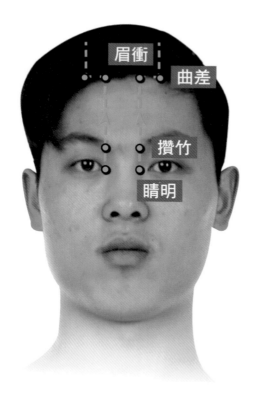

眉衝

曲差

攢竹

睛明

必知！ 穴位功效

睛明穴 ▶ 眼睛明亮的法寶
攢竹穴 ▶ 刮痧可治黑眼圈
眉衝穴 ▶ 目赤腫痛找眉衝
曲差穴 ▶ 治療鼻疾有特效

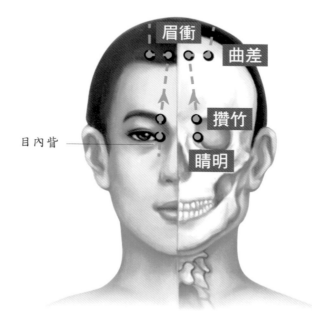

眉衝

曲差

攢竹

目內眥

睛明

睛明

🖐 食指指尖　⏳ 左右穴各 2 分鐘　⏰ 每天兩次

- **功效**：瀉熱明目，祛風通絡。
- **主治**：目視不明、近視、夜盲、急性腰扭傷。
- **位置**：在面部，目內眥內上方眶內側壁凹陷中。
- **取穴**：正坐合眼，手指置於內側眼角稍上方，按壓有一凹陷處即是。

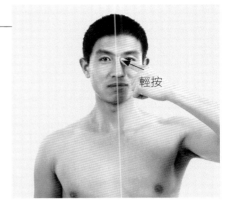

輕按

攢竹

🖐 食指指尖　⏳ 左右穴各 2 分鐘　⏰ 每天兩次

- **功效**：瀉熱清目，祛風通絡。
- **主治**：頭痛、目赤腫痛、近視、夜盲症。
- **位置**：面部，眉頭凹陷中，眶上切跡處。
- **取穴**：皺眉，眉毛內側端有一隆起處即是。

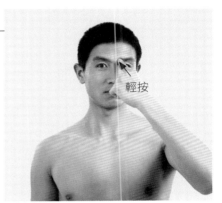

輕按

眉衝

🖐 食指指腹　⏳ 左右穴各 1～3 分鐘　⏰ 每天兩次

- **功效**：散風清熱，鎮痙寧神。
- **主治**：眩暈、頭痛、目視不明、目赤腫痛。
- **位置**：頭部，額切跡直上入髮際〇·五寸。
- **取穴**：手指自眉頭向上推，入髮際〇·五寸處，按壓有痛感的地方即是。

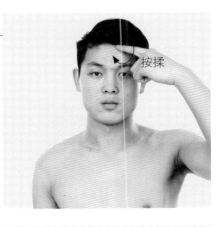

按揉

曲差

🖐 食指指腹　⏳ 左右穴各 1～3 分鐘　⏰ 每天兩次

- **功效**：清熱明目，安神利竅。
- **主治**：頭痛、鼻塞、鼻出血、眼病。
- **位置**：在頭部，前髮際正中直上〇·五寸，旁開一·五寸。
- **取穴**：前髮際正中直上〇·五寸，再旁開量二橫指，取前髮際中點至額角髮際連線的內三分之一與外三分之二交界處即是。

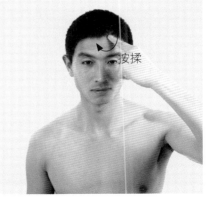

按揉

肺經
大腸經
胃經
脾經
心經
小腸經
膀胱經
腎經
心包經
三焦經
膽經
肝經
任脈
督脈
經外奇穴

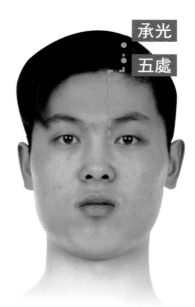

承光
五處

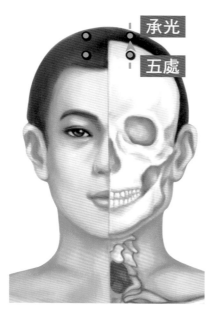

承光
五處

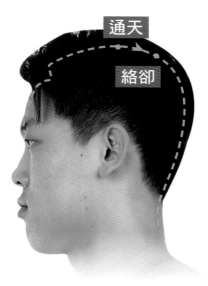

通天
絡卻

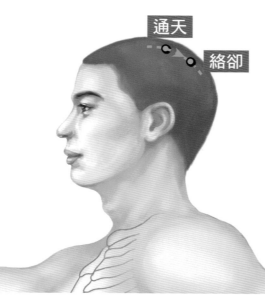

通天
絡卻

五處

👆食指指腹　⏳左右穴各 3 分鐘　🔄每天數次

- **功效**：清熱散風，明目鎮痙。
- **主治**：小兒驚風、頭痛、目眩、目視不明。
- **位置**：在頭部，前髮際正中直上一寸，旁開一・五寸。
- **取穴**：前髮際正中直上一橫指，再旁開量二橫指處即是。

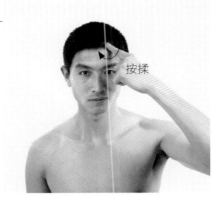

按揉

承光

👆食指指腹　⏳左右穴各 1～3 分鐘　🔄每天數次

- **功效**：清熱明目，疏風散熱。
- **主治**：頭痛、鼻塞、目眩、目視不明。
- **位置**：在頭部，前髮際正中直上二・五寸，旁開一・五寸。
- **取穴**：先取百會，再取百會至前髮際的中點，再旁開量二橫指處即是。

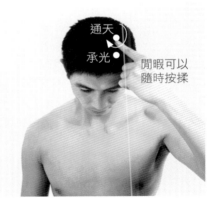

百會
承光
用力適中

通天

👆食指指腹　⏳左右穴各 3 分鐘　🔄每天數次

- **功效**：清熱除濕，通利鼻竅。
- **主治**：頸項強硬、頭痛、頭重、鼻塞。
- **位置**：在頭部，前髮際正中直上四寸，旁開一・五寸。
- **取穴**：先取承光，其直上二橫指處即是。

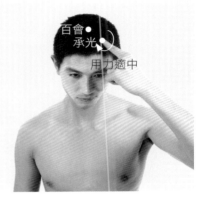

通天
承光
閒暇可以隨時按揉

絡卻

👆食指指腹　⏳左右穴各 1～3 分鐘　🔄每天兩次

- **功效**：清熱安神，平肝熄風。
- **主治**：眩暈、鼻塞、目視不明、憂鬱症。
- **位置**：在頭部，前髮際正中直上五・五寸，旁開一・五寸。
- **取穴**：先取承光，其直上四橫指處即是。

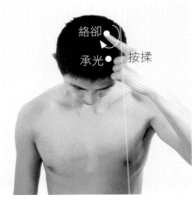

絡卻
承光
按揉

肺經
大腸經
胃經
脾經
心經
小腸經
膀胱經
腎經
心包經
三焦經
膽經
肝經
任脈
督脈
經外奇穴

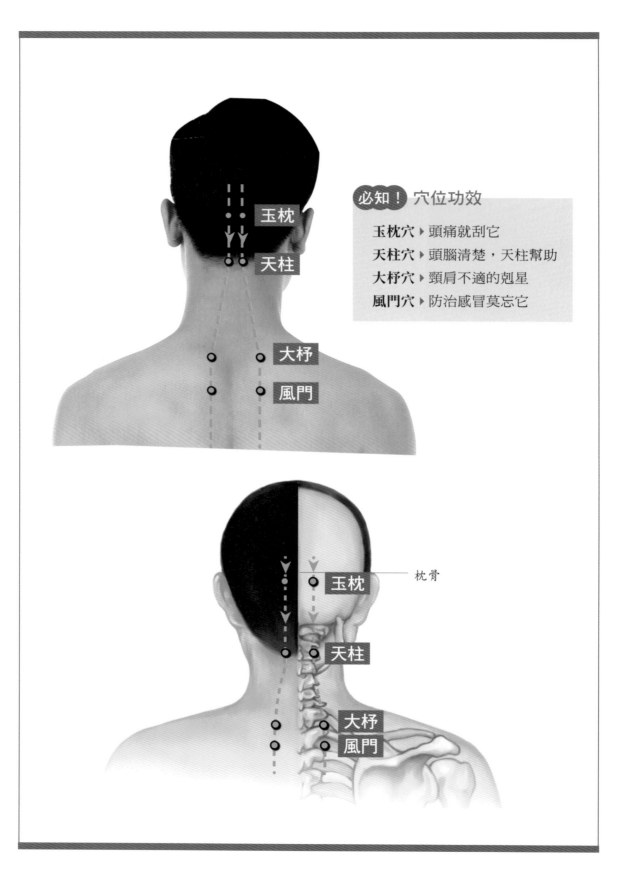

必知！ 穴位功效

玉枕穴 ▶ 頭痛就刮它

天柱穴 ▶ 頭腦清楚，天柱幫助

大杼穴 ▶ 頸肩不適的剋星

風門穴 ▶ 防治感冒莫忘它

玉枕

天柱

大杼

風門

枕骨

玉枕

天柱

大杼

風門

玉枕

👆食指指尖　⏳左右穴各 3 分鐘　🕐早晚各一次

- **功效**：清熱明目，通經活絡。
- **主治**：頭痛、眩暈、目痛不能遠視、鼻塞。
- **位置**：在頭部，後髮際正中直上二・五寸，旁開一・三寸。
- **取穴**：沿後髮際正中向上輕推，觸及枕骨，由此旁開二橫指，在骨性隆起的外上緣有一凹陷處即是。

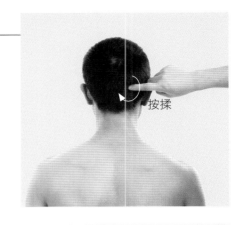

按揉

天柱

👆食指指尖　⏳左右穴各 3 分鐘　🕐每天一次

- **功效**：清頭明目，強健筋骨。
- **主治**：頭痛、頸項僵硬、肩背疼痛、落枕。
- **位置**：在頸後部，橫平第二頸椎棘突上際，斜方肌外緣凹陷中。
- **取穴**：後髮際正中旁開二橫指處即是。

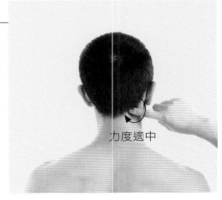

力度適中

大杼

👆食指指腹　⏳左右穴各 1～3 分鐘　🕐每天一次

- **功效**：強筋骨，清邪熱。
- **主治**：咳嗽、肩背疼痛、喘息、胸脅支滿。
- **位置**：在上背部，第一胸椎棘突下，後正中線旁開一・五寸。
- **取穴**：頸背交界處椎骨高突向下推一個椎體，下緣旁開二橫指處。

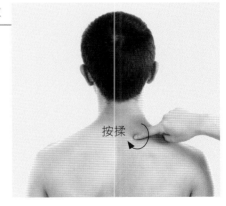

按揉

風門

👆食指指腹　⏳左右穴各 1～3 分鐘　🕐每天一次

- **功效**：宣肺解表，益氣固表。
- **主治**：發熱、頭痛、氣喘、嘔吐、感冒。
- **位置**：在上背部，第二胸椎棘突下，後正中線旁開一・五寸。
- **取穴**：頸背交界處椎骨高突向下推兩個椎體，下緣旁開二橫指處。

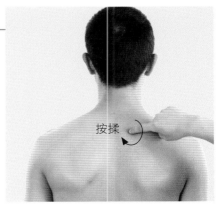

按揉

肺經
大腸經
胃經
脾經
心經
小腸經
膀胱經
腎經
心包經
三焦經
膽經
肝經
任脈
督脈
經外奇穴

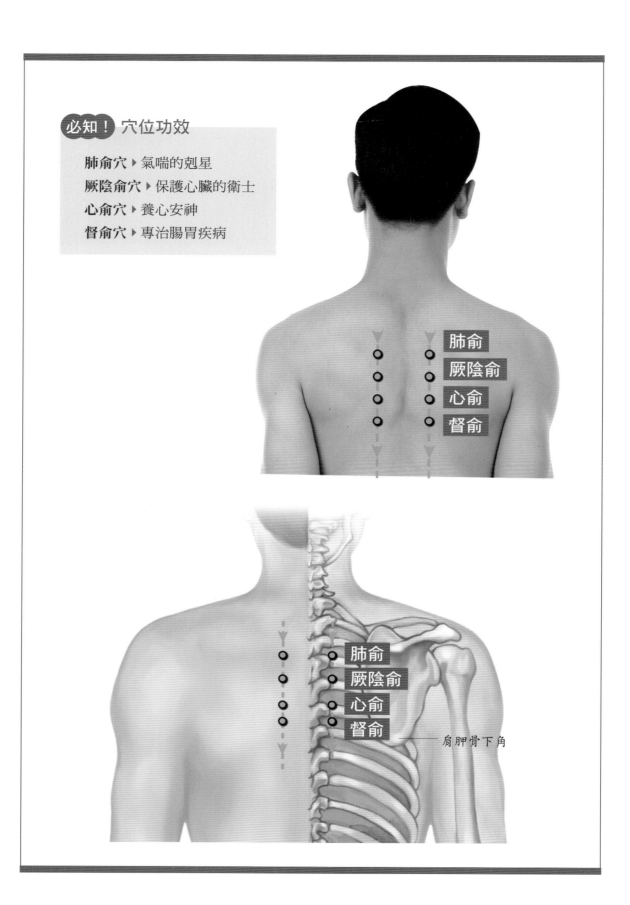

肺俞穴 ▸ 氣喘的剋星
厥陰俞穴 ▸ 保護心臟的衛士
心俞穴 ▸ 養心安神
督俞穴 ▸ 專治腸胃疾病

肺俞
厥陰俞
心俞
督俞

肺俞
厥陰俞
心俞
督俞

肩胛骨下角

肺經

大腸經

胃經

脾經

心經

小腸經

膀胱經

腎經

心包經

三焦經

膽經

肝經

任脈

督脈

經外奇穴

肺俞

👆中間三指　⌛左右穴各 5 ～ 10 分鐘　🕐每天數次

- 功效：宣肺解表，清熱理氣。
- 主治：咳嗽、氣喘、胸滿喘逆、耳聾、感冒。
- 位置：在上背部，第三胸椎棘突下，後正中線旁開一‧五寸。
- 取穴：頸背交界處椎骨高突向下推三個椎體，下緣旁開二橫指處。

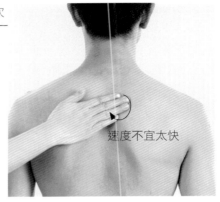

速度不宜太快

厥陰俞

👆按摩棰　⌛左右穴各 30 ～ 60 下　🕐每天數次

- 功效：寬胸理氣，活血止痛。
- 主治：胃痛、嘔吐、心痛、心悸、胸悶。
- 位置：在上背部，第四胸椎棘突下，後正中線旁開一‧五寸。
- 取穴：頸背交界處椎骨高突向下推四個椎體，下緣旁開二橫指處。

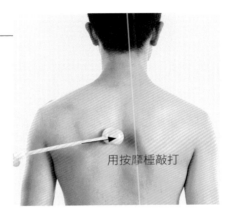

用按摩棰敲打

心俞

👆食指指尖　⌛左右穴各 3 分鐘　🕐每天數次

- 功效：寬胸理氣。
- 主治：胸背痛、心悸。
- 位置：在上背部，第五胸椎棘突下，後正中線旁開一‧五寸。
- 取穴：肩胛骨下角水平連線與脊椎相交椎體處，往上推兩個椎體，其下緣旁開二橫指處即是。

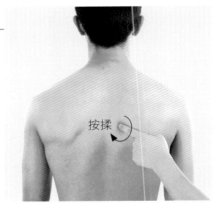

按揉

督俞

👆食指指尖　⌛左右穴各 3 分鐘　🕐每天一次

- 功效：理氣止痛，強心通脈。
- 主治：發熱、心痛、腹痛、腹脹、心絞痛。
- 位置：在上背部，第六胸椎棘突下，後正中線旁開一‧五寸。
- 取穴：肩胛骨下角水平連線與脊椎相交椎體處，往上推一個椎體，其下緣旁開二橫指處即是。

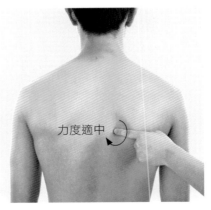

力度適中

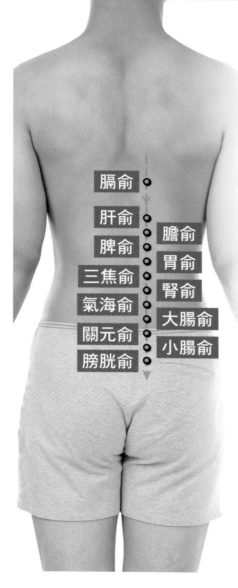

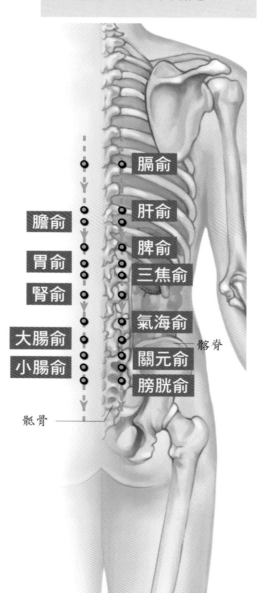

膈俞
肝俞
脾俞
三焦俞
氣海俞
關元俞
膀胱俞

膽俞
胃俞
腎俞
大腸俞
小腸俞

髂脊
骶骨

必知！穴位功效

膈俞穴 ▶	止嘔吐打嗝有特效
肝俞穴 ▶	清肝明目
膽俞穴 ▶	利膽護體
脾俞穴 ▶	不思飲食就按它
胃俞穴 ▶	養胃和胃
三焦俞穴 ▶	腰疼不擔心

必知！穴位功效

腎俞穴 ▶	護腎強腎
氣海俞穴 ▶	提高性致除腰痛
大腸俞穴 ▶	腰痠腰痛多按揉
關元俞穴 ▶	呵護生殖器官
小腸俞穴 ▶	促進營養消化吸收
膀胱俞穴 ▶	小便不利常尋按

膈俞

👆食指指腹　⏳左右穴各 200 下　🕐每天三次

- **功效**：理氣寬胸，活血通脈。
- **主治**：咳血、便血、嘔吐、打嗝、蕁麻疹。
- **位置**：在背部，第七胸椎棘突下，後正中線旁開一 · 五寸。
- **取穴**：肩胛骨下角水平連線與脊椎相交椎體處，其下緣旁開二橫指處即是。

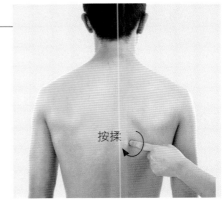

按揉

肝俞

👆食指指腹　⏳左右穴各 10 ～ 30 分鐘　🕐每天數次

- **功效**：疏肝利膽，理氣明目。
- **主治**：黃疸、肝炎、目視不明、痛經、眩暈。
- **位置**：在背部，第九胸椎棘突下，後正中線旁開一 · 五寸。
- **取穴**：肩胛骨下角水平連線與脊椎相交椎體處，往下推兩個椎體，其下緣旁開二橫指處即是。

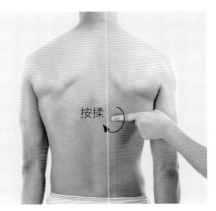

按揉

膽俞

👆食指指腹　⏳左右穴各 1 分鐘　🕐每天三次

- **功效**：疏肝利膽。
- **主治**：胃腹脹滿。
- **位置**：在背部，第十胸椎棘突下，後正中線旁開一 · 五寸。
- **取穴**：肩胛骨下角水平連線與脊椎相交椎體處，往下推三個椎體，其下緣旁開二橫指處即是。

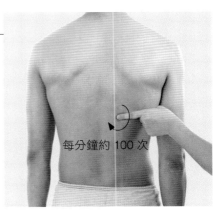

每分鐘約 100 次

脾俞

👆食指指腹　⏳3 ～ 5 分鐘　🕐每天三次

- **功效**：健脾和胃。
- **主治**：腹脹、嘔吐。
- **位置**：在下背部，第十一胸椎棘突下，後正中線旁開一 · 五寸。
- **取穴**：肚臍水平線與脊椎相交椎體處，往上推三個椎體，其上緣旁開二橫指處即是。

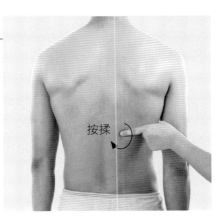

按揉

肺經
大腸經
胃經
脾經
心經
小腸經
膀胱經
腎經
心包經
三焦經
膽經
肝經
任脈
督脈
經外奇穴

胃俞　🖐食指指腹　⏳左右穴各 1 分鐘　🕐每天數次

- 功效：和胃健脾。
- 主治：胃痛、嘔吐。
- 位置：在下背部，第十二胸椎棘突下，後正中線旁開一・五寸。
- 取穴：肚臍水平線與脊椎相交椎體處，往上推兩個椎體，其上緣旁開二橫指處即是。

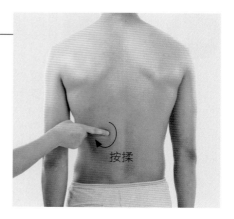

按揉

三焦俞　🖐食指指腹　⏳左右穴各 3～5 分鐘　🕐每天數次

- 功效：調理三焦，利水強腰。
- 主治：水腫、遺尿、腹水、腸鳴腹瀉。
- 位置：在腰部，第一腰椎棘突下，後正中線旁開一・五寸。
- 取穴：肚臍水平線與脊椎相交椎體處，往上推一個椎體，其上緣旁開二橫指處即是。

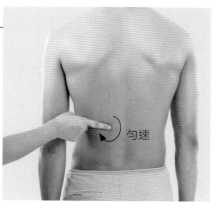

勻速

腎俞　🖐食指指腹　⏳左右穴各 50～100 次　🕐每天數次

- 功效：益腎助陽。
- 主治：遺精、月經病。
- 位置：在腰部，第二腰椎棘突下，後正中線旁開一・五寸。
- 取穴：肚臍水平線與脊椎相交椎體處，其下緣旁開二橫指處即是。

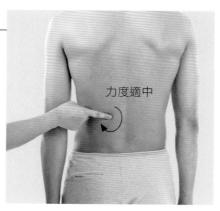

力度適中

氣海俞　🖐食指指腹　⏳左右穴各 3～5 分鐘　🕐每天數次

- 功效：益腎壯陽，調經止痛。
- 主治：痛經、痔瘡、腰痛、腿膝不利。
- 位置：在腰部，第三腰椎棘突下，後正中線旁開一・五寸。
- 取穴：肚臍水平線與脊椎相交椎體處，往下推一個椎體，其下緣旁開二橫指處即是。

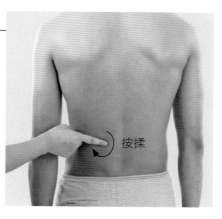

按揉

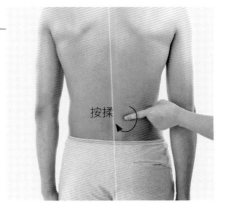

大腸俞

👆食指指腹 ⌛左右穴各 3～5 分鐘 ⏱每天數次

- 功效：調和腸胃。
- 主治：腹痛、腹脹。
- 位置：在腰部，第四腰椎棘突下，後正中線旁開一·五寸。
- 取穴：兩側髂脊連線與脊椎交點，旁開量二橫指處即是。

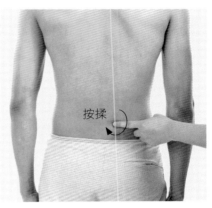

關元俞

👆食指指腹 ⌛左右穴各 3～5 分鐘 ⏱每天數次

- 功效：培補元氣，調理下焦。
- 主治：腹瀉、攝護腺炎、夜尿症。
- 位置：在腰骶部，第五腰椎棘突下，後正中線旁開一·五寸。
- 取穴：兩側髂脊連線與脊椎交點，往下推一個椎體，旁開量二橫指處即是。

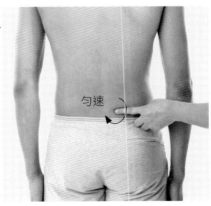

小腸俞

👆食指指腹 ⌛左右穴各 5 分鐘 ⏱早晚各一次

- 功效：通調二便。
- 主治：腰痛、痢疾。
- 位置：在骶部，橫平第一骶後孔，骶正中脊旁一·五寸。
- 取穴：兩側髂脊連線與脊椎交點，往下推兩個椎體，旁開量二橫指處即是。

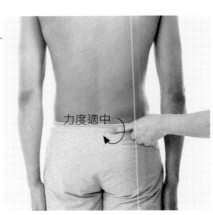

膀胱俞

👆食指指腹 ⌛左右穴各 3 分鐘 ⏱每天數次

- 功效：清熱利濕，通經活絡。
- 主治：小便赤澀、癃閉、夜尿症、遺精。
- 位置：在骶部，橫平第二骶後孔，骶正中脊旁一·五寸。
- 取穴：兩側髂脊連線與脊椎交點，往下推三個椎體，旁開量二橫指處即是。

肺經
大腸經
胃經
脾經
心經
小腸經
膀胱經
腎經
心包經
三焦經
膽經
肝經
任脈
督脈
經外奇穴

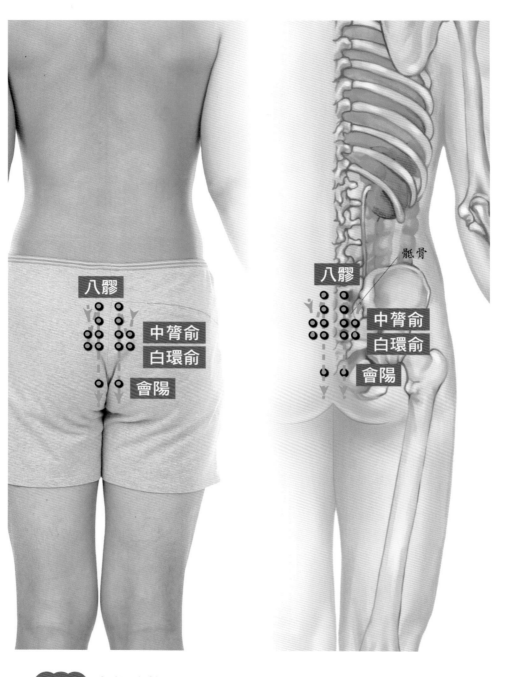

骶骨

八髎

中膂俞

白環俞

會陽

必知！ 穴位功效

中膂俞穴 ▶ 調理不孕症　　**八髎穴** ▶ 防治生殖疾病

白環俞穴 ▶ 主治男女生殖疾病　　**會陽穴** ▶ 治療痔瘡便血

肺經
大腸經
胃經
脾經
心經
小腸經
膀胱經
腎經
心包經
三焦經
膽經
肝經
任脈
督脈
經外奇穴

中膂俞

👆食指指腹　⌛左右穴各 100 次　🕐每天 3～5 次

- 功效：益腎溫陽，調理下焦。
- 主治：腰脊強痛、痢疾、腎虛、坐骨神經痛。
- 位置：在骶部，橫平第三骶後孔，骶正中脊旁一 · 五寸。
- 取穴：膀胱俞往下推一個椎體。

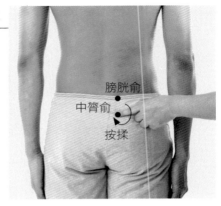

白環俞

👆食指指腹　⌛左右穴各 3～5 分鐘　🕐每天一次

- 功效：益腎固精，調理經帶。
- 主治：月經不調、遺精、腰腿痛、下肢癱瘓。
- 位置：在骶部，橫平第四骶後孔，骶正中脊旁一 · 五寸。
- 取穴：中膂俞往下推一個椎體。

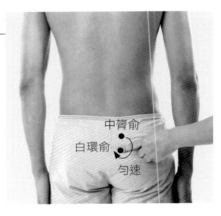

八髎

👆食指指腹　⌛左右穴各 3～5 分鐘　🕐每天一次

- 功效：補益下焦，強腰利濕。
- 主治：月經不調、帶下、遺精、陽痿。
- 位置：第一、第二、第三、第四骶後孔，分別為上髎、次髎、中髎、下髎。
- 取穴：術者用食指、中指、無名指、小指，按骶骨第一～四假棘突上，然後向外側移行約一橫指，有凹陷處取之。四指位置即為上髎、次髎、中髎、下髎。

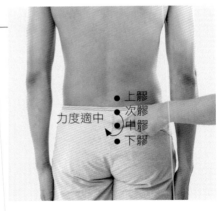

會陽

👆食指指腹　⌛左右穴各 3～5 分鐘　🕐每天一次

- 功效：清熱利濕，益腎固帶。
- 主治：腹瀉、痔瘡、便血、陰部汗濕瘙癢。
- 位置：在骶尾部，尾骨尖旁開〇 · 五寸。
- 取穴：俯臥，順著脊椎向下摸到盡頭，旁開〇 · 五寸處即是。

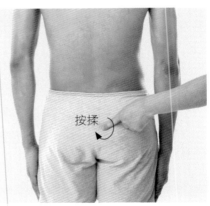

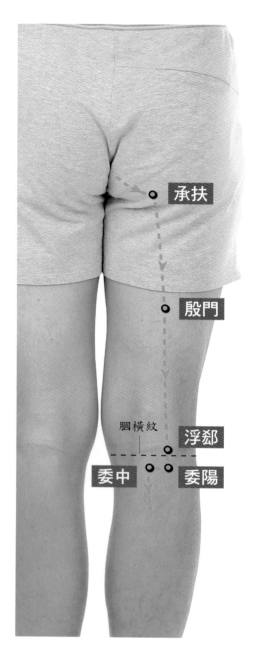
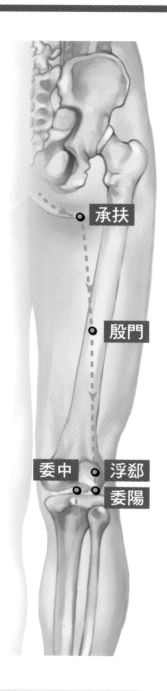

承扶

殷門

膕橫紋

浮郄

委中　委陽

必知！穴位功效

承扶穴 ▸ 腿痛痔瘡常找它　　**委陽穴** ▸ 解除腰酸背痛

殷門穴 ▸ 強健腰腿有絕招　　**委中穴** ▸ 即刻緩解腰背痛

浮郄穴 ▸ 快速緩解小腿抽筋

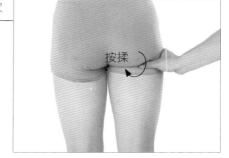

承扶

👆拇指指腹　⏳左右穴各 1～3 分鐘　🔄每天一次

- 功效：通便消痔，舒筋活絡。
- 主治：下肢癱瘓、坐骨神經痛、痔瘡。
- 位置：在股後部，臀下橫紋的中點。
- 取穴：俯臥，臀下橫紋正中點，按壓有痠脹感處即是。

殷門

👆食指指腹　⏳左右穴各 1～3 分鐘　🔄早晚各一次

- 功效：舒筋通絡，強腰健膝。
- 主治：腰、骶、臀、股部疼痛，下肢癱瘓。
- 位置：在股後區，臀下橫紋下六寸，股二頭肌與半腱肌之間。
- 取穴：先找到承扶、膝蓋後面凹陷中央的膕橫紋中點，二者連線的中點上一橫指處即是。

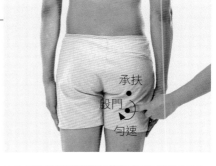

浮郄

👆食指指腹　⏳左右穴各 3～5 分鐘　🔄每天一次

- 功效：舒筋通絡。
- 主治：腰、骶、臀、股部疼痛，坐骨神經痛，下肢癱瘓。
- 位置：在膝後部，膕橫紋上一寸，股二頭肌腱內側緣。
- 取穴：先找到委陽，向上一橫指處即是。

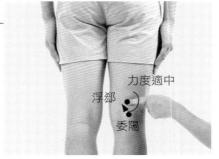

委陽

👆食指指腹　⏳左右穴各 1～3 分鐘　🔄每天一次

- 功效：舒筋活絡，通利水濕。
- 主治：小便淋瀝、便祕、腰背部疼痛。
- 位置：在膝後部膕橫紋上，股二頭肌腱內側緣。
- 取穴：膝蓋後面凹陷中央的膕橫紋外側，股二頭肌腱內側即是。

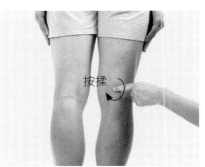

委中

👆食指指腹　⏳雙腿各按 20～30 次　🔄每天一次

- 功效：舒筋活絡，瀉熱清暑。
- 主治：腰脊痛、坐骨神經痛、膝關節炎。
- 位置：在膝後部，膕橫紋中點。
- 取穴：膝蓋後面凹陷中央的膕橫紋中點即是。

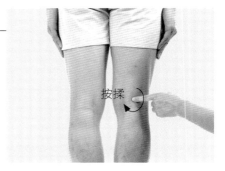

肺經
大腸經
胃經
脾經
心經
小腸經
膀胱經
腎經
心包經
三焦經
膽經
肝經
任脈
督脈
經外奇穴

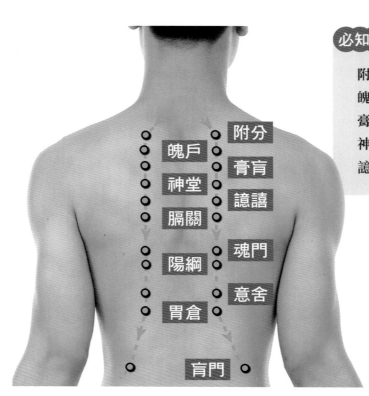

必知！ 穴位功效

附分穴 ▸ 頸肩不適就按它
魄戶穴 ▸ 咳嗽氣喘求魄戶
膏肓穴 ▸ 強腎保健常施灸
神堂穴 ▸ 胸悶心慌用力按
譩譆穴 ▸ 肩背痠痛不要怕

必知！ 穴位功效

膈關穴 ▸ 點按叩擊降胃氣
魂門穴 ▸ 點壓緩解胸脅痛
陽綱穴 ▸ 消炎利膽佐膽俞
意舍穴 ▸ 艾灸調理糖尿病
胃倉穴 ▸ 常按增進食慾
肓門穴 ▸ 腹部不適就按它

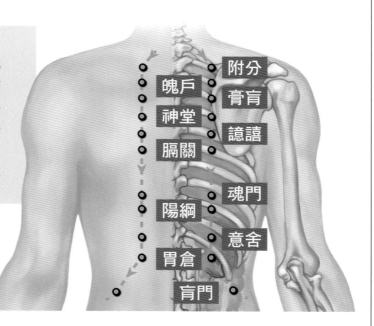

肺經

大腸經

胃經

脾經

心經

小腸經

膀胱經

腎經

心包經

三焦經

膽經

肝經

任脈

督脈

經外奇穴

附分

👆食指指腹　⏳左右穴各 1～3 分鐘　🔄每天一次

- **功效**：舒筋活絡，疏風散邪。
- **主治**：肩背拘急疼痛、頸項強痛。
- **位置**：在上背部，第二胸椎棘突下，後正中線旁開三寸。
- **取穴**：頸背交界處椎骨高突向下推兩個椎體，其下緣旁開四橫指處。

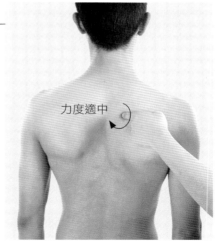

力度適中

魄戶

👆食指指尖　⏳左右穴各 1～3 分鐘　🔄每天數次

- **功效**：理氣降逆，舒筋活絡。
- **主治**：咳嗽、氣喘、支氣管炎、肺結核。
- **位置**：在上背部，第三胸椎棘突下，後正中線旁開三寸。
- **取穴**：頸背交界處椎骨高突向下推三個椎體，其下緣旁開四橫指處。

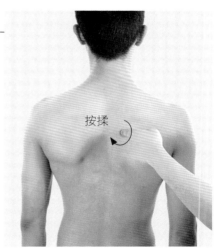

按揉

膏肓

👆食指指尖　⏳左右穴各 1～3 分鐘　🔄每天數次

- **功效**：補虛益損，調理肺氣。
- **主治**：肺癆、咳嗽、氣喘、盜汗、健忘。
- **位置**：在上背部，第四胸椎棘突下，後正中線旁開三寸。
- **取穴**：頸背交界處椎骨高突向下推四個椎體，其下緣旁開四橫指處。

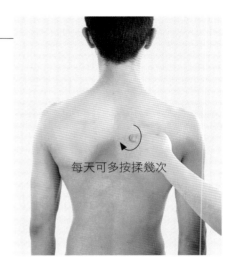

每天可多按揉幾次

神堂

👆食指指尖 ⏳1～3分鐘 🕐每天數次

- **功效**：寬胸理氣，寧心安神。
- **主治**：心悸、失眠、肩背痛、氣喘、心臟病。
- **位置**：在背部，第五胸椎棘突下，後正中線旁開三寸。
- **取穴**：肩胛骨下角水平連線與脊椎相交椎體處，往上推兩個椎體，其下緣水平線與肩胛骨脊椎緣的垂直線交點即是。

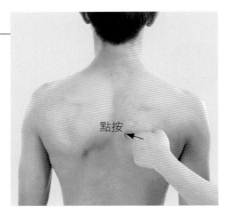

譩譆

👆食指指尖 ⏳1～3分鐘 🕐每天數次

- **功效**：宣肺理氣，通絡止痛。
- **主治**：咳嗽、氣喘、目眩、肩背痛、季脅痛（軟肋部疼痛）。
- **位置**：在背部，第六胸椎棘突下，後正中線旁開三寸。
- **取穴**：神堂往下推一個椎體。

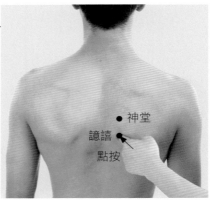

膈關

👆食指指尖 ⏳1～3分鐘 🕐每天數次

- **功效**：寬胸理氣，和胃降逆。
- **主治**：飲食不下、嘔吐、胸中噎悶。
- **位置**：在背部，第七胸椎棘突下，後正中線旁開三寸。
- **取穴**：肩胛骨下角水平連線與肩胛骨脊椎緣的垂直線交點即是。

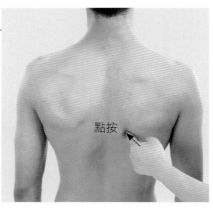

魂門

👆食指指腹 ⏳1～3分鐘 🕐每天數次

- **功效**：疏肝理氣，降逆和胃。
- **主治**：胸脅脹痛、嘔吐、腸鳴腹瀉、背痛。
- **位置**：在背部，第九胸椎棘突下，後正中線旁開三寸。
- **取穴**：膈關往下推兩個椎體。

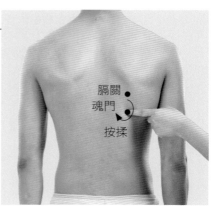

陽綱

👆食指指腹　⏳左右穴各 1～3 分鐘　🔄每天數次

- 功效：疏肝利膽，健脾和中。
- 主治：腹瀉、黃疸、腹痛、大便瀉利。
- 位置：在下背部，第十胸椎棘突下，後正中線旁開三寸。
- 取穴：肩胛骨下角水平連線與脊椎相交椎體處，往下推三個椎體，其下緣水平線與肩胛骨脊椎緣的垂直線交點即是。

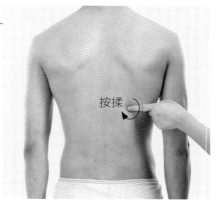

按揉

意舍

👆食指指腹　⏳左右穴各 1～3 分鐘　🔄每天數次

- 功效：健脾和胃，利膽化濕。
- 主治：腹脹、背痛、腹瀉、嘔吐、納呆。
- 位置：在下背部，第十一胸椎棘突下，後正中線旁開三寸。
- 取穴：肚臍水平線與脊椎相交椎體處，往上推三個椎體，其下緣水平線與肩胛骨脊椎緣的垂直線交點即是。

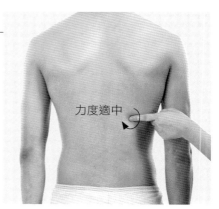

力度適中

胃倉

👆食指指腹　⏳左右穴各 1～3 分鐘　🔄每天數次

- 功效：和胃健脾，消食導滯。
- 主治：胃痛、小兒食積、腹脹、便祕、水腫。
- 位置：在下背部，第十二胸椎棘突下，後正中線旁開三寸。
- 取穴：意舍往下推一個椎體。

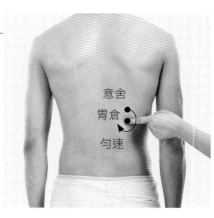

意舍
胃倉
勻速

肓門

👆食指指腹　⏳左右穴各 1～3 分鐘　🔄每天數次

- 功效：理氣和胃，清熱消腫。
- 主治：痞塊、婦人乳疾、上腹痛、便祕。
- 位置：在腰部，第一腰椎棘突下，後正中線旁開三寸。
- 取穴：意舍往下推兩個椎體。

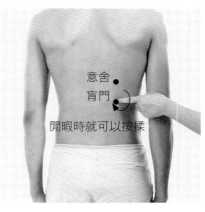

意舍
肓門
閒暇時就可以按揉

肺經
大腸經
胃經
脾經
心經
小腸經
膀胱經
腎經
心包經
三焦經
膽經
肝經
任脈
督脈
經外奇穴

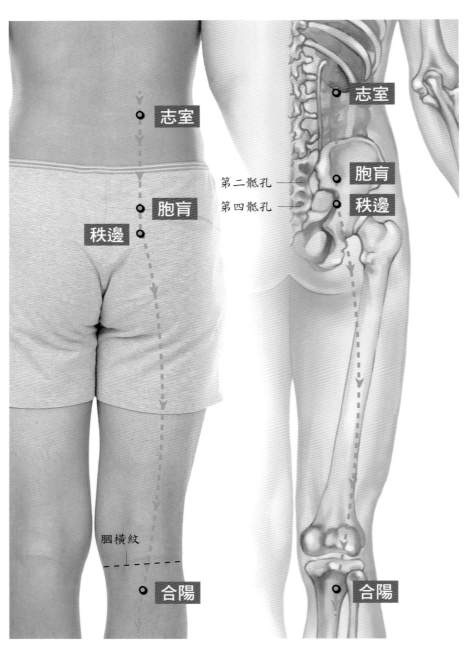

志室

胞肓

秩邊

第二骶孔

第四骶孔

膕橫紋

合陽

必知！ 穴位功效

志室穴 ▸ 腎虛常按是絕招　　**秩邊穴** ▸ 便祕痔疾不用怕

胞肓穴 ▸ 腰脊疼痛多刮擦　　**合陽穴** ▸ 腰腳疼痛揉揉它

肺經

大腸經

胃經

脾經

心經

小腸經

膀胱經

腎經

心包經

三焦經

膽經

肝經

任脈

督脈

經外奇穴

志室

👆食指指腹　⌛左右穴各 1～3 分鐘　🕐每天數次

- **功效**：益腎固精，清熱利濕，強壯腰膝。
- **主治**：遺精、陰痛水腫。
- **位置**：第二腰椎棘突下，旁開三寸處。
- **取穴**：肚臍水平線與脊椎相交椎體處，其下緣水平線與肩胛骨脊椎緣的垂直線交點即是。

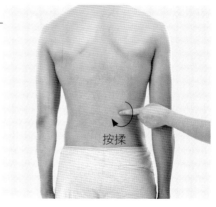

按揉

胞肓

👆食指指腹　⌛左右穴各 1～3 分鐘　🕐每天數次

- **功效**：補腎強腰，通利二便。
- **主治**：小便不利、腰脊痛、腹脹。
- **位置**：在骶部，橫平第二骶後孔，骶正中脊旁開三寸。
- **取穴**：兩側髂脊連線與脊椎交點，往下推三個椎體，其下緣水平線與肩胛骨脊椎緣的垂直線交點即是。

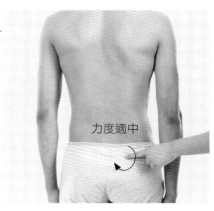

力度適中

秩邊

👆食指指腹　⌛左右穴各 3～5 分鐘　🕐每天數次

- **功效**：舒筋活絡，強壯腰膝，調理下焦。
- **主治**：腰骶痛、下肢痿痹。
- **位置**：在骶部，橫平第四骶後孔，骶正中脊旁開三寸。
- **取穴**：胞肓往下推兩個椎體。

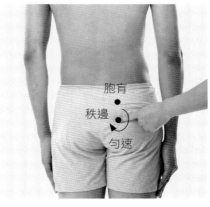

胞肓

秩邊

匀速

合陽

👆食指指腹　⌛左右穴各 1～3 分鐘　🕐每天數次

- **功效**：調經止帶，強健腰膝。
- **主治**：腰脊痛、下肢痿痛、崩漏、帶下。
- **位置**：在小腿後部，膕橫紋下二寸，腓腸肌內、外側頭之間。
- **取穴**：膝蓋後面凹陷中央的膕橫紋中點，直下量三橫指處即是。

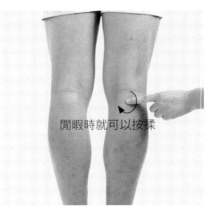

閒暇時就可以按揉

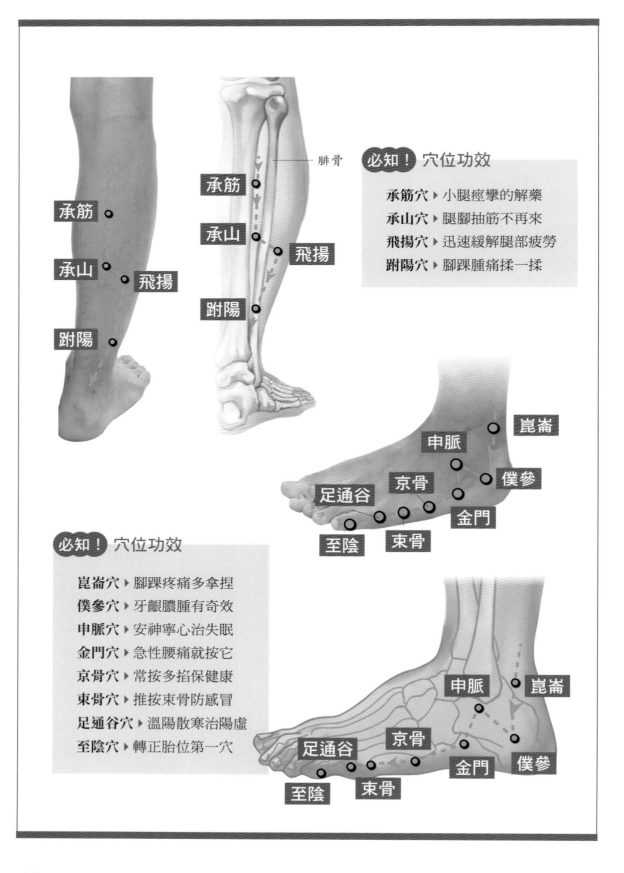

腓骨

承筋
承山
飛揚
跗陽

必知！穴位功效

承筋穴 ▶ 小腿痙攣的解藥
承山穴 ▶ 腿腳抽筋不再來
飛揚穴 ▶ 迅速緩解腿部疲勞
跗陽穴 ▶ 腳踝腫痛揉一揉

崑崙
申脈
僕參
京骨
足通谷
金門
束骨
至陰

必知！穴位功效

崑崙穴 ▶ 腳踝疼痛多拿捏
僕參穴 ▶ 牙齦膿腫有奇效
申脈穴 ▶ 安神寧心治失眠
金門穴 ▶ 急性腰痛就按它
京骨穴 ▶ 常按多招保健康
束骨穴 ▶ 推按束骨防感冒
足通谷穴 ▶ 溫陽散寒治陽虛
至陰穴 ▶ 轉正胎位第一穴

申脈
崑崙
京骨
足通谷
金門
僕參
束骨
至陰

承筋

🖐 食指指腹　⌛ 左右穴各 1～3 分鐘　🔄 每天數次

- **功效**：舒筋活絡，強健腰膝。
- **主治**：腰痛、小腿痛、急性腰扭傷、腿抽筋。
- **位置**：在小腿後側，膕橫紋下五寸，腓腸肌兩肌腹之間。
- **取穴**：小腿用力，後面肌肉明顯隆起，中央處按壓有痠脹感處。

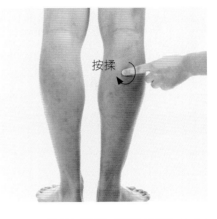

承山

🖐 食指指腹　⌛ 左右穴各 1～3 分鐘　🔄 每天數次

- **功效**：理氣止痛，舒筋活絡，消痔。
- **主治**：痔瘡、便祕、腰背疼、腿抽筋。
- **位置**：在小腿後側，腓腸肌兩肌腹與肌腱交角處。
- **取穴**：膝蓋後面凹陷中央的膕橫紋中點與外踝尖連線的中點處。

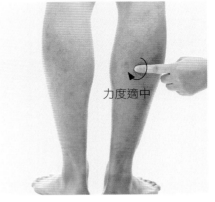

飛揚

🖐 食指或中指指腹　⌛ 左右穴各 1～3 分鐘
🔄 每天一次

- **功效**：清熱安神，舒筋活絡。
- **主治**：腰腿痛、小腿痠痛、頭痛、腳氣。
- **位置**：在小腿後側，崑崙直上七寸，腓腸肌外下緣與跟腱移行處。
- **取穴**：先找到承山，其下一橫指再旁開一橫指處。

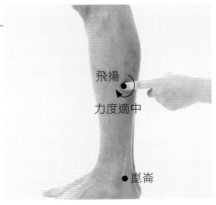

跗陽

🖐 拇指指腹　⌛ 左右穴各 1～3 分鐘　🔄 每天一次

- **功效**：舒筋活絡，退熱散風。
- **主治**：腰、骶、髖、股後外側疼痛。
- **位置**：在小腿後外側，崑崙直上三寸，腓骨與跟腱之間。
- **取穴**：平足外踝向上量四橫指，按壓有痠脹感處即是。

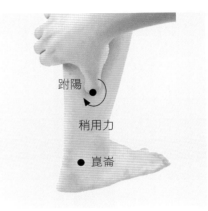

肺經
大腸經
胃經
脾經
心經
小腸經
膀胱經
腎經
心包經
三焦經
膽經
肝經
任脈
督脈
經外奇穴

崑崙

👆拇指指腹　⏳雙腳各 1～3 分鐘　🕐每天一次

- **功效**：安神清熱，舒筋活絡。
- **主治**：頭痛、腰骶疼痛、外踝部紅腫。
- **位置**：外踝尖與跟腱之間凹陷中。
- **取穴**：外踝尖與跟腱之間凹陷處即是。

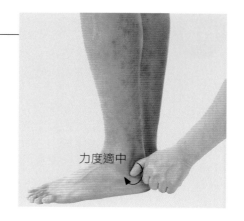

力度適中

僕參

👆拇指指腹　⏳雙腳各 1～3 分鐘　🕐每天一次

- **功效**：舒筋活絡，強壯腰膝。
- **主治**：牙齦膿腫、下肢痿弱、足跟痛。
- **位置**：崑崙直下，跟骨外側，赤白肉際處。
- **取穴**：崑崙直下一橫指處。

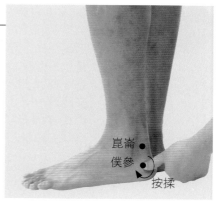

崑崙 ●
僕參 ●
按揉

申脈

👆拇指指腹　⏳1～3 分鐘　🕐每天一次

- **功效**：鎮驚安神，止癇寧心。
- **主治**：失眠，癲狂，癇症，偏、正頭痛。
- **位置**：在踝部，外踝下緣與跟骨之間凹陷中。
- **取穴**：正坐垂足著地，外踝垂直向下可觸及一凹陷，按壓有痠脹感處即是。

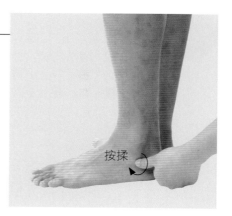

按揉

金門

👆食指指腹　⏳雙腳各 2 分鐘　🕐每天一次

- **功效**：通經活絡，安神開竅。
- **主治**：腰痛、足部扭傷、暈厥、牙痛、偏頭痛。
- **位置**：第五蹠骨粗隆後方，骰骨外側凹陷中。
- **取穴**：正坐垂足著地，腳趾上翹可見一骨頭凸起，外側凹陷處。

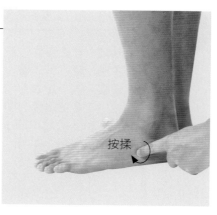

按揉

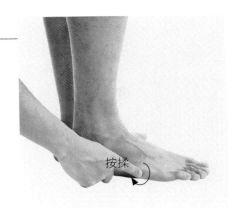

京骨

👆食指指腹　⏳雙腳各 2 分鐘　🕐每天一次

- 功效：清熱止痙，明目舒筋。
- 主治：頭痛、眩暈、膝痛、鼻塞、小兒驚風。
- 位置：在足背外側，第五蹠骨粗隆前下方，赤白肉際處。
- 取穴：沿小趾長骨往後推，可摸到一凸起，下方皮膚顏色交界處即是。

束骨

👆刮痧板　⏳雙腳各 100 下　🕐每天三次

- 功效：通經活絡，清頭明目。
- 主治：頭痛、目赤、耳聾、痔瘡。
- 位置：在足背外側，第五蹠趾關節的近端，赤白肉際處。
- 取穴：小趾與足部相連接的關節，關節後方皮膚顏色交界處即是。

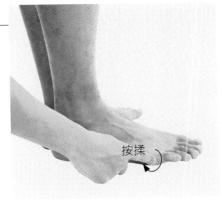

足通谷

👆食指指腹　⏳雙腿各 1～3 分鐘　🕐每天一次

- 功效：清熱安神，清頭明目。
- 主治：頭痛、頭重、目眩、鼻塞、頸項痛。
- 位置：在足趾，第五蹠趾關節的遠端，赤白肉際處。
- 取穴：小趾與足掌相連接的關節，關節前方皮膚顏色交界處即是。

至陰

👆食指指腹　⏳雙腿各 1～3 分鐘　🕐每天一次

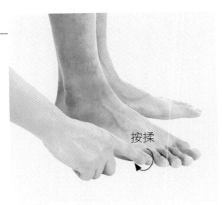

- 功效：理氣活血，清頭明目。
- 主治：頭痛、鼻塞、遺精、胎位不正、難產。
- 位置：在足趾，小趾末節外側，趾甲根角側後方〇‧一寸。
- 取穴：足小趾外側，趾甲外側緣與下緣各做一垂線，其交點處。

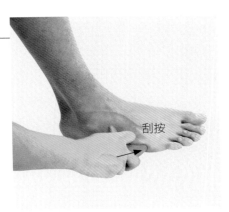

肺經
大腸經
胃經
脾經
心經
小腸經
膀胱經
腎經
心包經
三焦經
膽經
肝經
任脈
督脈
經外奇穴

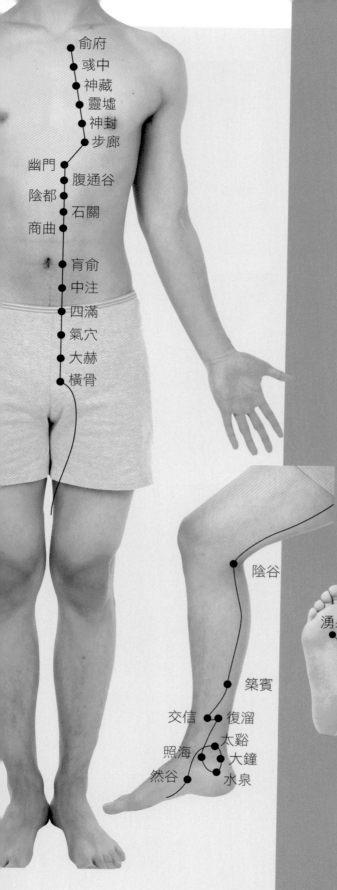

足少陰腎經

腎經有異常，人就會出現下列疾病：腎陰不足，則以怕熱為主，症見容易口乾舌燥、慢性咽喉炎、氣短喘促、心煩心痛、失眠多夢、五心（手心、足心、心口）發熱等；腎陽不足，則以怕冷為主，症見容易手足冰冷、面黑如柴、頭暈目眩、腰痠膝軟等。

循行部位　起於足小趾下面，斜行於足心（湧泉穴），出行於舟狀骨粗隆之下，沿內踝後緣，分出進入足跟，向上沿小腿內側後緣，至膕內側，上股內側後緣入脊內（長強穴），穿過脊椎，屬腎，絡膀胱。本經脈直行於腹腔內，從腎上行，穿過肝和膈肌，進入肺，沿喉嚨，到舌根兩旁。另一分支從肺中分出，絡心，注於胸中，交於手厥陰心包經。

快速找穴位　天突至歧骨（胸劍聯合）為九寸，歧骨至臍中為八寸，臍中至橫骨上廉（恥骨聯合上緣）為五寸。

俞府　彧中　神藏　靈墟　神封　步廊　幽門　腹通谷　陰都　石關　商曲　肓俞　中注　四滿　氣穴　大赫　橫骨　陰谷　湧泉　築賓　交信　復溜　太谿　照海　大鐘　然谷　水泉

禁忌

酉時不適合進行過量的運動，也要避免喝太多的水。

經穴歌訣

少陰經穴二十七，湧泉然谷與太谿，
大鐘水泉與照海，復溜交信築賓派，
陰谷膝內輔骨後，以上從足至膝求，
橫骨大赫連氣穴，四滿中注肓俞臍，
商曲石關陰都密，通谷幽門一寸取，
步廊神封膺靈墟，神藏或中俞府畢。

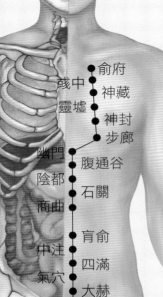

湧泉

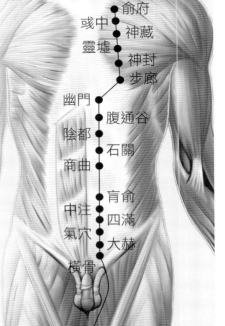

陰谷

築賓
交信　復溜
　　　太谿
照海　大鐘
然谷　水泉

俞府
或中　神藏
靈墟　神封
　　　步廊
幽門　腹通谷
陰都　石關
商曲
　　　肓俞
中注　四滿
氣穴　大赫
　　　橫骨

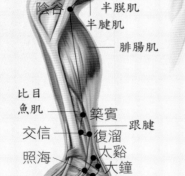

陰谷 ── 半膜肌
　　　　半腱肌
　　　── 腓腸肌

比目
魚肌 ──　築賓
交信 ──　　── 跟腱
照海 　　復溜
　　　　太谿
　　　　　大鐘
　　然谷　水泉

保養腎經的最佳時間

酉時（17：00 ～ 19：00）是腎經當令。腎經是人體協調陰陽能量的經脈，在此時進入貯藏精華的階段。

俞府
戟中
靈墟

幽門
陰都
商曲

中注
氣穴
橫骨

神藏
神封
步廊

腹通谷
石關

肓俞
四滿
大赫

肺經
大腸經
胃經
脾經
心經
小腸經
膀胱經
腎經
心包經
三焦經
膽經
肝經
任脈
督脈
經外奇穴

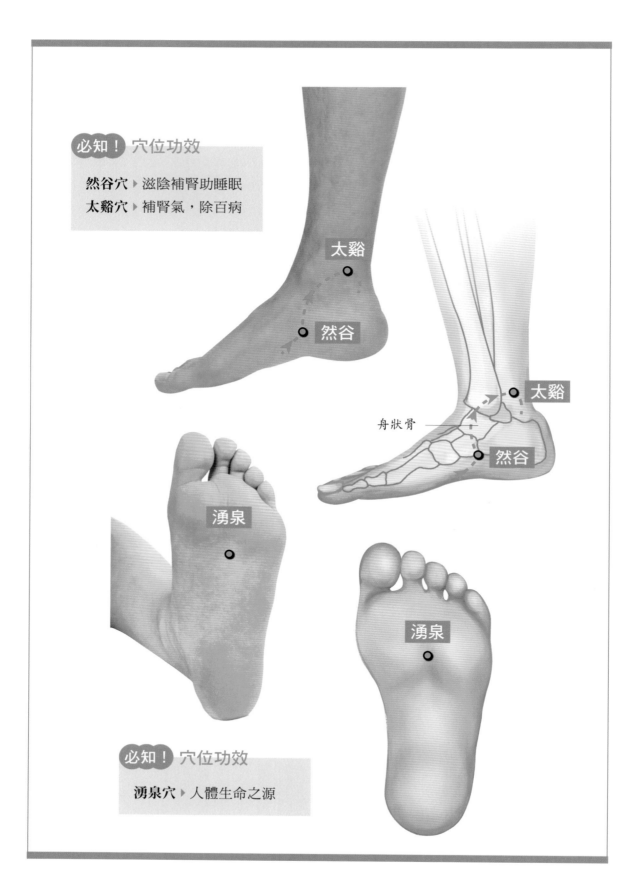

必知！ 穴位功效

然谷穴 ▶ 滋陰補腎助睡眠
太谿穴 ▶ 補腎氣，除百病

太谿

然谷

舟狀骨

太谿

然谷

湧泉

湧泉

必知！ 穴位功效

湧泉穴 ▶ 人體生命之源

肺經
大腸經
胃經
脾經
心經
小腸經
膀胱經
腎經
心包經
三焦經
膽經
肝經
任脈
督脈
經外奇穴

湧泉

👆 食指指腹　⏳ 雙腳各 1～3 分鐘　🔄 每天一次

- 功效：滋陰益腎，平肝熄風。
- 主治：休克、中暑、暈厥、癔病（歇斯底里）、鼻出血、心煩、腰痛、高血壓、低血壓、尿潴留、遺精、頭暈、氣管炎、扁桃腺炎、小兒腹瀉、小兒厭食。
- 位置：在足底，屈足蜷趾時足心最凹陷處。
- 取穴：蜷足，足底前三分之一處可見一凹陷，按壓有痠痛感處即是。

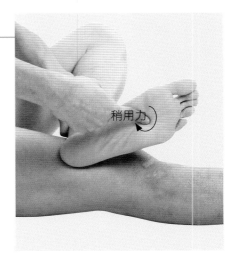

稍用力

然谷

👆 食指指尖　⏳ 雙腳各 1～3 分鐘　🔄 每天一次

- 功效：清熱利濕，益氣固腎。
- 主治：咽喉疼痛、陽痿、月經不調、胸脅脹滿。
- 位置：在足內側，足舟狀骨粗隆下方，赤白肉際處。
- 取穴：坐位垂足，內踝前下方明顯骨性標誌──舟狀骨前下方凹陷處即是。

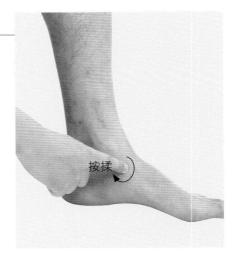

按揉

太谿

👆 食指指尖　⏳ 雙腳各 1～3 分鐘　🔄 每天一次

- 功效：滋陰益腎，壯陽強腰。
- 主治：扁桃腺炎、慢性咽喉炎、閉經、失眠、冠心病、早洩。
- 位置：在踝區，內踝尖與跟腱之間的凹陷中。
- 取穴：坐位垂足，由足內踝向後推至與跟腱之間凹陷處即是。

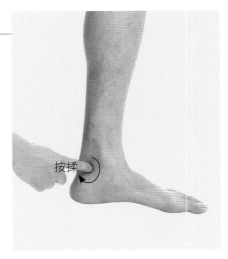

按揉

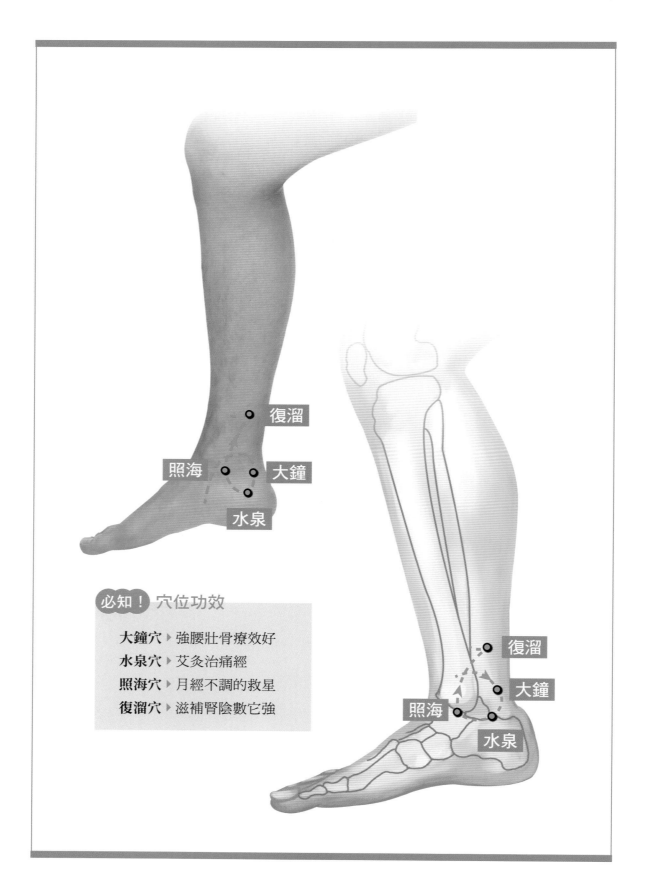

必知！穴位功效

大鐘穴 ▸ 強腰壯骨療效好
水泉穴 ▸ 艾灸治痛經
照海穴 ▸ 月經不調的救星
復溜穴 ▸ 滋補腎陰數它強

復溜
照海　大鐘
水泉

復溜
大鐘
照海
水泉

大鐘

👆 拇指指尖　⏳ 雙腳各 1～3 分鐘　🔄 每天一次

- **功效**：益腎平喘，調理二便。
- **主治**：咽喉腫痛、腰脊強痛、嘔吐、氣喘。
- **位置**：在足跟區，內踝後下方，跟骨上緣，跟腱附著部前緣凹陷中。
- **取穴**：先找到太谿，向下量半橫指，再向後平推至凹陷處即是。

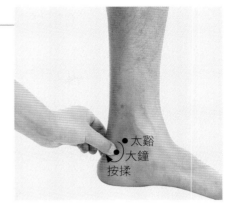

水泉

👆 食指指尖　⏳ 雙腳各 1～3 分鐘　🔄 每天一次

- **功效**：清熱益腎，疏經活絡。
- **主治**：小便不利、足跟痛、痛經、閉經。
- **位置**：在足跟區，太谿直下一寸，跟骨結節內側凹陷中。
- **取穴**：先找到太谿，直下用拇指量一橫指，按壓有痠脹感處即是。

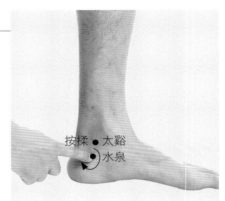

照海

👆 食指指尖　⏳ 雙腳各 1～3 分鐘　🔄 每天一次

- **功效**：滋陰清熱，調經止痛。
- **主治**：咽喉腫痛、氣喘、便祕、月經不調。
- **位置**：在內踝尖下一寸，內踝下緣邊際凹陷中。
- **取穴**：由內踝尖垂直向下推，至下緣凹陷處，按壓有痠痛感處。

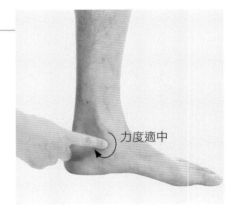

復溜

👆 食指指尖　⏳ 雙腿各 1～3 分鐘　🔄 每天一次

- **功效**：補腎益陰，清熱利水。
- **主治**：水腫、腹脹、腰脊強痛、盜汗、自汗。
- **位置**：在小腿內側，內踝尖上二寸，跟腱的前緣。
- **取穴**：先找到太谿，直上量三橫指，跟腱前緣處，按壓有痠脹感處。

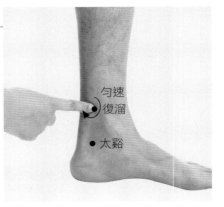

肺經
大腸經
胃經
脾經
心經
小腸經
膀胱經
腎經
心包經
三焦經
膽經
肝經
任脈
督脈
經外奇穴

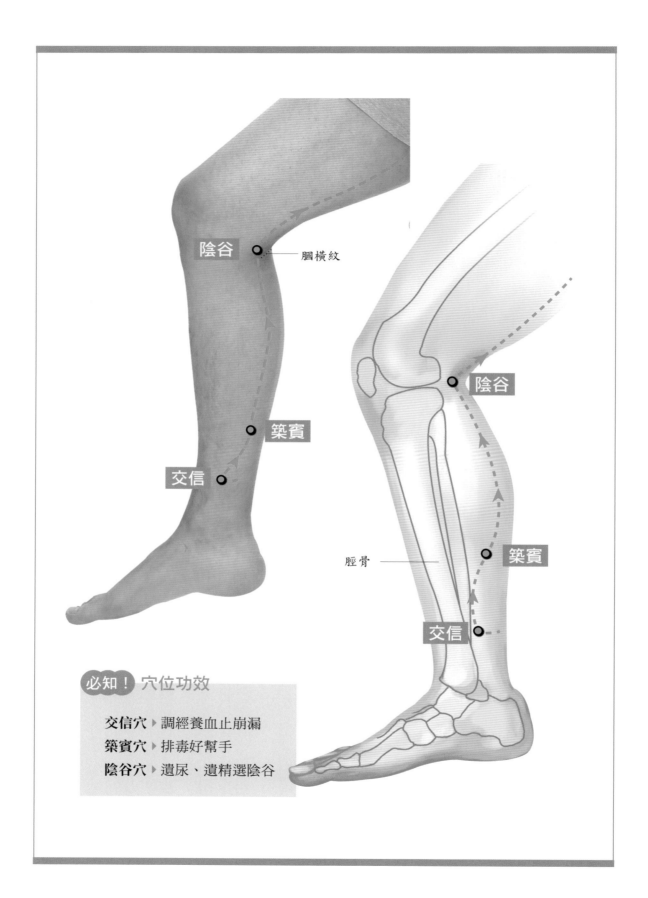

陰谷 ── 膕橫紋

陰谷

築賓

交信

脛骨

陰谷

築賓

交信

必知！ 穴位功效

交信穴 ▶ 調經養血止崩漏
築賓穴 ▶ 排毒好幫手
陰谷穴 ▶ 遺尿、遺精選陰谷

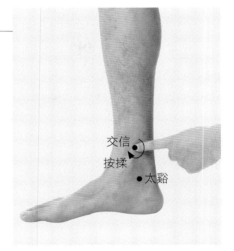

交信

👆 食指指腹　⌛ 雙腿各 1 ～ 3 分鐘　🕐 每天一次

- **功效**：益腎調經，調理二便。
- **主治**：淋病、月經不調、子宮脫垂、便祕、痛經。
- **位置**：在小腿內側，內踝尖上二寸，脛骨內側緣後際凹陷中。
- **取穴**：先找到太谿，直上量三橫指，再前推至脛骨後凹陷處即是。

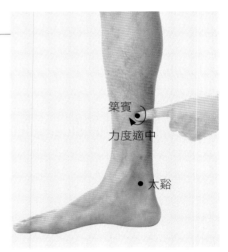

築賓

👆 食指指腹　⌛ 雙腿各 1 ～ 3 分鐘　🕐 每天數次

- **功效**：調理下焦，寧心安神。
- **主治**：腳軟無力、腎炎、膀胱炎、腓腸肌痙攣。
- **位置**：在小腿內側，太谿直上五寸，比目魚肌與跟腱之間。
- **取穴**：先找到太谿，直上量七橫指，按壓有痠脹感處即是。

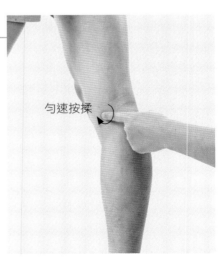

陰谷

👆 食指指腹　⌛ 雙腿各 1 ～ 3 分鐘　🕐 每天數次

- **功效**：益腎調經，理氣止痛。
- **主治**：小便難、遺精、早洩、陰囊濕癢、婦人帶漏。
- **位置**：在膝後區，膕橫紋上，半腱肌腱外側緣。
- **取穴**：微屈膝，在膕窩橫紋內側可觸及兩條筋，兩筋之間凹陷處即是。

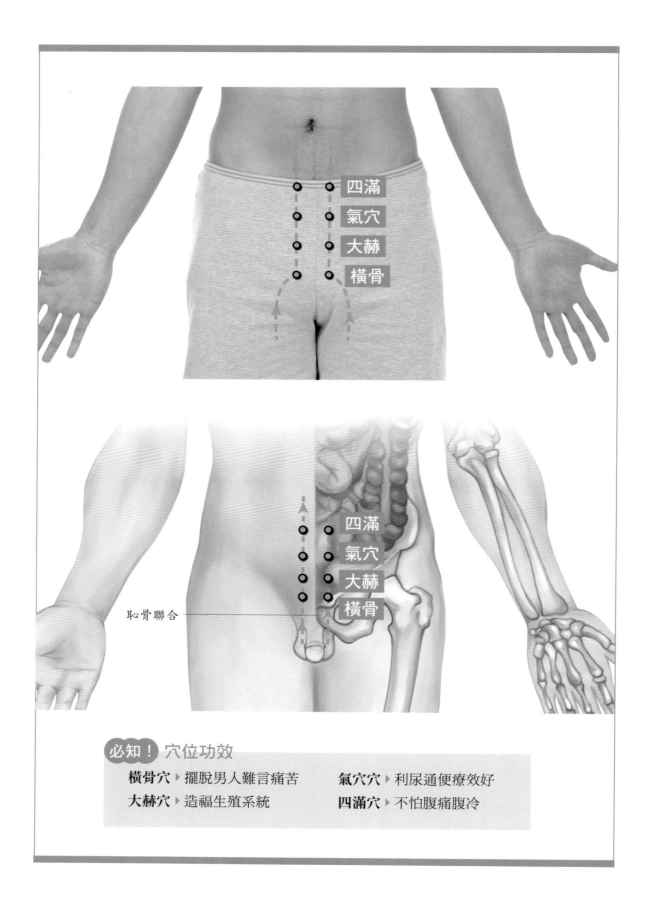

四滿

氣穴

大赫

橫骨

四滿

氣穴

大赫

橫骨

恥骨聯合

必知！ 穴位功效

橫骨穴 ▶ 擺脫男人難言痛苦　　**氣穴穴** ▶ 利尿通便療效好

大赫穴 ▶ 造福生殖系統　　　　**四滿穴** ▶ 不怕腹痛腹冷

橫骨

👆 食指指腹　⌛ 左右穴各 3～5 分鐘　🕐 每天一次

- **功效**：益腎助陽，調理下焦。
- **主治**：腹痛、外生殖器腫痛、遺精、閉經。
- **位置**：在下腹部，臍中下五寸，前正中線旁開○‧五寸。
- **取穴**：仰臥，恥骨聯合上緣中點，再旁開半橫指處即是。

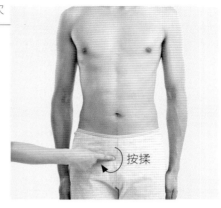

按揉

大赫

👆 食指指腹　⌛ 左右穴各 3～5 分鐘　🕐 每天數次

- **功效**：益腎助陽，調經止帶。
- **主治**：遺精、月經不調、痛經、不孕、帶下。
- **位置**：在下腹部，臍中下四寸，前正中線旁開○‧五寸。
- **取穴**：仰臥，依上法找到橫骨，向上一橫指處即是。

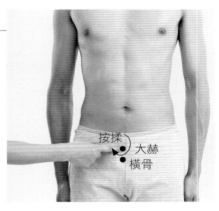

按揉　大赫　橫骨

氣穴

👆 食指指腹　⌛ 左右穴各 1～3 分鐘　🕐 每天一次

- **功效**：調理衝任，益腎暖胞。
- **主治**：月經不調、痛經、帶下、遺精、陽痿。
- **位置**：在下腹部，臍中下三寸，正中線旁開○‧五寸。
- **取穴**：仰臥，肚臍下四橫指，再旁開半橫指處即是。

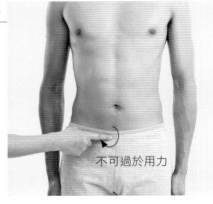

不可過於用力

四滿

👆 食指指腹　⌛ 左右穴各 1～3 分鐘　🕐 每天數次

- **功效**：理氣調經，利水消腫。
- **主治**：痛經、不孕症、遺精、水腫、小腹痛、便祕。
- **位置**：在下腹部，臍中下二寸，正中線旁開○‧五寸。
- **取穴**：仰臥，肚臍下三橫指，再旁開半橫指處即是。

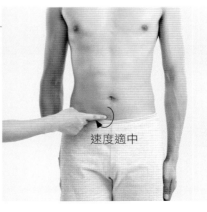

速度適中

肺經
大腸經
胃經
脾經
心經
小腸經
膀胱經
腎經
心包經
三焦經
膽經
肝經
任脈
督脈
經外奇穴

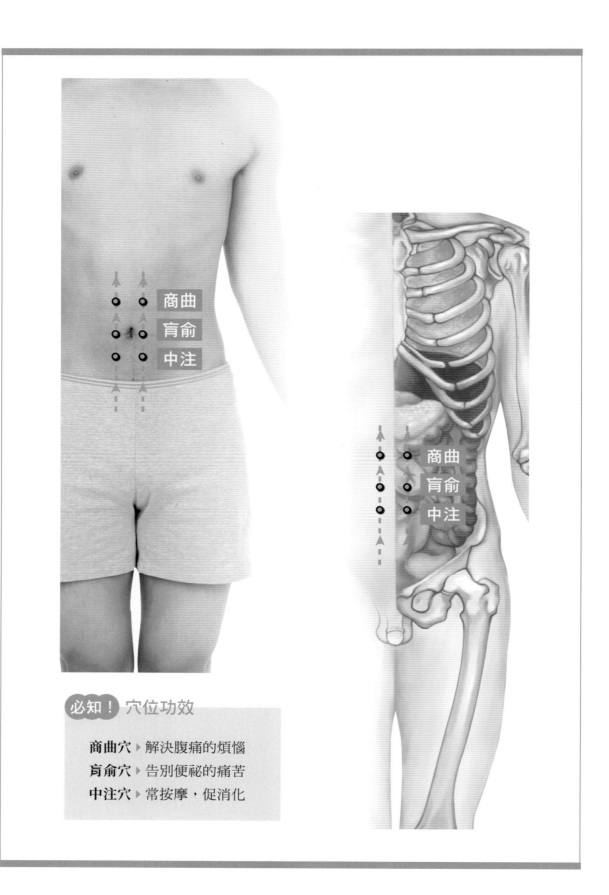

商曲

肓俞

中注

商曲

肓俞

中注

必知！ 穴位功效

商曲穴 ▸ 解決腹痛的煩惱

肓俞穴 ▸ 告別便祕的痛苦

中注穴 ▸ 常按摩，促消化

中注

👆 食指指腹　⏳ 左右穴各 1～3 分鐘　🕐 每天一次

- **功效**：調經止帶，通調腑氣。
- **主治**：腹脹、嘔吐、腹瀉、痢疾、腰腹疼痛。
- **位置**：在下腹部，臍中下一寸，前正中線旁開○‧五寸。
- **取穴**：仰臥，肚臍下半橫指，再旁開半橫指處即是。

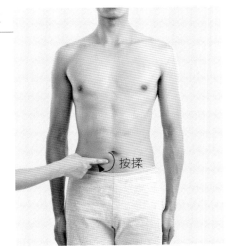

按揉

肓俞

👆 食指指腹　⏳ 左右穴各 3～5 分鐘　🕐 每天一次

- **功效**：理氣止痛，潤腸通便。
- **主治**：繞臍腹痛、腹脹、嘔吐、腹瀉、痢疾、便祕。
- **位置**：在腹中部，臍中旁開○‧五寸。
- **取穴**：仰臥，肚臍旁開半橫指處即是。

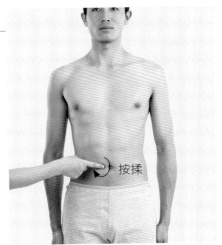

按揉

商曲

👆 食指指腹　⏳ 左右穴各 3～5 分鐘　🕐 每天一次

- **功效**：健脾和胃，消積止痛。
- **主治**：繞臍腹痛、腹脹、嘔吐、腹瀉、痢疾、便祕。
- **位置**：在上腹部，臍中上二寸，前正中線旁開○‧五寸。
- **取穴**：仰臥，肚臍上三橫指，再旁開半橫指處即是。

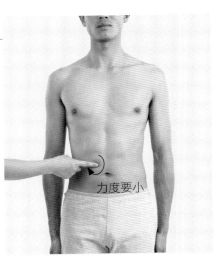

力度要小

肺經
大腸經
胃經
脾經
心經
小腸經
膀胱經
腎經
心包經
三焦經
膽經
肝經
任脈
督脈
經外奇穴

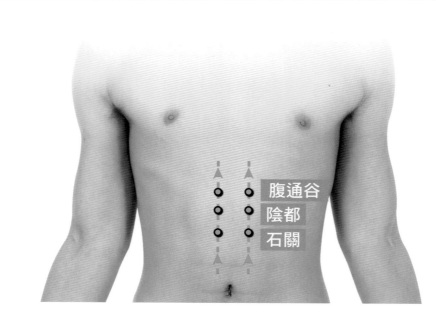

腹通谷
陰都
石關

胸劍聯合

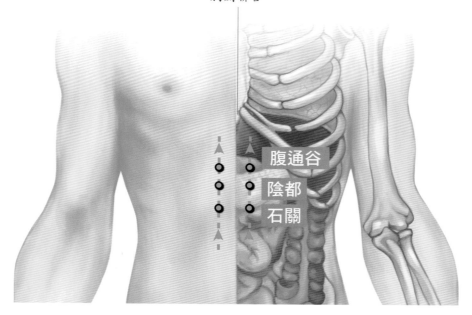

腹通谷
陰都
石關

必知！ 穴位功效

腹通谷穴 ▶ 胃痛嘔吐不用怕

陰都穴 ▶ 有效緩解胃痛

石關穴 ▶ 脾胃虛寒按石關

肺經

大腸經

胃經

脾經

心經

小腸經

膀胱經

腎經

心包經

三焦經

膽經

肝經

任脈

督脈

經外奇穴

石關

🖐 食指指腹　⏳ 左右穴各 3 ～ 5 分鐘　🕐 每天數次

- 功效：降逆止嘔，溫經散寒。
- 主治：閉經、帶下、脾胃虛寒、腹痛。
- 位置：在上腹部，臍中上三寸，前正中線旁開○・五寸。
- 取穴：仰臥，肚臍上四橫指，再旁開半橫指處即是。

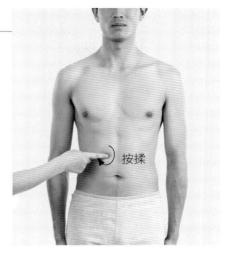

按揉

陰都

🖐 食指指腹　⏳ 左右穴各 3 ～ 5 分鐘　🕐 每天數次

- 功效：調理胃腸，寬胸降逆。
- 主治：腹脹、腸鳴、腹痛、氣喘、便祕、婦人不孕。
- 位置：在上腹部，臍中上四寸，前正中線旁開○・五寸。
- 取穴：仰臥，胸劍聯合與肚臍連線中點，再旁開半橫指處即是。

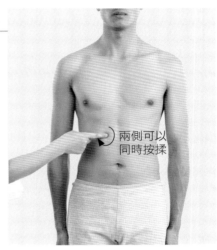

兩側可以同時按揉

腹通谷

🖐 食指指腹　⏳ 左右穴各 3 ～ 5 分鐘　🕐 每天一次

- 功效：健脾和胃，寬胸安神。
- 主治：腹痛，腹脹，嘔吐，胸痛，急、慢性胃炎。
- 位置：在上腹部，臍中上五寸，前正中線旁開○・五寸。
- 取穴：仰臥，胸劍聯合處直下量四橫指，再旁開半橫指處即是。

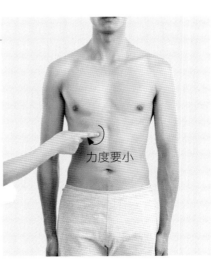

力度要小

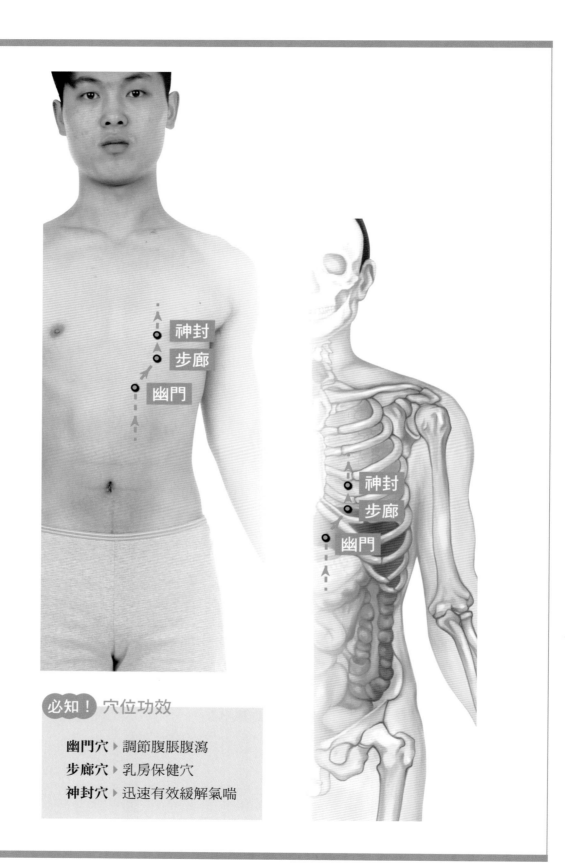

神封

步廊

幽門

神封

步廊

幽門

必知！ 穴位功效

幽門穴 ▶ 調節腹脹腹瀉
步廊穴 ▶ 乳房保健穴
神封穴 ▶ 迅速有效緩解氣喘

幽門

- 功效：健脾和胃，降逆止嘔。
- 主治：腹痛、嘔吐、胃痛、胃潰瘍、消化不良。
- 位置：在上腹部，臍中上六寸，前正中線旁開○·五寸。
- 取穴：仰臥，胸劍聯合處直下量三橫指，再旁開半橫指處即是。

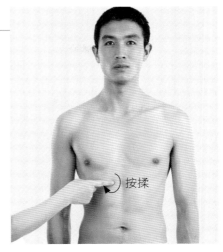

按揉

步廊

👆 食指指腹　⏳ 左右穴各 50～100 次　🕐 每天一次

- 功效：寬胸理氣，止咳平喘。
- 主治：咳嗽、氣喘、胸痛、乳癰、肋膜炎。
- 位置：在胸部，第五肋間隙，前正中線旁開二寸。
- 取穴：仰臥，平乳頭肋間隙的下一肋間，由前正中線旁開三橫指處即是。

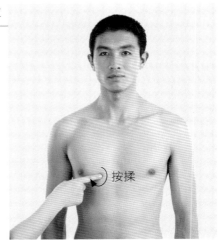

按揉

神封

👆 食指指腹　⏳ 左右穴各 3～5 分鐘　🕐 每天一次

- 功效：寬胸理肺，降逆止嘔。
- 主治：咳嗽、氣喘、嘔吐、胸痛、乳癰、肋膜炎。
- 位置：在胸部，第四肋間隙，前正中線旁開二寸。
- 取穴：仰臥，平乳頭肋間隙中，由前正中線旁開三橫指處即是。

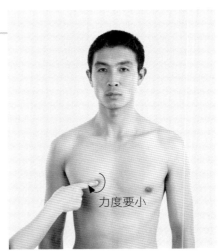

力度要小

肺經
大腸經
胃經
脾經
心經
小腸經
膀胱經
腎經
心包經
三焦經
膽經
肝經
任脈
督脈
經外奇穴

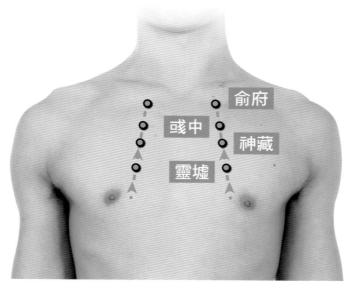

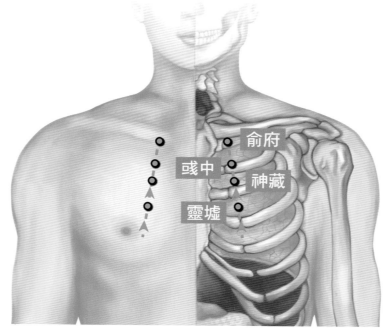

必知！ 穴位功效

靈墟穴 ▶ 專治風寒咳嗽　　**彧中穴** ▶ 定咳順氣好幫手

神藏穴 ▶ 艾灸治咳喘　　　**俞府穴** ▶ 勝過止咳良藥

靈墟

👆 食指指腹　⏳ 左右穴各 10 ～ 15 分鐘　🕐 每天一次

- 功效：疏肝寬胸，肅降肺氣，壯陽益氣。
- 主治：咳嗽、氣喘、胸痛、乳癰。
- 位置：在胸部，第三肋間隙，前正中線旁開二寸。
- 取穴：自乳頭垂直向上推一個肋間隙，前正中線旁開三橫指處。

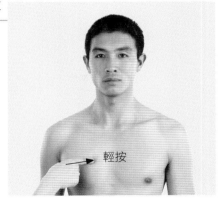

輕按

神藏

👆 食指指腹　⏳ 左右穴各 3 ～ 5 分鐘　🕐 每天一次

- 功效：寬胸理氣，降逆平喘。
- 主治：咳嗽、氣喘、胸痛、支氣管炎、嘔吐。
- 位置：在胸部，第二肋間隙，前正中線旁開二寸。
- 取穴：自乳頭垂直向上推兩個肋間隙，前正中線旁開三橫指處。

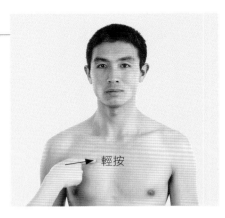

輕按

彧中

👆 食指指腹　⏳ 左右穴各 3 ～ 5 分鐘　🕐 每天一次

- 功效：寬胸理氣，止咳化痰。
- 主治：咳嗽、胸脅脹滿、不嗜食、咽喉腫痛。
- 位置：在胸部，第一肋間隙，前正中線旁開二寸。
- 取穴：自鎖骨下緣垂直向下推一個肋骨，就是第一肋間隙，由前正中線旁開三橫指處即是。

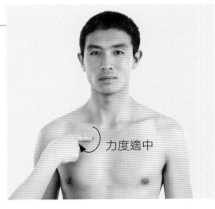

力度適中

俞府

👆 食指指腹　⏳ 3 ～ 5 分鐘　🕐 每天一次

- 功效：止咳平喘，和胃降逆。
- 主治：咳嗽、氣喘、嘔吐、胸脅脹滿。
- 位置：鎖骨下緣，前正中線旁開二寸。
- 取穴：仰臥，鎖骨下可觸及一凹陷，在此凹陷中，前正中線旁開三橫指處即是。

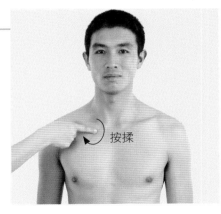

按揉

肺經
大腸經
胃經
脾經
心經
小腸經
膀胱經
腎經
心包經
三焦經
膽經
肝經
任脈
督脈
經外奇穴

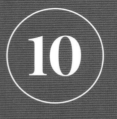

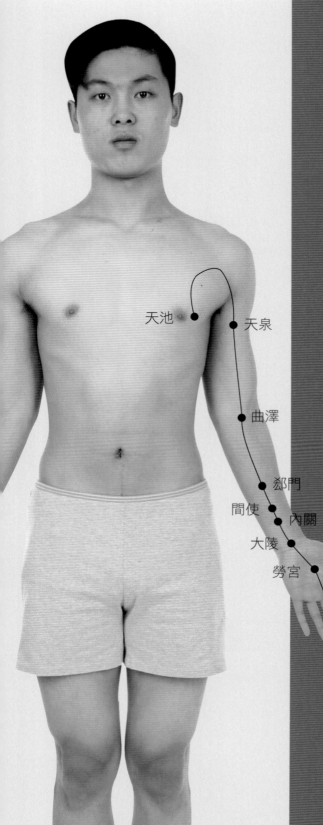

手厥陰心包經

心包經發生病變時，主要表現為以下疾病：失眠、多夢、易醒、健忘、口瘡口臭、全身痛癢等；心煩、心悸、心痛、心悶、神志失常等；心包氣絕則眼大無神直視，形體萎黃如煙燻；亢進熱證時心煩、易怒、失眠、多夢、胸痛、頭熱痛、上肢痛、目赤、便祕；衰弱寒證時容易心悸、心動過緩、暈眩、呼吸困難、上肢無力、胸痛、目黃、易醒、難入睡。

| 循行部位 | 本經起於胸中，出屬心包絡，向下穿過膈肌，絡於上、中、下三焦。其分支從胸中分出，出脅部當腋下三寸處，向上至腋窩下，沿上肢內側中線入肘，過腕部，入掌中，沿中指橈側至末端。另一分支從掌中分出，沿無名指尺側端行，經氣於關衝穴與手少陽三焦經相接。 |

天池　天泉　曲澤　郄門　間使　內關　大陵　勞宮　中衝

| 找穴位 快速 | 從腋前、後紋頭到肘橫紋（平肘尖）為九寸，從肘橫紋（平肘尖）到腕掌（背）側橫紋為十二寸，每一等分是一寸。 |

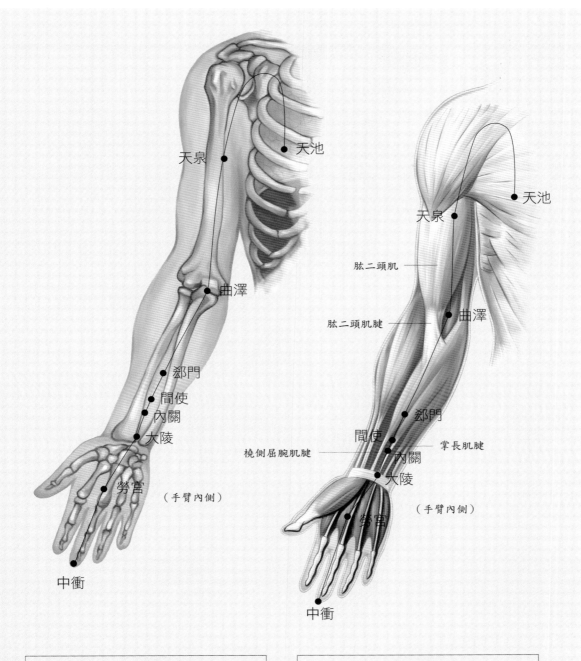

天池

天泉

天池

天泉

肱二頭肌

曲澤

肱二頭肌腱

曲澤

郄門

郄門

間使

間使

內關

掌長肌腱

大陵

橈側屈腕肌腱

內關

勞宮

大陵

（手臂內側）

勞宮

中衝

（手臂內側）

中衝

肺經

大腸經

胃經

脾經

心經

小腸經

膀胱經

腎經

心包經

三焦經

膽經

肝經

任脈

督脈

經外奇穴

禁忌

晚餐不要太過油膩，否則易生亢熱而致胸中煩悶、噁心。

保養心包經的最佳時間

心包經在戌時（19：00～21：00）最興旺，心臟不好的人最好在戌時循按心包經。

經穴歌訣

心包手厥陰九穴，起於天池中衝盡，
心胸肺胃效皆好，諸痛癢瘡亦可尋，
天池乳外旁一寸，天泉腋下二寸循，
曲澤腱內橫紋上，郄門去腕五寸尋，
間使腕後方三寸，內關掌後二寸停，
掌後紋中大陵在，兩條肌腱標準明，
勞宮屈指掌心取，中指末端是中衝。

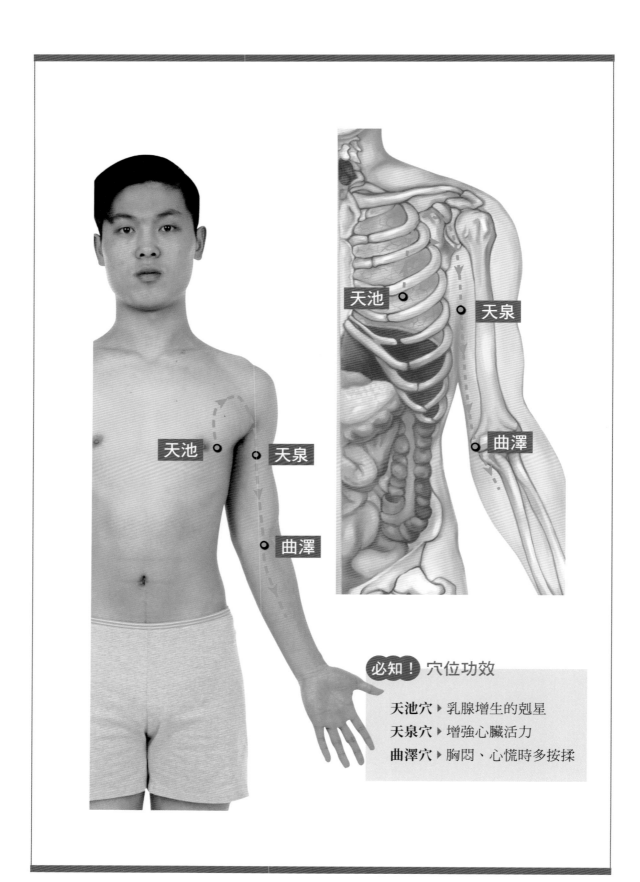

天池

天泉

曲澤

天池

天泉

曲澤

必知！ 穴位功效

天池穴 ▶ 乳腺增生的剋星

天泉穴 ▶ 增強心臟活力

曲澤穴 ▶ 胸悶、心慌時多按揉

天池

🖐 食指指腹　⏳ 左右穴各 3 ～ 5 分鐘　🕐 每天數次

- **功效**：活血化瘀，寬胸理氣。
- **主治**：咳嗽、胸痛、胸悶、乳汁分泌不足、乳腺炎。
- **位置**：在胸部，第四肋間隙，前正中線旁開五寸。
- **取穴**：仰臥，自乳頭沿水平線向外側旁開一橫指，按壓有痠脹感處即是。

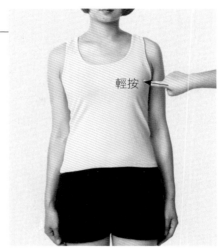

輕按

天泉

🖐 食指指腹　⏳ 雙臂各 1 ～ 3 分鐘　🕐 每天數次

- **功效**：寬胸理氣，活血通脈。
- **主治**：心痛、打嗝、上臂內側痛、胸背痛。
- **位置**：在臂前區，腋前紋頭下二寸，肱二頭肌的長、短頭之間。
- **取穴**：伸肘仰掌，腋前紋頭直下三橫指，在肱二頭肌腹間隙中，按壓有痠脹感處即是。

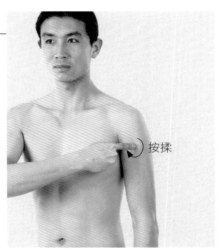

按揉

曲澤

🖐 食指指腹　⏳ 雙臂各 1 ～ 3 分鐘　🕐 每天數次

- **功效**：清心鎮痛，和胃降逆。
- **主治**：胃痛、嘔吐、腹瀉、風疹、心痛、心悸。
- **位置**：在肘前區，肘橫紋上，肱二頭肌腱的尺側緣凹陷中。
- **取穴**：肘微彎，肘彎裡可摸到一條大筋，內側橫紋上可觸及凹陷處即是。

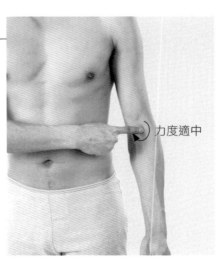

力度適中

173

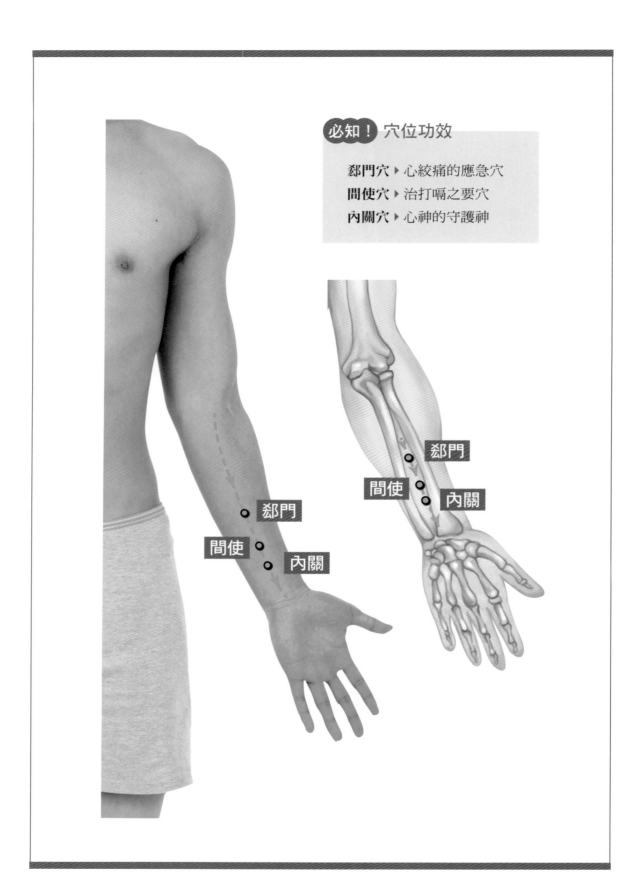

必知！ 穴位功效

郄門穴 ▸ 心絞痛的應急穴
間使穴 ▸ 治打嗝之要穴
內關穴 ▸ 心神的守護神

郄門

間使　　內關

郄門

間使　　內關

肺經

大腸經

胃經

脾經

心經

小腸經

膀胱經

腎經

心包經

三焦經

膽經

肝經

任脈

督脈

經外奇穴

郄門

🖐 食指指腹　⏳ 雙臂各 1 分鐘　🕐 每天數次

- **功效**：寧心安神，清營止血。
- **主治**：心胸部疼痛、心悸、嘔血、鼻塞。
- **位置**：在前臂前區，腕掌側遠端橫紋上五寸，掌長肌腱與橈側屈腕肌腱之間。
- **取穴**：微屈腕握拳，曲澤與大陵連線中點下一橫指處即是。

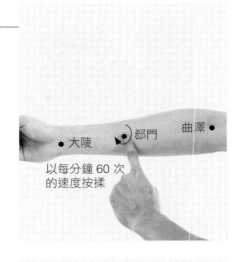

以每分鐘 60 次的速度按揉

間使

🖐 食指指腹　⏳ 雙臂各 3～5 分鐘　🕐 每天數次

- **功效**：寬胸和胃，清心安神，理氣鎮痛。
- **主治**：打嗝、嘔吐、中風。
- **位置**：在前臂前區，腕掌側遠端橫紋上三寸，掌長肌腱與橈側腕屈肌腱之間。
- **取穴**：微屈腕握拳，從腕橫紋向上量四橫指，兩條索狀筋之間即是。

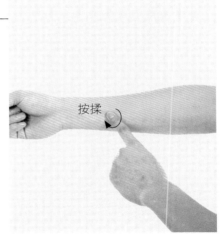

按揉

內關

🖐 食指指腹　⏳ 10～15 分鐘　🕐 每日兩三次

- **功效**：寧心安神，和胃降逆，理氣鎮痛。
- **主治**：心痛、心悸、失眠、癲癇、胃痛、嘔吐、打嗝、氣喘、高血壓、低血壓、冠心病、汗多、神經性皮膚炎、小兒驚風。
- **位置**：在前臂前區，腕掌側遠端橫紋上二寸，掌長肌腱與橈側腕屈肌腱之間。
- **取穴**：微屈腕握拳，從腕橫紋向上量三橫指，兩條索狀筋之間即是。

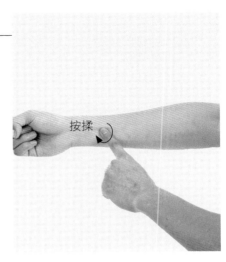

按揉

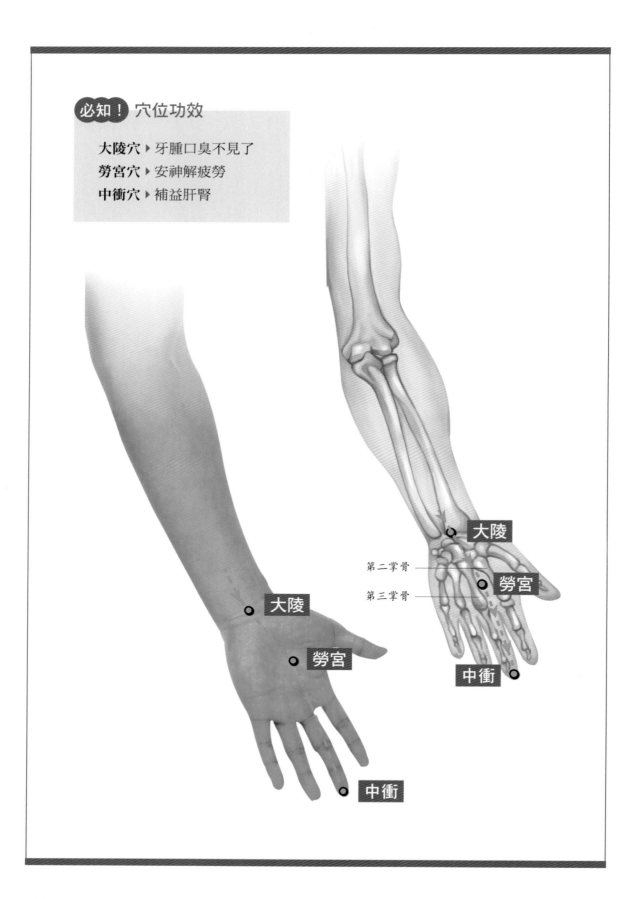

必知！穴位功效

大陵穴 ▶ 牙腫口臭不見了
勞宮穴 ▶ 安神解疲勞
中衝穴 ▶ 補益肝腎

大陵

第二掌骨

勞宮

第三掌骨

中衝

大陵

勞宮

中衝

肺經

大腸經

胃經

脾經

心經

小腸經

膀胱經

腎經

心包經

三焦經

膽經

肝經

任脈

督脈

經外奇穴

大陵

👆食指指腹　⏳雙臂各 1～3 分鐘　🕐早晚各一次

- 功效：寧心安神，和營通絡，寬胸和胃。
- 主治：身熱、頭痛、扁桃腺炎、咽喉炎、腎虛、失眠。
- 位置：在腕前區，腕掌側遠端橫紋中，掌長肌腱與橈側屈腕肌腱之間。
- 取穴：微屈腕握拳，腕橫紋上，兩條索狀筋之間即是。

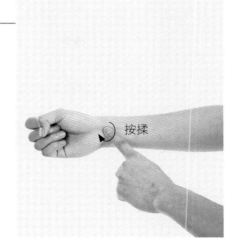

按揉

勞宮

👆食指指腹　⏳雙手各 1～3 分鐘　🕐每天數次

- 功效：清心瀉熱，開竅醒神，消腫止癢。
- 主治：熱病、汗多、心煩、口腔潰瘍、中風昏迷、高脂血症。
- 位置：在掌區，橫平第三掌指關節近端，第二、第三掌骨之間偏於第三掌骨。
- 取穴：握拳屈指，中指尖所指掌心處，按壓有痠痛感處即是。

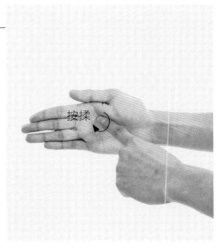

按揉

中衝

👆食指指尖　⏳雙手各 1～3 分鐘　🕐每天數次

- 功效：心絞痛的急救穴。
- 主治：心痛、心悸、中風、中暑、目赤、舌痛、小兒驚風。
- 位置：在手指，中指末端最高點。
- 取穴：俯掌，在手中指尖端的中央處即是。

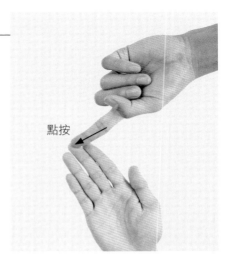

點按

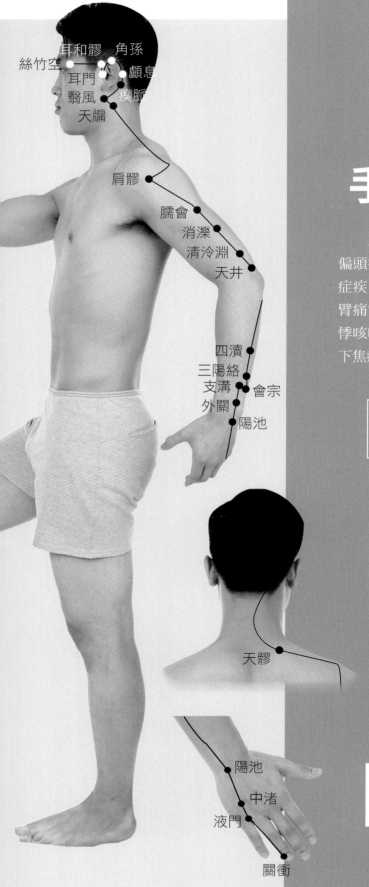

手少陽三焦經

　　三焦經發生病變時，主要表現為以下疾病：偏頭痛、耳鳴耳聾、咽喉腫痛、眼痛等頭面五官症疾，以及經絡所過部位如頸項痛、肩背痛、肘臂痛等運動障礙；上焦病變易出現心煩胸悶、心悸咳喘；中焦病變易出現脾胃脹痛、食慾不振；下焦病變易出現水腫、遺尿、大小便異常等。

循行部位	起自無名指尺側端，上出於四五兩指之間，沿手背至腕部，向上經尺、橈兩骨之間通過肘尖部，沿上臂後到肩部，在大椎穴處與督脈相會；又從足少陽膽經後，前行進入鎖骨上窩，分布在兩乳之間，脈氣散布聯絡心包，向下貫穿膈肌，統屬上、中、下三焦。支脈：從胸中向上循行，出缺盆穴，上走項部，並沿耳後直上，抵於額角，再屈而下行至面頰部，到眼眶下面。另外一條支脈，從耳後進入耳中，再至耳前，與前脈交會於面頰部，到達目外眥，與足少陽膽經相接。
找穴位 快速	從腋前、後紋頭到肘橫紋（平肘尖）為九寸，從肘橫紋（平肘尖）到腕掌（背）側橫紋為十二寸，每一等分是一寸。

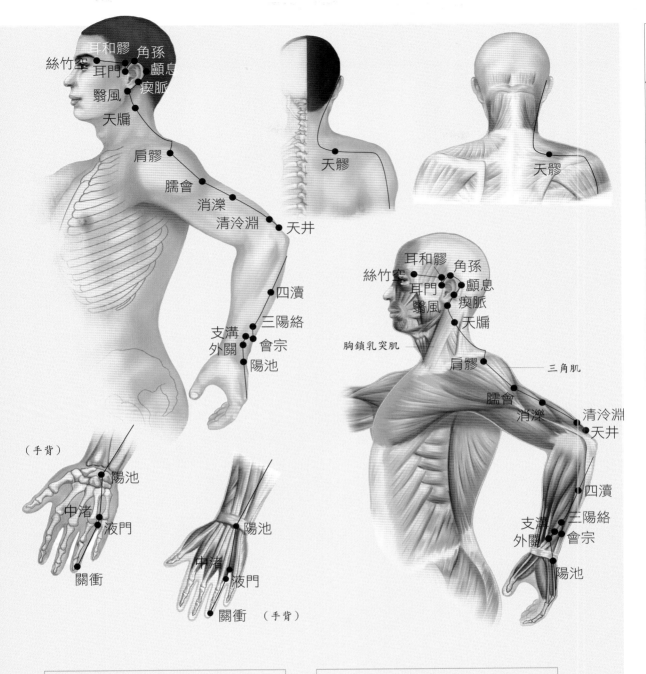

肺經
大腸經
胃經
脾經
心經
小腸經
膀胱經
腎經
心包經
三焦經
膽經
肝經
任脈
督脈
經外奇穴

禁忌

熬夜可能會出現內分泌失調的症狀，所以
儘量不要晚睡。

保養三焦經的最佳時間

亥時（21：00 ～ 23：00）三焦經當令，
人如果在此時入睡，百脈可得到最好的休
養生息，對身體、美容十分有益。

經穴歌訣

三焦經穴二十三，關衝液門中渚間，
陽池外關支溝正，會宗三陽四瀆長，
天井清泠淵消濼，臑會肩髎天髎堂，
天牖翳風瘈脈青，顱息角孫耳門當，
和髎耳前髮際邊，絲竹空在眉外藏。

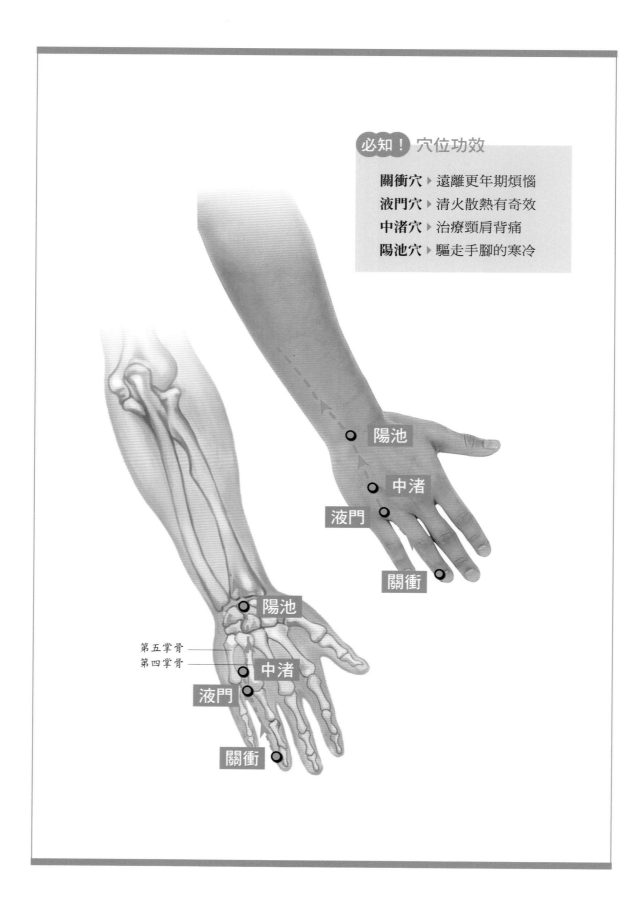

陽池

中渚

液門

關衝

第五掌骨
第四掌骨

陽池

中渚

液門

關衝

關衝

🖐 食指指尖　⏳ 雙手各 1〜3 分鐘　🕐 每天一次

- 功效：瀉熱開竅，清利喉舌。
- 主治：頭痛、咽喉腫痛、視物不明、肘痛。
- 位置：在手指，第四指末節尺側，指甲根角側上方〇．一寸（指寸）。
- 取穴：沿手無名指指甲底部與側緣引線的交點處即是。

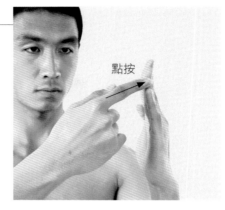

點按

液門

🖐 拇指指腹　⏳ 雙手各 1〜3 分鐘　🕐 早晚各一次

- 功效：清頭目，利三焦，通絡止痛。
- 主治：手背紅腫、腕部無力、熱病。
- 位置：在手背，當第四、第五指間，指蹼緣後方赤白肉際處。
- 取穴：手背部第四、第五指指縫間，掌指關節前可觸及一凹陷處。

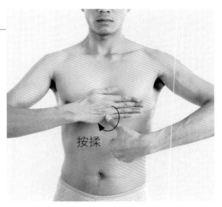

按揉

中渚

🖐 拇指指腹　⏳ 雙手各 1〜3 分鐘　🕐 早晚各一次

- 功效：清熱通絡，開竅益聰。
- 主治：前臂疼痛、脂漏性皮膚炎、頭痛、目眩。
- 位置：在手背，第四、第五掌骨間，第四掌指關節近端凹陷中。
- 取穴：手背部第四、第五指指縫間，掌指關節後可觸及一凹陷處。

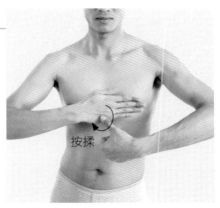

按揉

陽池

🖐 拇指指腹　⏳ 雙手各 1〜3 分鐘　🕐 早晚各一次

- 功效：清熱通絡，通調三焦，益陰增液。
- 主治：腕關節腫痛、手足怕冷。
- 位置：在腕後區，腕背側遠端橫紋上，伸指總肌腱的尺側緣凹陷中。
- 取穴：腕背面，由第四掌骨向上推至腕關節橫紋，可觸及凹陷處。

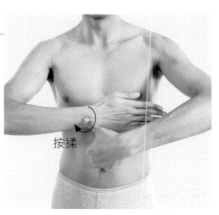

按揉

肺經
大腸經
胃經
脾經
心經
小腸經
膀胱經
腎經
心包經
三焦經
膽經
肝經
任脈
督脈
經外奇穴

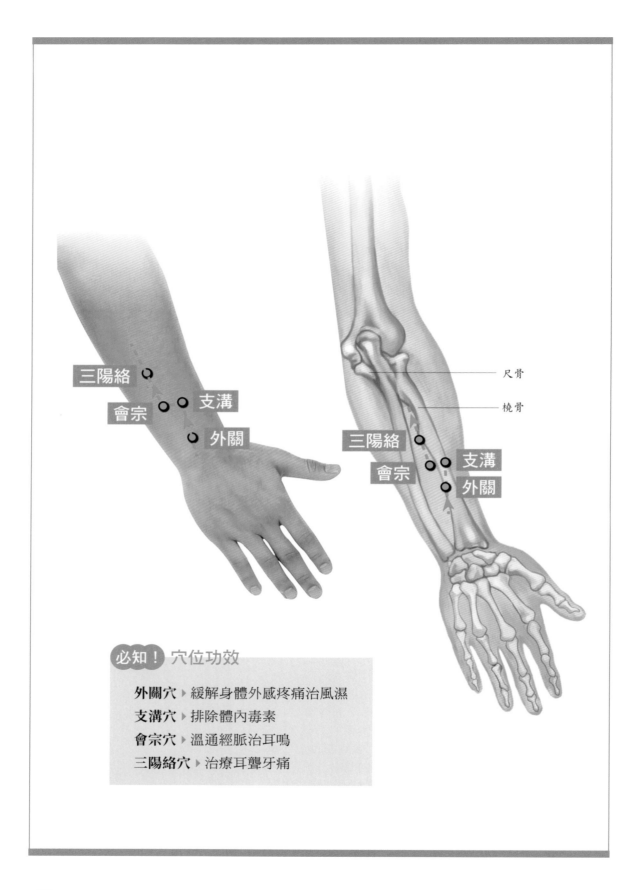

三陽絡

會宗　支溝

外關

三陽絡

會宗　支溝

外關

尺骨

橈骨

必知！ 穴位功效

外關穴 ▶ 緩解身體外感疼痛治風濕

支溝穴 ▶ 排除體內毒素

會宗穴 ▶ 溫通經脈治耳鳴

三陽絡穴 ▶ 治療耳聾牙痛

外關

🖐 拇指指腹　⏳ 雙臂各 1～3 分鐘　🕐 早晚各一次

- **功效**：清熱解表，通經活絡。
- **主治**：感冒、頭痛、三叉神經痛、頸椎病。
- **位置**：在前臂外側，腕背側遠端橫紋上二寸，尺骨與橈骨間隙中點。
- **取穴**：掌腕背橫紋中點直上三橫指，前臂兩骨頭之間的凹陷處。

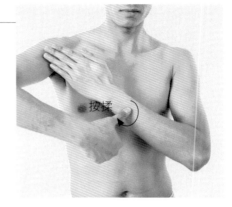

按揉

支溝

🖐 拇指指腹　⏳ 雙臂各 3～5 分鐘　🕐 早晚各一次

- **功效**：清利三焦，通腑降逆。
- **主治**：胸脅痛、腹脹、便祕、心絞痛。
- **位置**：在前臂外側，腕背側遠端橫紋上三寸，尺骨與橈骨間隙中點。
- **取穴**：掌腕背橫紋中點直上四橫指，前臂兩骨頭之間的凹陷處。

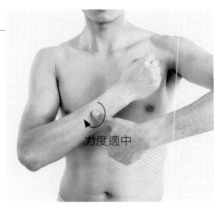

力度適中

會宗

🖐 拇指指腹　⏳ 雙臂各 3～5 分鐘　🕐 每天數次

- **功效**：清利三焦，安神定志。
- **主治**：偏頭痛、耳聾、耳鳴、咳喘胸滿。
- **位置**：在前臂外側，腕背側遠端橫紋上三寸，尺骨的橈側緣。
- **取穴**：掌腕背橫紋中點直上四橫指，拇指側按壓有痠脹感處。

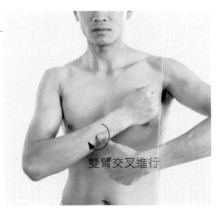

雙臂交叉進行

三陽絡

🖐 拇指指尖　⏳ 雙臂各 3 分鐘　🕐 每天數次

- **功效**：舒筋通絡，開竅鎮痛。
- **主治**：前臂痠痛、耳聾、牙痛、腦血管病後遺症。
- **位置**：在前臂外側，腕背側遠端橫紋上四寸，尺骨與橈骨間隙中點。
- **取穴**：先找到支溝，直上一橫指，前臂兩骨頭之間的凹陷處。

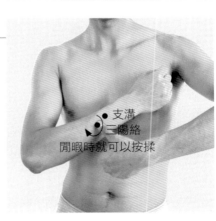

支溝
三陽絡
閒暇時就可以按揉

肺經
大腸經
胃經
脾經
心經
小腸經
膀胱經
腎經
心包經
三焦經
膽經
肝經
任脈
督脈
經外奇穴

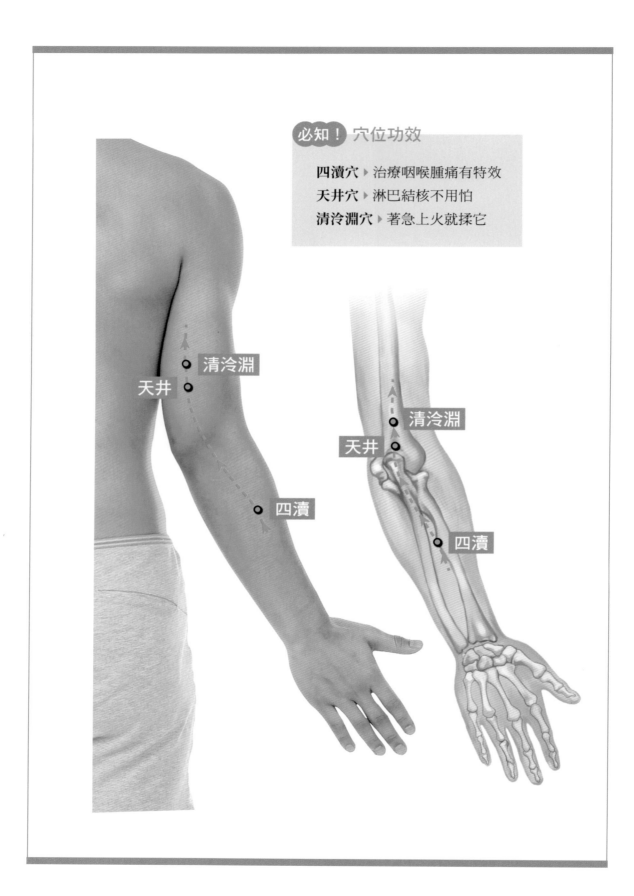

必知！ 穴位功效

四瀆穴 ▶ 治療咽喉腫痛有特效
天井穴 ▶ 淋巴結核不用怕
清泠淵穴 ▶ 著急上火就揉它

清泠淵

天井

四瀆

肺經
大腸經
胃經
脾經
心經
小腸經
膀胱經
腎經
心包經
三焦經
膽經
肝經
任脈
督脈
經外奇穴

四瀆   👆 拇指指尖   ⌛ 雙臂各 1～3 分鐘   🕐 每天數次

- **功效**：開竅聰耳，清利咽喉。
- **主治**：咽喉腫痛、耳聾、耳鳴、頭痛、下牙痛、眼疾。
- **位置**：在前臂外側，肘尖下五寸，尺骨與橈骨間隙中。
- **取穴**：先找到陽池，其與肘尖連線的中點上一橫指處即是。

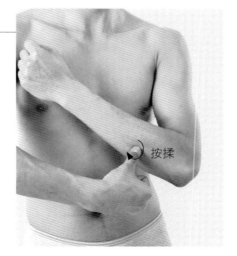

按揉

天井   👆 食指指尖   ⌛ 雙臂各 1～3 分鐘   🕐 早晚各一次

- **功效**：行氣散結，安神通絡。
- **主治**：前臂痠痛、淋巴結核、落枕、偏頭痛。
- **位置**：在肘後側，肘尖上一寸凹陷中。
- **取穴**：屈肘，肘尖直上一橫指凹陷處即是。

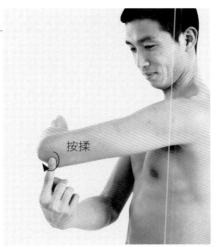

按揉

清冷淵   👆 食指指腹   ⌛ 雙臂各 1～3 分鐘   🕐 每天數次

- **功效**：疏散風寒，通經止痛。
- **主治**：前臂及肩背部痠痛不舉、頭項痛、眼疾。
- **位置**：在臂後側，肘尖與肩峰角連線上，肘尖上二寸。
- **取穴**：屈肘，肘尖直上三橫指凹陷處即是。

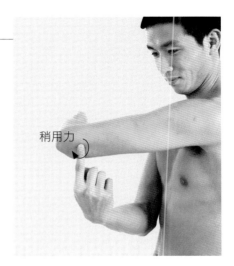

稍用力

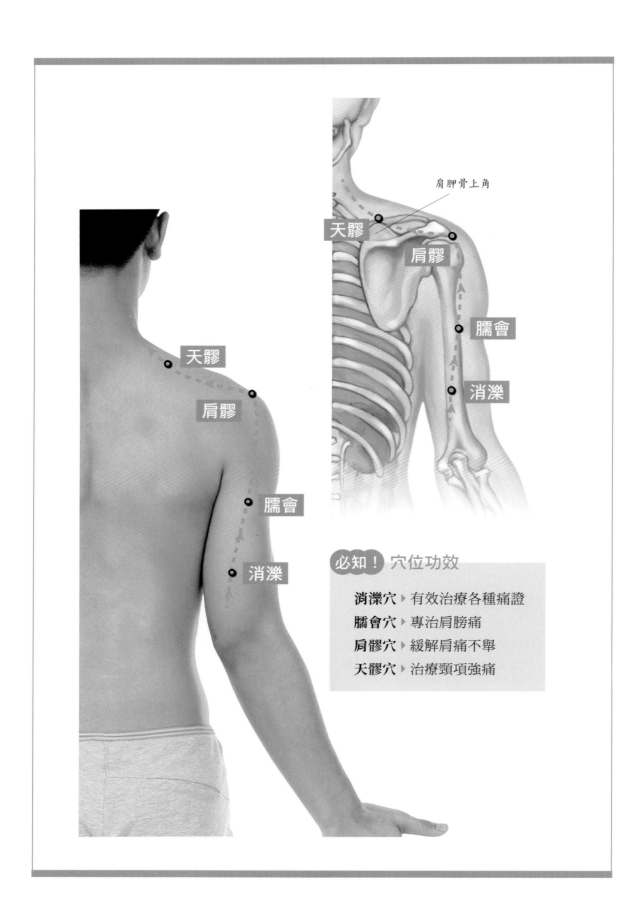

肩胛骨上角

天髎

肩髎

臑會

消濼

天髎

肩髎

臑會

消濼

必知！ 穴位功效

消濼穴▸有效治療各種痛證
臑會穴▸專治肩膀痛
肩髎穴▸緩解肩痛不舉
天髎穴▸治療頸項強痛

消濼

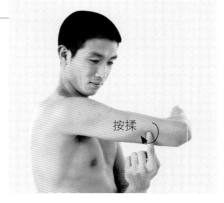

👆 食指指尖　⏳ 雙臂各 3～5 分鐘　🔄 每天一次

- **功效**：清熱安神，活絡止痛。
- **主治**：頸項強急腫痛、臂痛、頭痛、牙痛。
- **位置**：在臂後側，肘尖與肩峰角連線上，肘尖上五寸。
- **取穴**：先取肩髎，其與肘尖連線上，肘尖上七橫指處即是。

按揉

臑會

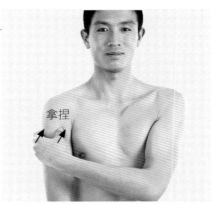

👆 拇指和食指　⏳ 雙臂各 1～3 分鐘　🔄 每天一次

- **功效**：化痰散結，通絡止痛。
- **主治**：肩胛腫痛、肩臂瘆痛。
- **位置**：在臂後側，平腋後紋頭，三角肌的後下緣。
- **取穴**：先取肩髎，其與肘尖連線上，肩髎下四橫指處即是。

拿捏

肩髎

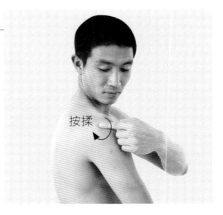

👆 食指指腹　⏳ 3～5 分鐘　🔄 早晚各一次

- **功效**：祛風濕，通經絡。
- **主治**：肩胛腫痛、肩臂痛、中風偏癱、蕁麻疹。
- **位置**：在肩部，肩峰角與肱骨大結節兩骨間凹陷中。
- **取穴**：外展上臂，肩膀後下方凹陷處即是。

按揉

天髎

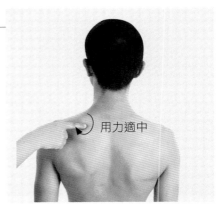

👆 食指指腹　⏳ 3～5 分鐘　🔄 早晚各一次

- **功效**：祛風除濕，通經止痛。
- **主治**：肩臂痛、頸項僵硬疼痛、胸中煩滿。
- **位置**：在肩胛骨上角處，當肩井與曲垣之間的中點，橫平第一胸椎棘突。
- **取穴**：肩胛骨上角，其上方的凹陷處即是。

用力適中

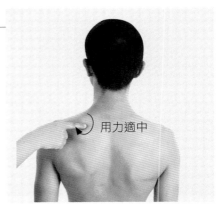

肺經
大腸經
胃經
脾經
心經
小腸經
膀胱經
腎經
心包經
三焦經
膽經
肝經
任脈
督脈
經外奇穴

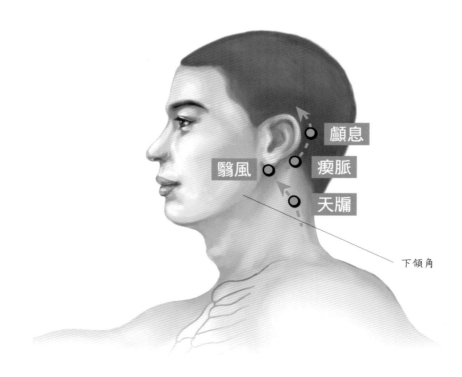

必知！ 穴位功效

天牖穴 ▶ 緩解頸肩痠痛
翳風穴 ▶ 快速止嗝
瘈脈穴 ▶ 小兒驚風療效佳
顱息穴 ▶ 頭痛耳鳴揉顱息

顱息
瘈脈
翳風
天牖

顱息
瘈脈
翳風
天牖

下頜角

肺經

大腸經

胃經

脾經

心經

小腸經

膀胱經

腎經

心包經

三焦經

膽經

肝經

任脈

督脈

經外奇穴

天牖

🖐 食指指尖　⌛ 左右穴各 3～5 分鐘　🕐 早晚各一次

- 功效：清頭明目，通經活絡。
- 主治：頭痛、頭暈、頸肩痠痛、目痛、耳鳴。
- 位置：在項後，橫平下頜角，胸鎖乳突肌的後緣凹陷中。
- 取穴：乳突後方直下平下頜角的凹陷處即是。

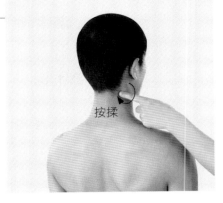

按揉

翳風

🖐 食指指尖　⌛ 5 分鐘　🕐 每天一次

- 功效：聰耳通竅，散內瀉熱。
- 主治：打嗝、中耳炎、三叉神經痛、牙痛。
- 位置：在頸部，耳垂後方，乳突下端前方凹陷中。
- 取穴：頭偏向一側，將耳垂下壓，所覆蓋範圍中的凹陷處即是。

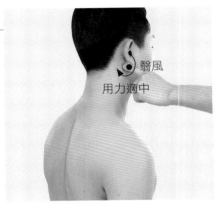

翳風

用力適中

瘈脈

🖐 食指指尖　⌛ 左右穴各 1～3 分鐘　🕐 早晚各一次

- 功效：熄風解痙，活絡通竅。
- 主治：頭痛、耳聾、耳鳴、小兒驚風、嘔吐。
- 位置：在頭部，角孫至翳風沿耳輪弧形連線的上三分之二與下三分之一交點處。
- 取穴：沿翳風和角孫做耳輪連線，連線的上三分之二與下三分之一交點處。

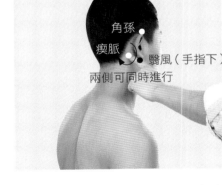

角孫

瘈脈

翳風（手指下）

兩側可同時進行

顱息

🖐 食指指尖　⌛ 左右穴各 1～3 分鐘　🕐 每天一次

- 功效：通竅聰耳，瀉熱鎮驚。
- 主治：耳鳴、頭痛、耳聾、小兒驚風、嘔吐。
- 位置：在頭部，角孫至翳風沿耳輪弧形連線的上三分之二與下三分之一交點處。
- 取穴：先找到翳風和角孫，二者之間做耳輪連線，連線的上三分之一與下三分之二交點處。

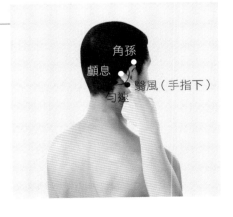

角孫

顱息

翳風（手指下）

勻速

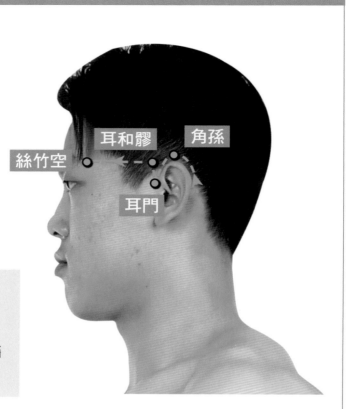

角孫穴 ▶ 保護眼睛不受傷害

耳門穴 ▶ 護耳有絕招

耳和髎穴 ▶ 五官疾病不必苦惱

絲竹空穴 ▶ 頭痛頭暈都點它

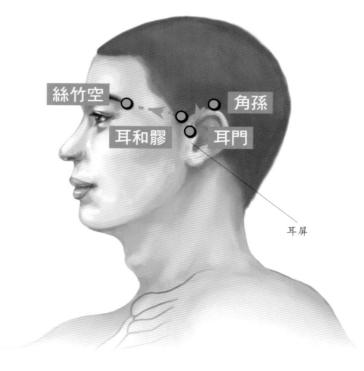

耳屏

角孫

👆食指指腹　⏳左右穴各 1～3 分鐘　🕐早晚各一次

- 功效：清熱消腫，散風止痛。
- 主治：目赤腫痛、牙痛、頭痛、頸項僵硬。
- 位置：在頭側部，耳尖正對髮際處。
- 取穴：在頭部，將耳郭折疊向前，找到耳
  尖，耳尖直上入髮際處即是。

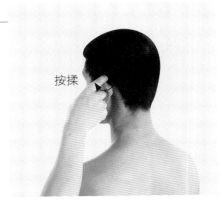

按揉

耳門

👆食指指腹　⏳左右穴各 1～3 分鐘　🕐早晚各一次

- 功效：開竅聰耳，瀉熱活絡。
- 主治：耳鳴、耳聾、耳道流膿、中耳炎、
  牙痛。
- 位置：在耳前，耳屏上切跡與下頜骨髁突
  之間的凹陷中。
- 取穴：耳屏上緣的前方，張口有凹陷處即
  是。

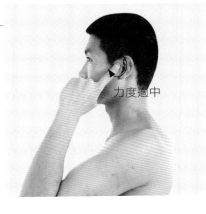

力度適中

耳和髎

👆食指指腹　⏳左右穴各 3～5 分鐘　🕐早晚各一次

- 功效：袪風通絡，解痙止痛。
- 主治：牙關拘急、口眼歪斜、頭重痛、耳
  鳴。
- 位置：在頭側部，鬢髮後緣，耳郭根的前
  方，淺顳動脈的後緣。
- 取穴：在頭部，鬢髮後緣作垂直線，耳郭
  根部作水平線，二者交點處即是。

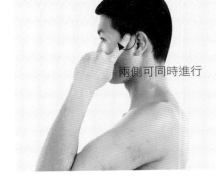

兩側可同時進行

絲竹空

👆食指指腹　⏳左右穴各 1～3 分鐘　🕐每天一次

- 功效：清頭明目，散骨鎮驚。
- 主治：頭痛、頭暈、目赤腫痛、視神經萎
  縮。
- 位置：在面部，眉梢凹陷中。
- 取穴：在面部，眉毛外側緣眉梢凹陷處。

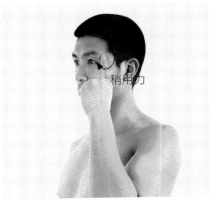

稍用力

肺經
大腸經
胃經
脾經
心經
小腸經
膀胱經
腎經
心包經
三焦經
膽經
肝經
任脈
督脈
經外奇穴

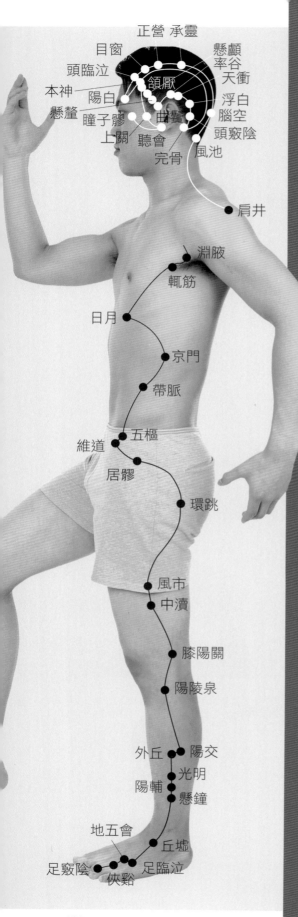

足少陽膽經

膽經發生病變時，主要表現為以下疾病：口苦口乾、偏頭痛、白髮、脫髮、怕冷怕熱，腋下腫痛、膝或踝關節痛、坐骨神經痛，胸脅苦滿、膽怯易驚、食慾不振、喜嘆氣、失眠、易怒、皮膚萎黃、便祕等。

| 循行部位 | 起於眼外角，向上達額角部，下行至耳後，由頸側，經肩，進入鎖骨上窩。直行脈再走到腋下，沿胸腹側面，在髖關節與眼外角支脈會合，然後沿下肢外側中線下行。經外踝前，沿足背到足第四趾外側端。膽經有三分支；一支從耳穿過耳中，經耳前到眼角外；一支從外眼角分出，下走大迎穴，與手少陽三焦經會合於目眶下，下經頰車和頸部進入鎖骨上窩，繼續下行胸中，穿過膈肌，絡肝屬膽，沿脅肋到恥骨上緣陰毛邊際，橫入髖關節；一支從足背分出，沿第一～二蹠骨間到大拇趾甲後，交於足厥陰肝經。 |

| 找穴位 快速 | 臀橫紋至膝中為十四寸，膝中至外踝高點為十六寸，每一等分是一寸。 |

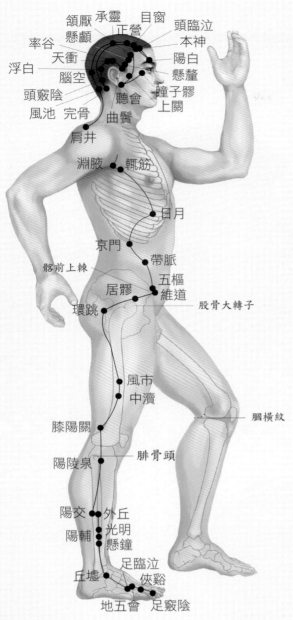

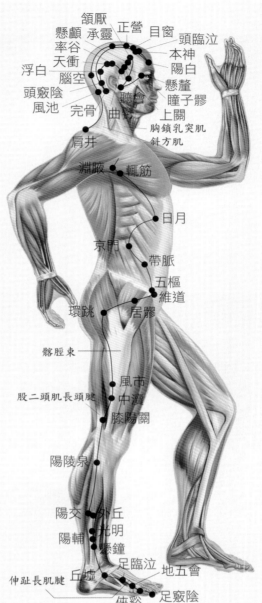

肺經
大腸經
胃經
脾經
心經
小腸經
膀胱經
腎經
心包經
三焦經
膽經
肝經
任脈
督脈
經外奇穴

禁忌

子時最好不要吃夜宵或者做劇烈運動，以免影響入睡。

保養膽經的最佳時間

子時（23：00～1：00）不要熬夜，要趕快上床睡覺。人在子時前入睡，晨醒後頭腦清醒，氣色紅潤，沒有黑眼圈。

經穴歌訣

足少陽起瞳子髎，四十四穴君記牢，
聽會上關頷厭集，懸顱懸釐曲鬢分，
率谷天衝浮白次，竅陰完骨本神交，
陽白臨泣目窗開，正營承靈腦空懷，
風池肩井與淵腋，輒筋日月京門結，
帶脈五樞維道連，居髎環跳風市間，
中瀆陽關陽陵泉，陽交外丘光明宜，
陽輔懸鐘丘墟外，臨泣地五會俠谿，
四趾外端足竅陰，膽經經穴仔細捫。

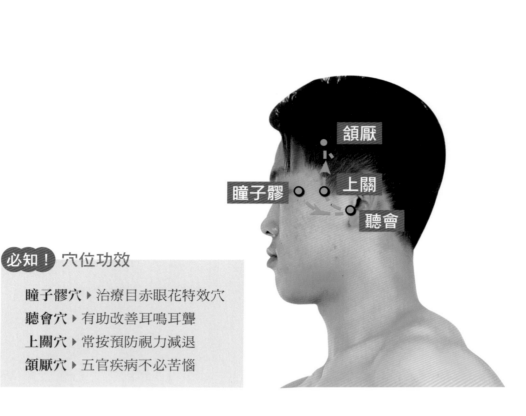

必知！ 穴位功效

瞳子髎穴 ▶ 治療目赤眼花特效穴

聽會穴 ▶ 有助改善耳鳴耳聾

上關穴 ▶ 常按預防視力減退

頷厭穴 ▶ 五官疾病不必苦惱

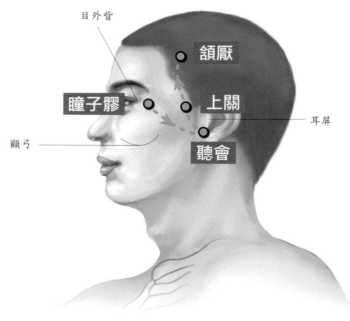

肺經
大腸經
胃經
脾經
心經
小腸經
膀胱經
腎經
心包經
三焦經
膽經
肝經
任脈
督脈
經外奇穴

瞳子髎

👆 食指指腹　⏳ 左右穴各 1～3 分鐘　🕐 早晚各一次

- **功效**：平肝熄風，明目退翳。
- **主治**：目痛、角膜炎、青光眼。
- **位置**：在面部，目外眥外側〇·五寸凹陷中。
- **取穴**：正坐，目外眥旁，眼眶外側緣處。

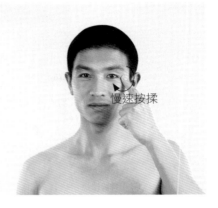

慢速按揉

聽會

👆 食指指腹　⏳ 左右穴各 1～3 分鐘　🕐 早晚各一次

- **功效**：開竅聰耳，通經活絡。
- **主治**：頭痛、下頜關節炎、耳鳴、耳聾。
- **位置**：在面部，耳屏間切跡與下頜骨髁突之間的凹陷中。
- **取穴**：正坐，耳屏下緣前方，張口有凹陷處即是。或先取下關，向上推至顴弓上緣的凹陷中即是。

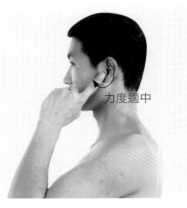

力度適中

上關

👆 食指指腹　⏳ 左右穴各 1～3 分鐘　🕐 早晚各一次

- **功效**：聰耳鎮痙，散風活絡。
- **主治**：頭痛、眩暈、偏風、耳鳴、耳聾。
- **位置**：在面部，顴弓上緣中央凹陷中。
- **取穴**：正坐，耳屏往前量二橫指，耳前顴弓上側凹陷處即是。

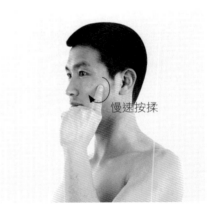

慢速按揉

頷厭

👆 食指指腹　⏳ 左右穴各 1～3 分鐘　🕐 早晚各一次

- **功效**：清熱散風，通絡止痛。
- **主治**：頭痛、眩暈、偏頭痛、頸項痛、耳鳴。
- **位置**：在頭部，從頭維至曲鬢弧形連線（其弧度與鬢髮弧度相應）的上四分之一與下四分之三的交點處。
- **取穴**：先找到頭維和曲鬢，兩穴連線的上四分之一處即是。

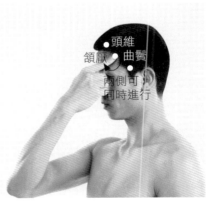

頭維
頷厭　曲鬢
兩側可
同時進行

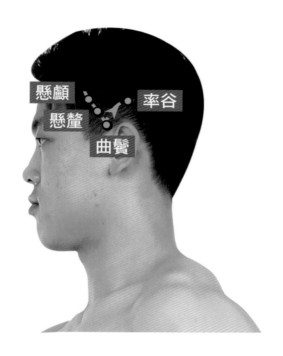

必知！ 穴位功效

懸顱穴 ▶ 集中精力不失神

懸釐穴 ▶ 偏頭痛的終結者

曲鬢穴 ▶ 牙痛頰腫就揉它

率谷穴 ▶ 艾灸治頭痛

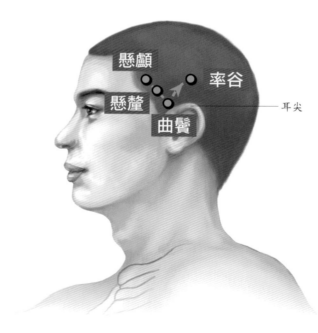

耳尖

懸顱

🖐 食指指腹　⏳ 左右穴各 1～3 分鐘　🕐 每天數次

- **功效**：通絡消腫，清熱散風。
- **主治**：偏頭痛、目外眥紅腫、牙痛。
- **位置**：頭維至曲鬢弧形連線（其弧度與鬢髮弧度相應）的中點處。
- **取穴**：先找到頭維和曲鬢，兩穴連線的中點處即是。

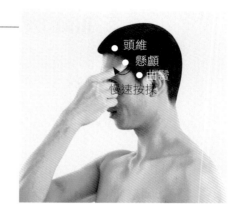

懸釐

🖐 食指指腹　⏳ 左右穴各 1～3 分鐘　🕐 每天數次

- **功效**：通絡止痛，清熱散風。
- **主治**：熱病汗不出、頭痛、眩暈、三叉神經痛。
- **位置**：在頭部，從頭維至曲鬢弧形連線（其弧度與鬢髮弧度相應）的上四分之三與下四分之一的交點處。
- **取穴**：先找到頭維和曲鬢，兩穴連線的下四分之一處即是。

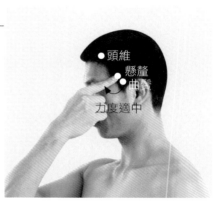

曲鬢

🖐 食指指腹　⏳ 左右穴各 1～3 分鐘　🕐 每天數次

- **功效**：清熱止痛，活絡通竅。
- **主治**：頭痛、眩暈、口眼歪斜、牙痛、頰腫。
- **位置**：鬢角髮際後緣與耳尖水平線的交點處。
- **取穴**：在耳前鬢角髮際後緣作垂直線，與耳尖水平線相交處即是。

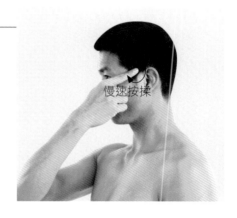

率谷

🖐 食指指腹　⏳ 左右穴各 1～3 分鐘　🕐 每天數次

- **功效**：平肝熄風，疏經活絡。
- **主治**：頭痛、眩暈、小兒驚風、胃寒、嘔吐。
- **位置**：在頭部，耳尖直上入髮際一‧五寸。
- **取穴**：角孫直上二橫指處。

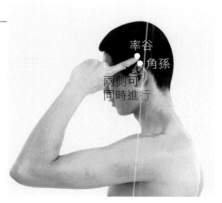

肺經
大腸經
胃經
脾經
心經
小腸經
膀胱經
腎經
心包經
三焦經
膽經
肝經
任脈
督脈
經外奇穴

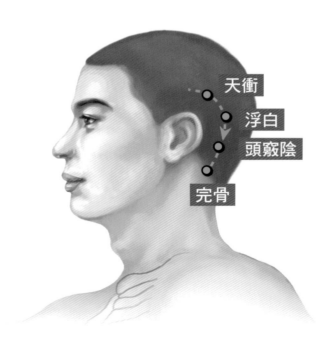

必知！ 穴位功效

天衝穴 ▸ 牙齦腫痛找天衝

浮白穴 ▸ 專治白髮

頭竅陰穴 ▸ 耳鳴耳聾不擔憂

完骨穴 ▸ 常按可改善貧血

天衝

浮白

頭竅陰

完骨

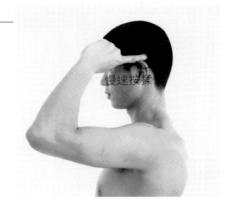

天衝

👆 食指指腹　⏳ 左右穴各 1～3 分鐘　🕐 每天數次

- **功效**：祛風定驚，清熱消腫。
- **主治**：頭痛、眩暈、癲癇、嘔吐、牙齦腫痛。
- **位置**：在頭部，耳根後緣直上，入髮際二寸。
- **取穴**：耳根後緣，直上入髮際三橫指處即是。

浮白

👆 食指指腹　⏳ 左右穴各 1～3 分鐘　🕐 早晚各一次

- **功效**：理氣散結，散風止痛。
- **主治**：頭痛、髮白、頸項強痛、胸痛、打嗝。
- **位置**：在頭部，耳後乳突的後上方，天衝與完骨弧形連線（其弧度與鬢髮弧度相應）的上三分之一與下三分之二交點處。
- **取穴**：先找到天衝和完骨，二者弧形連線上三分之一處即是。

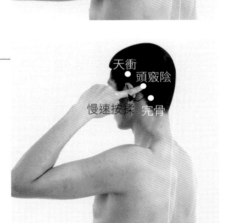

頭竅陰

👆 食指指腹　⏳ 左右穴各 1～3 分鐘　🕐 早晚各一次

- **功效**：平肝鎮痛，開竅聰耳。
- **主治**：頭痛、眩暈、耳鳴、耳聾、牙痛。
- **位置**：在頭部，天衝與完骨弧形連線（其弧度與鬢髮弧度相應）的上三分之二與下三分之一交點處。
- **取穴**：先找到天衝和完骨，二者弧形連線下三分之一處即是。

完骨

👆 食指指腹　⏳ 左右穴各 1～3 分鐘　🕐 早晚各一次

- **功效**：通絡寧神，祛風清熱。
- **主治**：頭痛、眩暈、耳鳴、耳聾、失眠。
- **位置**：耳後乳突的後下方凹陷中。
- **取穴**：耳後明顯突起，其下方凹陷處即是。

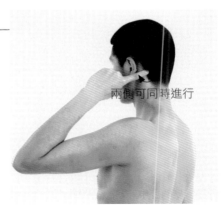

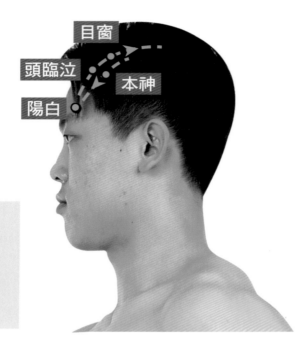

本神穴 ▶ 頭痛、目眩就按它

陽白穴 ▶ 淡化抬頭紋

頭臨泣穴 ▶ 頭痛鼻塞及時治

目窗穴 ▶ 讓眼睛更明亮

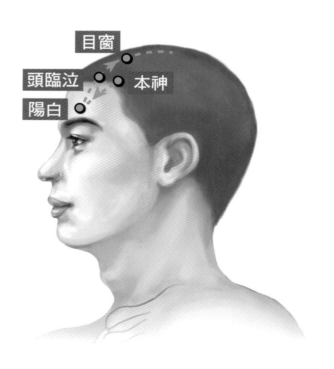

肺經
大腸經
胃經
脾經
心經
小腸經
膀胱經
腎經
心包經
三焦經
膽經
肝經
任脈
督脈
經外奇穴

本神

👆食指指腹　⌛左右穴各1～3分鐘　⏱️早晚各一次

- 功效：祛風定驚，安神止痛。
- 主治：頭痛、眩暈、頸項強直、中風、小兒驚風。
- 位置：在頭部，前髮際上〇・五寸，頭正中線旁開三寸。
- 取穴：正坐，從外眼角直上入髮際半橫指，按壓有痠痛感處即是。

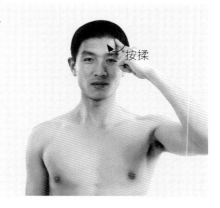

按揉

陽白

👆食指指腹　⌛左右穴各1～3分鐘　⏱️早晚各一次

- 功效：清頭明目，祛風瀉熱。
- 主治：頭痛、頸項強直、角膜癢痛、近視、面癱。
- 位置：在頭部，眉上一寸，瞳孔直上。
- 取穴：正坐，眼向前平視，自眉中直上一橫指處即是。

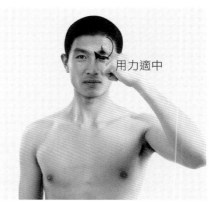

用力適中

頭臨泣

👆食指指腹　⌛左右穴各1～3分鐘　⏱️早晚各一次

- 功效：聰耳明目，安神定志。
- 主治：頭痛、目眩、目赤腫痛、耳鳴、耳聾。
- 位置：在頭部，前髮際上〇・五寸，瞳孔直上。
- 取穴：正坐，眼向前平視，自眉中直上入髮際半橫指處即是。

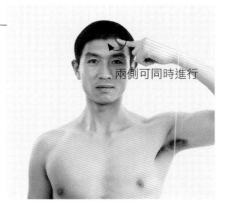

兩側可同時進行

目窗

👆食指指腹　⌛左右穴各1～3分鐘　⏱️早晚各一次

- 功效：明目開竅，祛風定驚。
- 主治：頭痛、頭暈、小兒驚風、白內障。
- 位置：在頭部，前髮際上一・五寸，瞳孔直上。
- 取穴：正坐，眼向前平視，自眉中直上入髮際二橫指處即是。

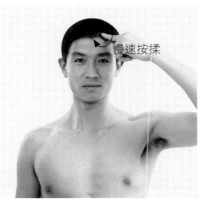

慢速按揉

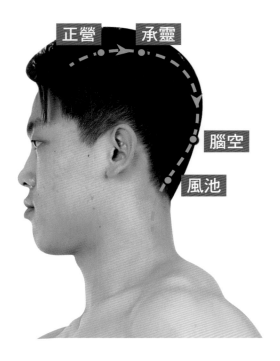

必知！ 穴位功效

正營穴 ▸ 專治頭痛頭暈
承靈穴 ▸ 面部痙攣按按它
腦空穴 ▸ 後腦疼痛不要怕
風池穴 ▸ 疏風散寒治感冒

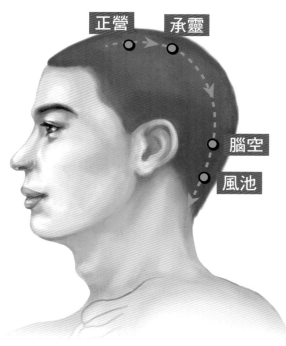

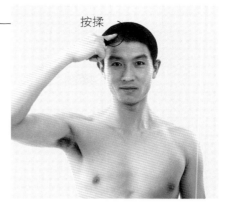

正營

👆 食指指腹　⏳ 左右穴各 1～3 分鐘　🕐 早晚各一次

- 功效：平肝明目，疏風止痛。
- 主治：頭痛、頭暈、目痛、眩暈、嘔吐。
- 位置：在頭部，前髮際上二‧五寸，瞳孔直上。
- 取穴：取前髮際到百會的中點作一水平線，再找到目窗作一垂直線，兩線交點處即是。

按揉

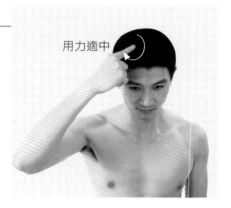

承靈

👆 食指指腹　⏳ 左右穴各 1～3 分鐘　🕐 早晚各一次

- 功效：通利官竅，散風清熱。
- 主治：頭痛、眩暈、目痛、風寒、鼻塞。
- 位置：在頭部，前髮際上四寸，瞳孔直上。
- 取穴：先找到百會，向前一橫指作一水平線，再找到目窗作一垂直線，兩線交點處即是。

用力適中

腦空

👆 食指指腹　⏳ 左右穴各 1～3 分鐘　🕐 每天一次

- 功效：散風清熱，醒腦寧神。
- 主治：頭痛、耳聾、癲癇、眩暈、身熱。
- 位置：橫平枕外隆凸的上緣，風池直上。
- 取穴：在後腦勺摸到隆起的最高骨，上緣外約三橫指凹陷處即是。

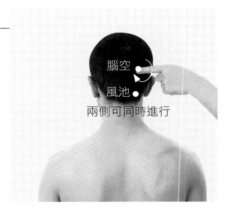

腦空
風池
兩側可同時進行

風池

👆 食指指腹　⏳ 左右穴各 30 下　🕐 每天一次

- 功效：平肝熄風，祛風散毒。
- 主治：外感發熱、頭痛、眩暈、蕁麻疹。
- 位置：枕骨之下，胸鎖乳突肌上端與斜方肌上端之間的凹陷中。
- 取穴：後頭骨下兩條大筋外緣陷窩中，與耳垂齊平處即是。

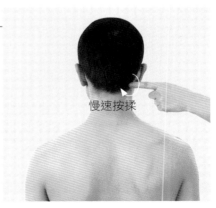

慢速按揉

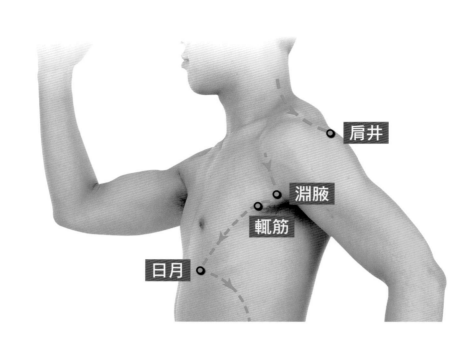

肩井

淵腋

輒筋

日月

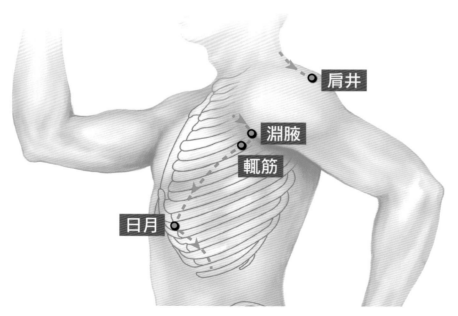

肩井

淵腋

輒筋

日月

必知！穴位功效

肩井穴 ▶ 治療落枕與肩痛　　**輒筋穴** ▶ 養肝護肝好幫手

淵腋穴 ▶ 腋窩汗多不用愁　　**日月穴** ▶ 主治膽疾

肩井

🖐 食指指腹　⏳ 左右穴各 30 下　🔄 每天一次

- **功效**：祛風清熱，活絡消腫。
- **主治**：肩臂疼痛、落枕、頸椎病、五十肩。
- **位置**：在肩胛區，第七頸椎棘突與肩峰最外側點連線的中點。
- **取穴**：大椎與鎖骨肩峰端連線中點。

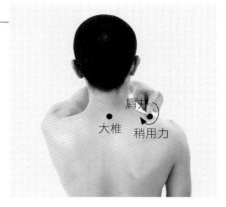

淵腋

🖐 食指指腹　⏳ 左右穴各 3～5 分鐘　🔄 每天一次

- **功效**：理氣寬胸，消腫止痛。
- **主治**：胸滿、脅痛、腋下汗多、腋下腫、臂痛不舉。
- **位置**：在胸外側，第四肋間隙中，腋中線上。
- **取穴**：正坐舉臂，從腋橫紋水平沿腋中線直下四橫指處即是。

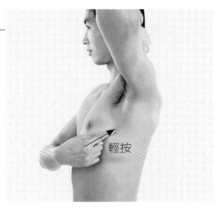

輒筋

🖐 食指指腹　⏳ 左右穴各 1～3 分鐘　🔄 每天一次

- **功效**：降逆平喘，理氣止痛。
- **主治**：咳嗽、氣喘、嘔吐、肋間神經痛。
- **位置**：在胸外側，第四肋間隙中，腋中線前一寸。
- **取穴**：正坐舉臂，從淵腋向前下量一橫指處即是。

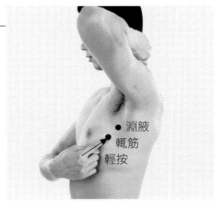

日月

🖐 食指指腹　⏳ 左右穴各 1～3 分鐘　🔄 每天一次

- **功效**：利膽疏肝，降逆和胃。
- **主治**：肋間神經痛、肝炎、憂鬱症、口苦。
- **位置**：在胸部，第七肋間隙，前正中線旁開四寸。
- **取穴**：自乳頭垂直向下推三個肋間隙，按壓有痠脹感處即是。

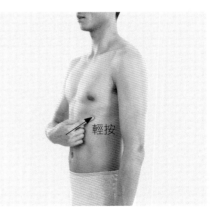

肺經
大腸經
胃經
脾經
心經
小腸經
膀胱經
腎經
心包經
三焦經
膽經
肝經
任脈
督脈
經外奇穴

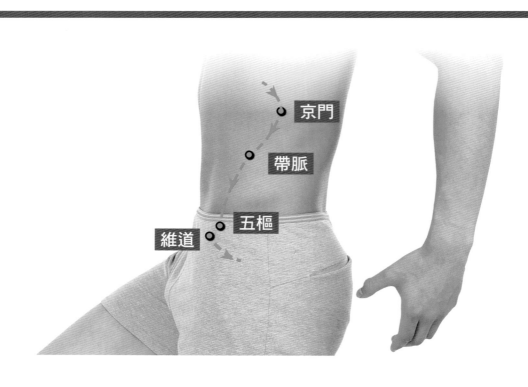

京門

帶脈

五樞

維道

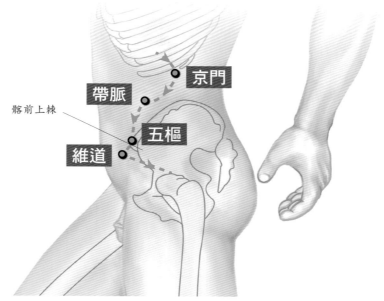

京門

帶脈

髂前上棘

五樞

維道

必知！穴位功效

京門穴 ▸ 補腎大穴　　　**五樞穴** ▸ 專治婦科疾病

帶脈穴 ▸ 調經止帶效果好　　**維道穴** ▸ 消除四肢水腫

京門

👆 食指指腹　⏳ 左右穴各 1～3 分鐘　🔄 每天一次

- **功效**：補腎通淋，健脾溫陽。
- **主治**：脅肋痛、腹脹、腹瀉、腰痛、尿黃。
- **位置**：在上腹部，第十二肋骨游離端下際。
- **取穴**：章門後二橫指處即是。

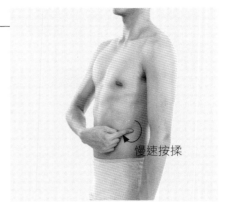

慢速按揉

帶脈

👆 食指指腹　⏳ 左右穴各 100 下　🔄 早上一次

- **功效**：健脾利濕，調經止帶。
- **主治**：月經不調、赤白帶下、閉經、痛經、不孕。
- **位置**：在側腹部，第十一肋骨游離端垂線與臍水平線的交點上。
- **取穴**：腋中線與肚臍水平線相交處即是。

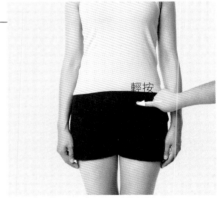

輕按

五樞

👆 食指指腹　⏳ 左右穴各 100 下　🔄 每天一次

- **功效**：調經止帶，調理下焦。
- **主治**：月經不調、子宮內膜炎、痛經。
- **位置**：在下腹部，橫平臍下三寸，髂前上棘內側。
- **取穴**：從肚臍向下四橫指處做水平線，與髂前上棘相交處即是。

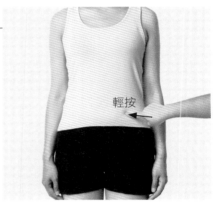

輕按

維道

👆 食指指腹　⏳ 左右穴各 1～3 分鐘　🔄 早晚各一次

- **功效**：調理衝任，利水止痛。
- **主治**：四肢水腫、骨盆腔發炎、子宮脫垂。
- **位置**：在下腹部，髂前上棘內下〇・五寸。
- **取穴**：先找到五樞，其前下半橫指處即是。

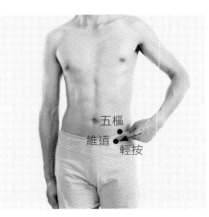

五樞
維道
輕按

肺經
大腸經
胃經
脾經
心經
小腸經
膀胱經
腎經
心包經
三焦經
膽經
肝經
任脈
督脈
經外奇穴

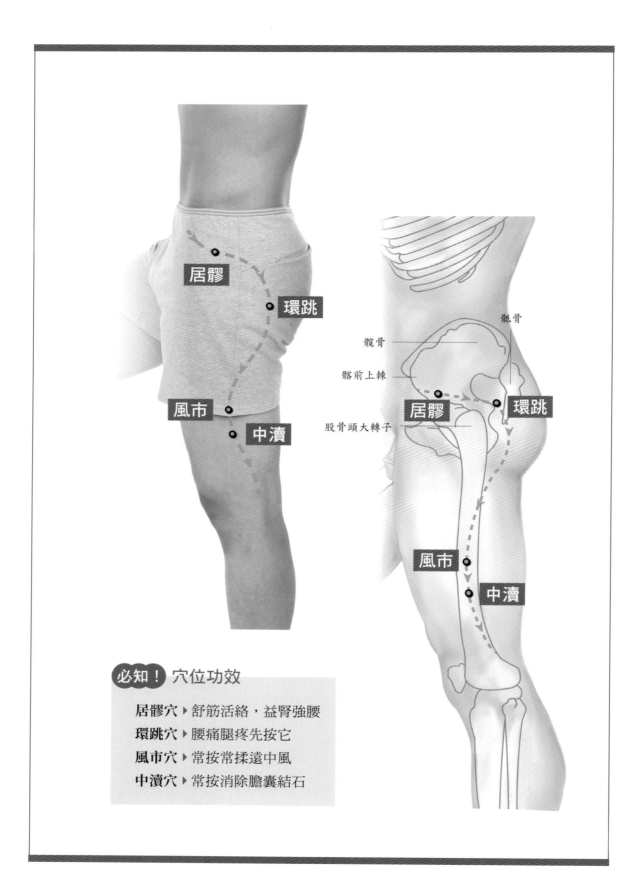

髂骨

髖骨

髂前上棘

股骨頭大轉子

居髎

環跳

風市

中瀆

必知！ 穴位功效

居髎穴 ▸ 舒筋活絡，益腎強腰
環跳穴 ▸ 腰痛腿疼先按它
風市穴 ▸ 常按常揉遠中風
中瀆穴 ▸ 常按消除膽囊結石

居髎

👆 食指指腹　⏳ 左右穴各 1～3 分鐘　🕐 早晚各一次

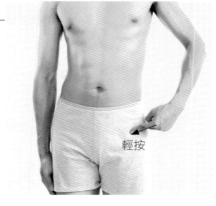

輕按

- 功效：舒筋活絡，益腎強腰。
- 主治：腰腿痹痛、月經不調、白帶過多。
- 位置：在臀區，髂前上棘與股骨大轉子最凸點連線的中點處。
- 取穴：髂前上棘是側腹隆起的骨性標誌，股骨大轉子是髖部最隆起處，二者連線中點即是。

環跳

👆 食指指尖　⏳ 左右穴各 1～3 分鐘　🕐 每天數次

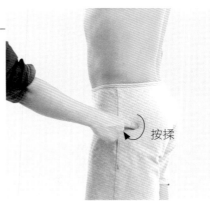

按揉

- 功效：祛風化濕，強健腰膝。
- 主治：腰胯疼痛、腰痛、下肢痿痹。
- 位置：股骨大轉子最凸點與骶管裂孔連線上的外三分之一與內三分之二交點處。
- 取穴：側臥上腿彎曲，拇指橫紋按在股骨大轉子上，拇指指向脊椎，指尖所在凹陷處即是。

風市

👆 食指指腹　⏳ 左右穴各 3～5 分鐘　🕐 每天數次

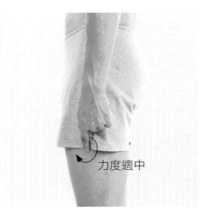

力度適中

- 功效：祛風化濕，通經活絡。
- 主治：眩暈、中風、半身不遂、下肢痿痹。
- 位置：在大腿外側中線上，當臀下橫紋與膕橫紋之間中點處。
- 取穴：直立垂手，手掌併攏伸直，中指指尖處即是。

中瀆

👆 食指指腹　⏳ 左右穴各 3～5 分鐘　🕐 每天數次

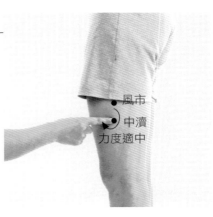

風市
中瀆
力度適中

- 功效：祛風散寒，疏通經絡。
- 主治：膽結石、下肢痿痹、半身不遂。
- 位置：膕橫紋上五寸，髂脛束後緣。
- 取穴：先找到風市，直下量三橫指處即是。

肺經
大腸經
胃經
脾經
心經
小腸經
膀胱經
腎經
心包經
三焦經
膽經
肝經
任脈
督脈
經外奇穴

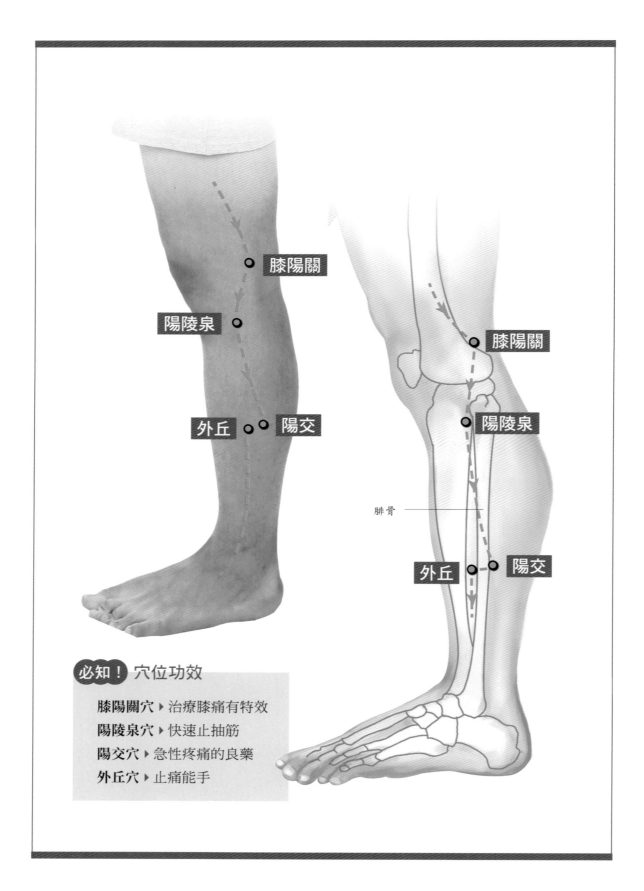

膝陽關

陽陵泉

外丘　陽交

膝陽關

陽陵泉

腓骨

外丘　陽交

必知！ 穴位功效

膝陽關穴 ▸ 治療膝痛有特效

陽陵泉穴 ▸ 快速止抽筋

陽交穴 ▸ 急性疼痛的良藥

外丘穴 ▸ 止痛能手

膝陽關

👆 食指指腹　⧗ 雙腿各 3～5 分鐘　⏱ 每天數次

- **功效**：疏利關節，祛風化濕。
- **主治**：膝關節腫痛、膕筋攣急、小腿麻木。
- **位置**：在膝部，股骨外上髁後上緣，股二頭肌腱與髂脛束之間的凹陷中。
- **取穴**：陽陵泉直上四橫指處。

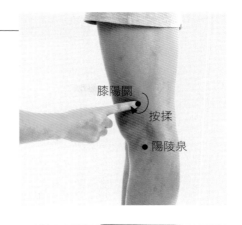

膝陽關
按揉
● 陽陵泉

陽陵泉

👆 食指指腹　⧗ 雙腿各 3～5 分鐘　⏱ 每天數次

- **功效**：利膽舒肝，強健腰膝。
- **主治**：耳鳴、耳聾、口苦、坐骨神經痛。
- **位置**：在小腿外側，腓骨頭前下方凹陷中。
- **取穴**：屈膝九十度，膝關節外下方，腓骨小頭前下方凹陷處即是。

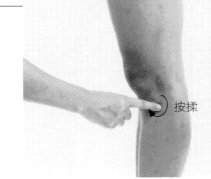

按揉

陽交

👆 食指指腹　⧗ 雙腿各 1～3 分鐘　⏱ 每天數次

- **功效**：疏肝理氣，安神定志。
- **主治**：膝痛、足脛痿痹、面部水腫、坐骨神經痛。
- **位置**：在小腿外側，外踝尖上七寸，腓骨後緣。
- **取穴**：膕橫紋頭與外踝尖連線上，中點向下一橫指，腓骨後緣處即是。

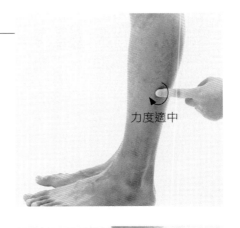

力度適中

外丘

👆 食指指腹　⧗ 雙腿各 1～3 分鐘　⏱ 每天數次

- **功效**：舒肝理氣，通絡安神。
- **主治**：癲疾嘔沫、腹痛、腳氣、小腿抽筋。
- **位置**：在小腿外側，外踝尖上七寸，腓骨前緣。
- **取穴**：膕橫紋頭與外踝尖連線中點向下一橫指，腓骨前緣處即是。

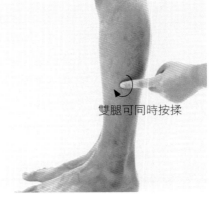

雙腿可同時按揉

肺經
大腸經
胃經
脾經
心經
小腸經
膀胱經
腎經
心包經
三焦經
膽經
肝經
任脈
督脈
經外奇穴

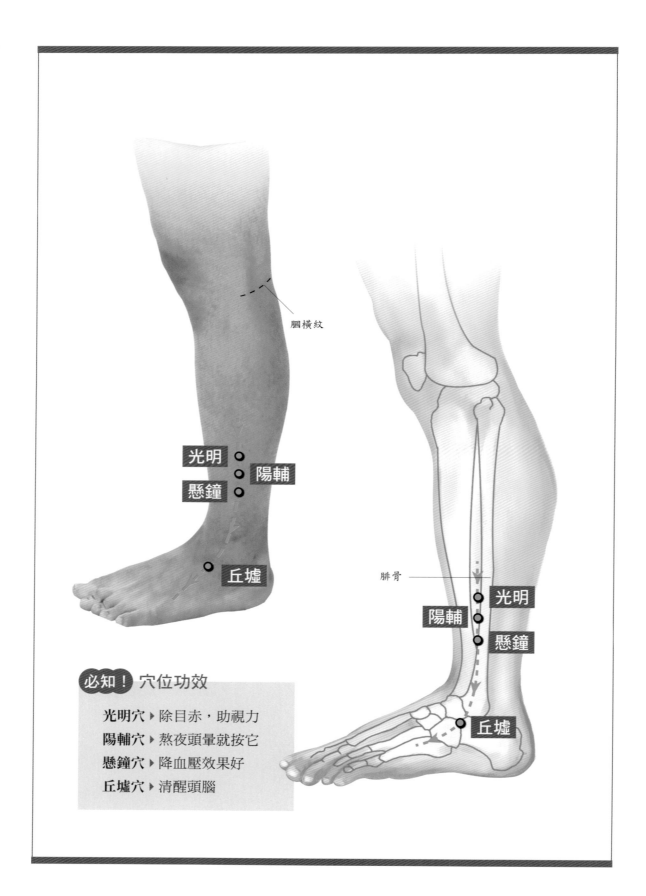

膕橫紋

光明

陽輔

懸鐘

丘墟

腓骨

陽輔

光明

懸鐘

丘墟

必知！ 穴位功效

光明穴 ▶ 除目赤，助視力

陽輔穴 ▶ 熬夜頭暈就按它

懸鐘穴 ▶ 降血壓效果好

丘墟穴 ▶ 清醒頭腦

光明

👆 食指指腹 ⏳ 雙腿各 1～3 分鐘 🕐 早晚各一次

- **功效**：舒肝明目，活絡消腫。
- **主治**：目赤腫痛、視物不明、偏頭痛。
- **位置**：在小腿外側，外踝尖上五寸，腓骨前緣。
- **取穴**：先找到外丘，沿腓骨前緣向下三橫指處即是。

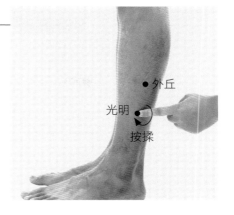

外丘
光明
按揉

陽輔

👆 食指指腹 ⏳ 雙腿各 1～2 分鐘 🕐 每天一次

- **功效**：清熱散風，疏通經絡。
- **主治**：胸脅痛、下肢外側痛、膝下水腫。
- **位置**：在小腿外側，外踝尖上四寸，腓骨前緣。
- **取穴**：膕橫紋頭與外踝尖連線的下四分之一處，腓骨前緣。

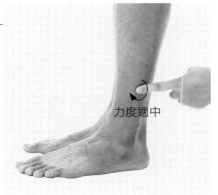

力度適中

懸鐘

👆 食指指腹 ⏳ 雙腿各 1～3 分鐘 🕐 每天一次

- **功效**：舒肝益腎，平肝熄風。
- **主治**：頸項僵硬、半身不遂、頭暈、耳鳴。
- **位置**：在小腿外側，外踝尖上三寸，腓骨前緣。
- **取穴**：外踝尖直上四橫指處，腓骨前緣處即是。

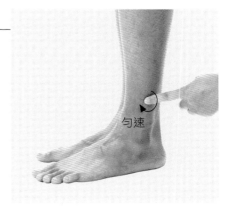

匀速

丘墟

👆 食指指腹 ⏳ 雙腳各 200 下 🕐 每天一次

- **功效**：健脾利濕，瀉熱退黃，舒筋活絡。
- **主治**：胸脅痛、髖關節疼痛。
- **位置**：在踝部，外踝的前下方，伸趾長肌腱的外側凹陷中。
- **取穴**：腳掌用力背伸，足背可見明顯伸趾長肌腱，其外側、足外踝前下方凹陷處即是。

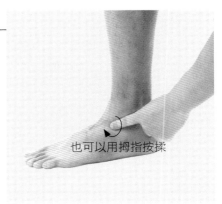

也可以用拇指按揉

肺經
大腸經
胃經
脾經
心經
小腸經
膀胱經
腎經
心包經
三焦經
膽經
肝經
任脈
督脈
經外奇穴

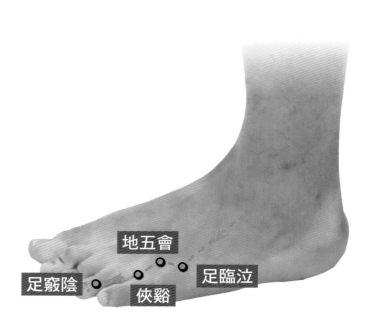

必知！ 穴位功效

足臨泣穴 ▶ 呵護女性乳房

地五會穴 ▶ 足趾麻木不適就找它

俠谿穴 ▶ 頭痛目眩按一按

足竅陰穴 ▶ 點刺可治頭痛牙痛

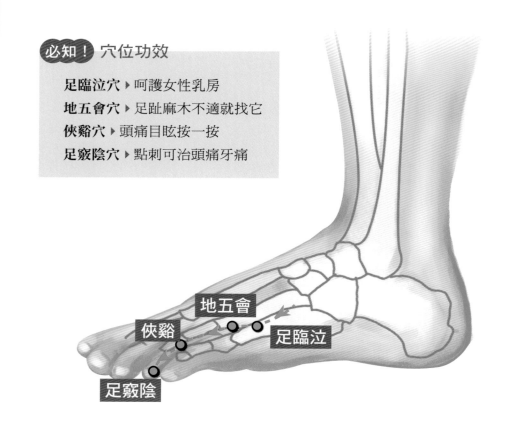

足臨泣

- 功效：舒肝熄風，化痰消腫。
- 主治：頭痛、目赤腫痛、牙痛、乳癰。
- 位置：第四、第五蹠骨底結合部的前方，第五趾伸趾長肌腱外側凹陷中。
- 取穴：坐位，小趾向上翹起，小趾伸趾長肌腱外側凹陷中，按壓有痠脹感處即是。

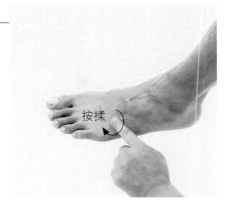

按揉

地五會

- 功效：舒肝消腫，通經活絡。
- 主治：頭痛、目眩、目赤腫痛、腋部腫痛。
- 位置：第四、第五蹠骨間，第四蹠趾關節近端凹陷中。
- 取穴：小趾向上翹起，小趾伸趾長肌腱內側緣處。

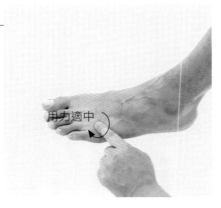

用力適中

俠谿

- 功效：平肝熄風，消腫止痛。
- 主治：頭痛、耳鳴、貧血、肋間神經痛。
- 位置：第四、第五趾間，趾蹼緣後方赤白肉際處。
- 取穴：坐位，在足背部第四、第五趾之間連接處的縫紋頭處即是。

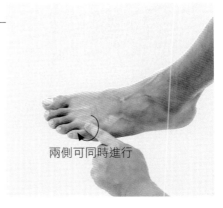

兩側可同時進行

足竅陰

- 功效：疏肝解鬱，通經活絡。
- 主治：偏頭痛、目赤腫痛、耳鳴、耳聾。
- 位置：第四趾末節外側，趾甲根角側後方○．一寸。
- 取穴：坐位，第四趾趾甲外側緣與下緣各作一垂線，其交點處。

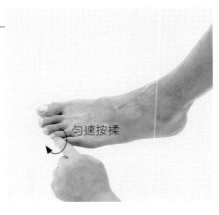

勻速按揉

肺經
大腸經
胃經
脾經
心經
小腸經
膀胱經
腎經
心包經
三焦經
膽經
肝經
任脈
督脈
經外奇穴

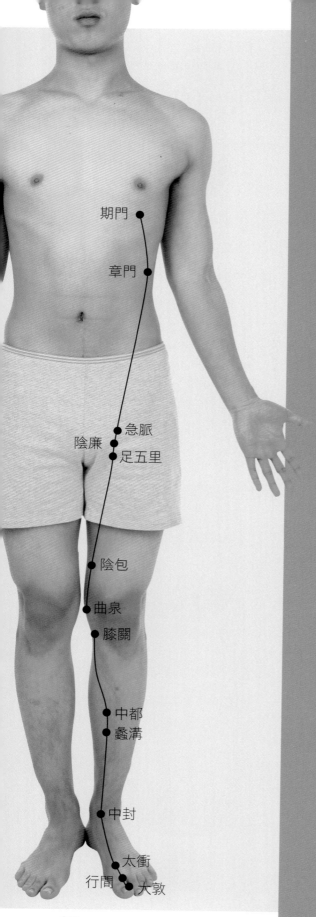

期門
章門
急脈
陰廉
足五里
陰包
曲泉
膝關
中都
蠡溝
中封
太衝
行間
大敦

足厥陰肝經

　　肝經上潛伏的疾病：口苦口乾、頭目眩暈（高血壓）、頭頂重墜、眼睛乾澀、胸脅脹痛、肋間神經痛、小腹脹痛；經脈所過部位的疾病：胸脅苦滿、情志抑鬱、脂肪肝、月經不調、乳腺增生、子宮肌瘤、攝護腺肥大、疝氣等。

循行部位　起於足大趾爪甲後叢毛處，沿足背向上至內踝前一寸處（中封穴），向上沿脛骨內緣，在內踝上八寸處交於足太陰脾經之後，上行過膝內側，沿大腿內側中線進入陰毛中，繞陰器，至小腹，挾胃兩旁，屬肝，絡膽，向上穿過膈肌，分布於脅肋部，沿喉嚨的後邊，向上進入鼻咽部，上行連接目系出於額，上行與督脈會於頭頂部。
　　本經脈一分支從目系分出，下行於頰裡，環繞在口唇的裡邊。又一分支從肝分出，穿過膈肌，向上注入肺，交於手太陰肺經。

找穴位　快速　橫骨上廉至內輔骨上廉（股骨內側髁）為十八寸，內輔骨下廉（脛骨內髁下緣）至內踝高點為十三寸，每一等分為一寸。

肺經
大腸經
胃經
脾經
心經
小腸經
膀胱經
腎經
心包經
三焦經
膽經
肝經
任脈
督脈
經外奇穴

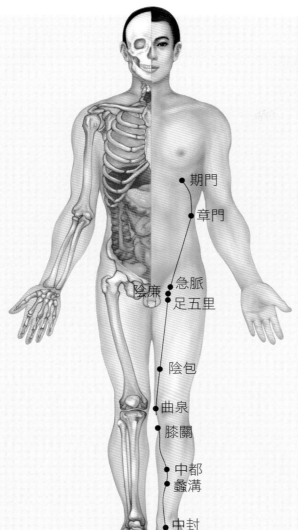

經穴歌訣

足厥陰經十四穴，首穴大敦末期門，
前陰生殖腸膽病，氣血五臟治最靈，
大敦大趾外甲角，行間兩趾縫中討，
太衝關節後凹陷，中封踝前腱內間，
蠡溝脛中踝上五，中都踝上七寸呼，
膝關陰陵後一寸，曲泉股骨內髁後，
陰包肌間膝上四，五里氣下三寸司，
陰廉氣下二寸中，急脈二五動脈動，
章門十一肋下端，期門乳下二肋全。

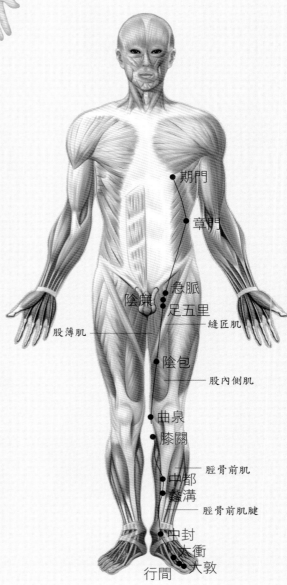

禁忌

熬夜對肝經的傷害很大，丑時前未能入睡
者，面色青灰，情志怠慢而躁，易生肝病，
臉色晦暗易長斑。

保養肝經的最佳時間

丑時（1：00～3：00）保持熟睡是對肝
最好的保護。如果此時還不睡覺，肝臟會
繼續輸出能量支持人的思維和行動，就無
法完成新陳代謝。

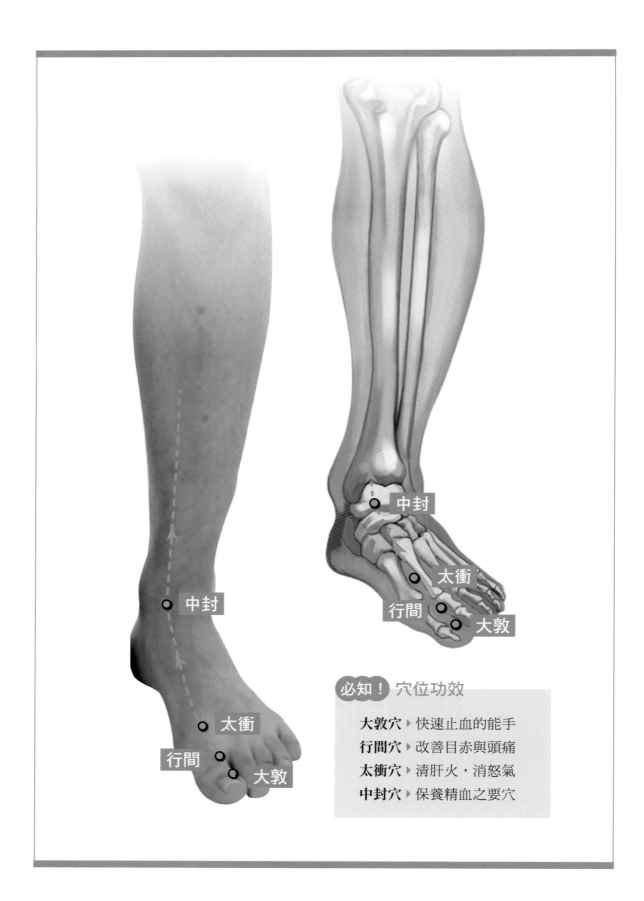

必知！ 穴位功效

大敦穴▶ 快速止血的能手
行間穴▶ 改善目赤與頭痛
太衝穴▶ 清肝火，消怒氣
中封穴▶ 保養精血之要穴

大敦

🖐 食指指腹　⌛雙腳各 1～3 分鐘　🕐每天數次

- 功效：回陽救逆，調經通淋。
- 主治：閉經、崩漏、遺尿、月經過多。
- 位置：在足大趾末節外側，趾甲根角側後方○‧一寸。
- 取穴：坐位，足大趾趾甲外側緣與下緣各作一垂線，其交點處即是。

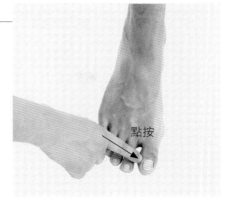

點按

行間

🖐 食指指腹　⌛雙腳各 2～3 分鐘　🕐每天數次

- 功效：清肝瀉熱，涼血安神。
- 主治：目赤、頭痛、高血壓、陽痿、痛經。
- 位置：在足背，第一、第二趾間，趾蹼緣後方赤白肉際處。
- 取穴：在足背部第一、第二兩趾之間連接處的縫紋頭處即是。

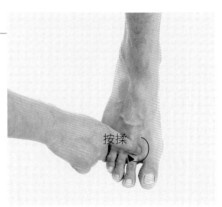

按揉

太衝

🖐 食指指腹　⌛雙腳各 1～3 分鐘　🕐每天數次

- 功效：平肝瀉熱，舒肝養血。
- 主治：失眠、頭痛、腰痛、全身脹痛。
- 位置：在足背，當第一、第二蹠骨間，蹠骨底結合部前方凹陷中。
- 取穴：沿第一、第二趾間橫紋向足背上推，感覺到有一凹陷處即是。

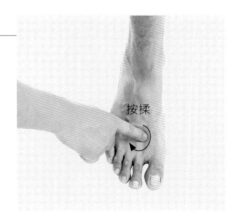

按揉

中封

🖐 食指指腹　⌛雙腳各 3 分鐘　🕐每天數次

- 功效：清瀉肝膽，通利下焦。
- 主治：內踝腫痛、足冷、小腹痛、嗌乾（咽喉乾燥）。
- 位置：在內踝前，脛骨前肌腱的內側緣凹陷處。
- 取穴：拇趾上翹，足背可見一大筋，其內側、足內踝前下方凹陷處。

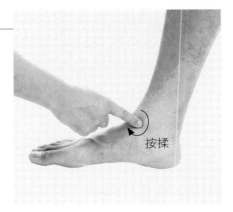

按揉

肺經
大腸經
胃經
脾經
心經
小腸經
膀胱經
腎經
心包經
三焦經
膽經
肝經
任脈
督脈
經外奇穴

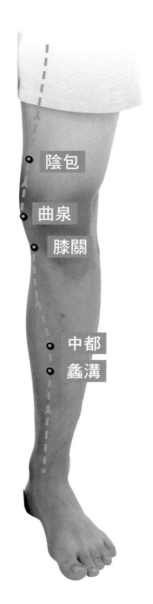

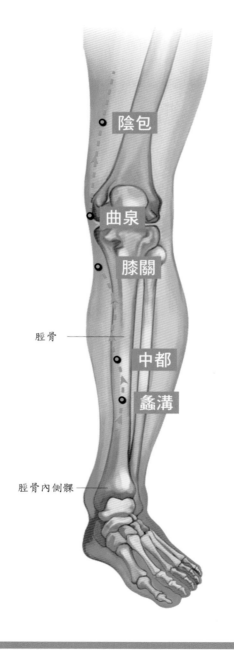

陰包

曲泉

膝關

中都

蟊溝

脛骨

脛骨內側髁

必知！ 穴位功效

蟊溝穴 ▶ 治療瘙癢有奇效

中都穴 ▶ 急性疼痛揉中都

膝關穴 ▶ 膝關節疼痛就揉它

曲泉穴 ▶ 乳腺增生就找它

陰包穴 ▶ 生殖泌尿它統管

蠡溝

👆 食指指腹　⏳ 雙腿各 3 分鐘　🕐 每天數次

- **功效**：調經止帶。
- **主治**：疝氣、陰痛。
- **位置**：內踝尖上五寸，脛骨內側面的中央。
- **取穴**：內踝尖垂直向上量七橫指，脛骨內側凹陷處即是。

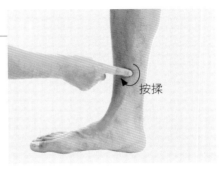

中都

👆 食指指腹　⏳ 雙腿各 1～3 分鐘　🕐 每天數次

- **功效**：疏肝理氣。
- **主治**：疝氣、痢疾。
- **位置**：蠡溝上二寸。
- **取穴**：坐位，內踝尖與陰陵泉連線之中點上半橫指處即是。

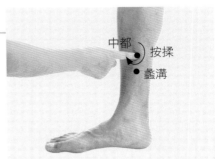

膝關

👆 食指指腹　⏳ 雙腿各 3～5 分鐘　🕐 每天數次

- **功效**：疏通關節。
- **主治**：膝髕腫痛。
- **位置**：在膝部，脛骨內側髁的下方，陰陵泉後一寸。
- **取穴**：陰陵泉後一橫指，可觸及一凹陷處即是。

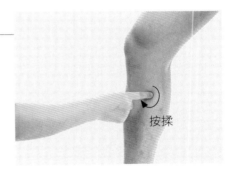

曲泉

👆 握空拳　⏳ 雙腿各 3～5 分鐘　🕐 每天數次

- **功效**：通調下焦。
- **主治**：月經、乳腺病。
- **位置**：在膝部，膕橫紋內側端，半腱肌腱內緣凹陷中。
- **取穴**：膝內側，屈膝時可見膝關節內側面橫紋端，其橫紋頭凹陷處。

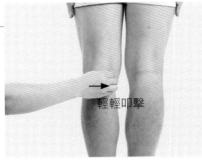

陰包

👆 食指指腹　⏳ 雙腿各 1～3 分鐘　🕐 每天數次

- **功效**：利尿通淋。
- **主治**：腰骶痛、小便難。
- **位置**：在股前區，髕底上四寸，股內肌與縫匠肌之間。
- **取穴**：大腿內側，膝蓋內側上端的骨性標誌，直上六橫指處即是。

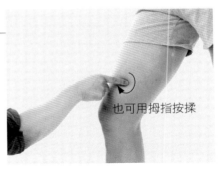

肺經
大腸經
胃經
脾經
心經
小腸經
膀胱經
腎經
心包經
三焦經
膽經
肝經
任脈
督脈
經外奇穴

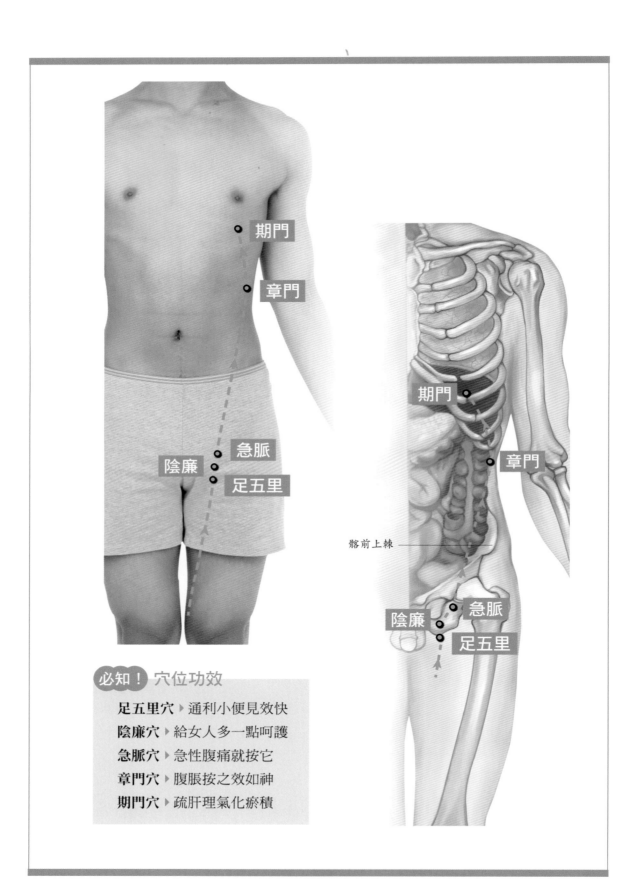

期門

章門

急脈

陰廉

足五里

期門

章門

髂前上棘

陰廉

急脈

足五里

必知！ 穴位功效

足五里穴 ▶ 通利小便見效快

陰廉穴 ▶ 給女人多一點呵護

急脈穴 ▶ 急性腹痛就按它

章門穴 ▶ 腹脹按之效如神

期門穴 ▶ 疏肝理氣化瘀積

足五里

👆 食指指腹　⏳ 左右穴各 1～3 分鐘　🕐 每天數次

- **功效**：疏肝理氣，清利袪熱。
- **主治**：腹脹、小便不通、陰囊濕癢、風癆。
- **位置**：在股前側，氣衝直下三寸，動脈搏動處。
- **取穴**：氣衝直下四橫指處即是。

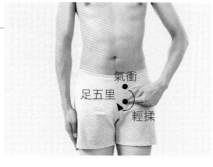

陰廉

👆 食指指腹　⏳ 左右穴各 1～3 分鐘　🕐 每天數次

- **功效**：調經止帶，通利下焦。
- **主治**：月經不調、小腹疼痛、下肢痙攣。
- **位置**：在股前側，氣衝直下二寸。
- **取穴**：氣衝直下三橫指處即是。

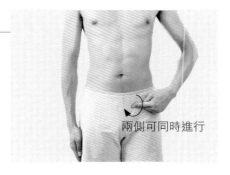

急脈

👆 食指指腹　⏳ 左右穴各 1～3 分鐘　🕐 每天數次

- **功效**：疏理肝膽，通調下焦。
- **主治**：小腹痛、疝氣、陰莖痛。
- **位置**：在腹股溝區，橫平恥骨聯合上緣，前正中線旁開二・五寸處。
- **取穴**：腹股溝動脈搏動處即是。

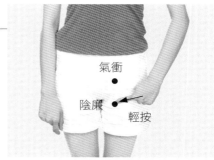

章門

👆 食指指腹　⏳ 左右穴各 3～5 分鐘　🕐 每天數次

- **功效**：疏肝健脾，理氣散結。
- **主治**：腹痛、腹脹、口乾、口苦、嘔吐。
- **位置**：側腹部，第十一肋游離端的下際。
- **取穴**：正坐，屈肘合腋，肘尖所指處，按壓有痠脹感處即是。

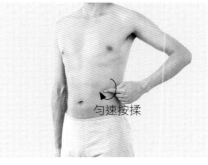

期門

👆 食指指腹　⏳ 左右穴各 200 下　🕐 每天兩次

- **功效**：疏肝健脾，理氣活血。
- **主治**：乳房脹痛、肋間神經痛、肝炎。
- **位置**：第六肋間隙，前正中線旁開四寸。
- **取穴**：自乳頭垂直向下推兩個肋間隙，按壓有痠脹感處即是。

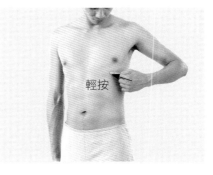

肺經
大腸經
胃經
脾經
心經
小腸經
膀胱經
腎經
心包經
三焦經
膽經
肝經
任脈
督脈
經外奇穴

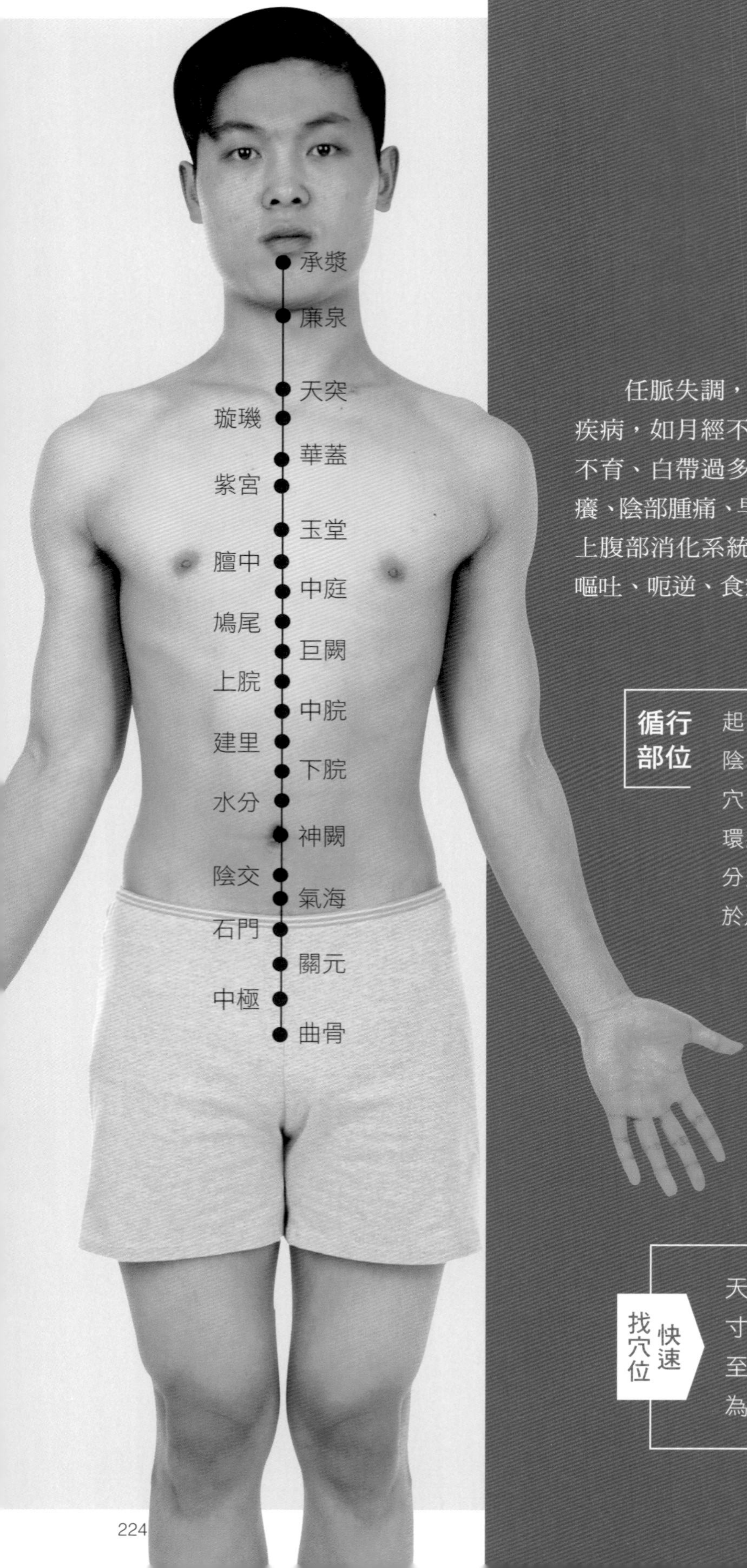

承漿
廉泉
天突
璇璣
華蓋
紫宮
玉堂
膻中
中庭
鳩尾
巨闕
上脘
中脘
建里
下脘
水分
神闕
陰交
氣海
石門
關元
中極
曲骨

14

任脈

任脈失調，會出現以下疾病：生殖泌尿系統疾病，如月經不調、痛經、各種婦科炎症、不孕不育、白帶過多、小便不利、疝氣、小腹皮膚瘙癢、陰部腫痛、早洩、遺精、遺尿、攝護腺疾病等；上腹部消化系統及胸部呼吸系統疾病，如腹脹、嘔吐、呃逆、食慾不振、慢性咽喉炎、氣喘等。

循行部位 起於小腹內胞宮，下出會陰毛部，經陰阜，沿腹部正中線向上經過關元等穴，到達咽喉部，再上行到達下唇內，環繞口唇，交會於督脈之齦交穴，再分別通過鼻翼兩旁，上至眼眶下，交於足陽明經。

快速找穴位 天突至歧骨（胸劍聯合）為九寸，歧骨至臍中為八寸，臍中至橫骨上廉（恥骨聯合上緣）為五寸，每一等分為一寸。

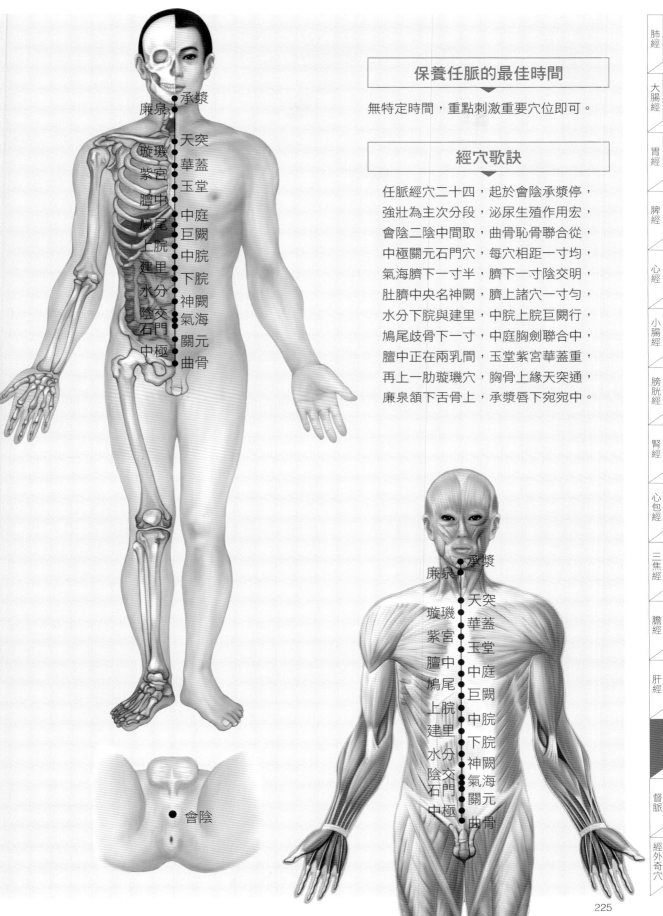

肺經
大腸經
胃經
脾經
心經
小腸經
膀胱經
腎經
心包經
三焦經
膽經
肝經
任脈
督脈
經外奇穴

承漿
廉泉
天突
璇璣
華蓋
紫宮
玉堂
膻中
中庭
鳩尾
巨闕
上脘
中脘
建里
下脘
水分
神闕
陰交
氣海
石門
關元
中極
曲骨

會陰

保養任脈的最佳時間

無特定時間，重點刺激重要穴位即可。

經穴歌訣

任脈經穴二十四，起於會陰承漿停，
強壯為主次分段，泌尿生殖作用宏，
會陰二陰中間取，曲骨恥骨聯合從，
中極關元石門穴，每穴相距一寸均，
氣海臍下一寸半，臍下一寸陰交明，
肚臍中央名神闕，臍上諸穴一寸勻，
水分下脘與建里，中脘上脘巨闕行，
鳩尾歧骨下一寸，中庭胸劍聯合中，
膻中正在兩乳間，玉堂紫宮華蓋重，
再上一肋璇璣穴，胸骨上緣天突通，
廉泉頷下舌骨上，承漿唇下宛宛中。

承漿
廉泉
天突
璇璣
華蓋
紫宮
玉堂
膻中
中庭
鳩尾
巨闕
上脘
中脘
建里
下脘
水分
神闕
陰交
氣海
石門
關元
中極
曲骨

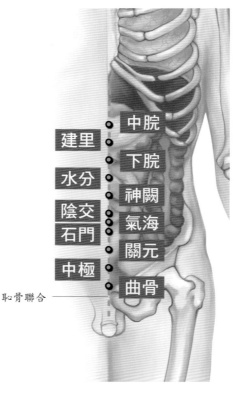

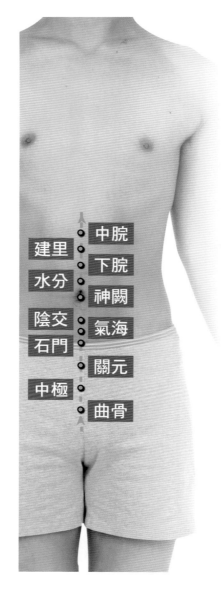

中脘
建里
下脘
水分
神闕
陰交
氣海
石門
關元
中極
曲骨

恥骨聯合

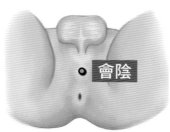

會陰

必知！ 穴位功效

會陰穴 ▶ 專治男女性功能障礙

曲骨穴 ▶ 治攝護腺炎通小便

中極穴 ▶ 解除尿頻尿痛

關元穴 ▶ 性保健第一穴

石門穴 ▶ 治療水腫就熱敷

氣海穴 ▶ 任脈之補虛要穴

陰交穴 ▶ 腹瀉不止揉陰交

神闕穴 ▶ 睡前按按補虧虛

水分穴 ▶ 水腫腹水常按它

下脘穴 ▶ 緩解胃痛促消化

建里穴 ▶ 體虛者的溫補藥

中脘穴 ▶ 改善胃痛、嘔吐很有效

肺經

大腸經

胃經

脾經

心經

小腸經

膀胱經

腎經

心包經

三焦經

膽經

肝經

任脈

督脈

經外奇穴

會陰

👆 食指指腹　⏳ 1～3分鐘　🔄每天一次

- 功效：醒神鎮驚，通調二陰。
- 主治：陰癢、陰痛、便祕、閉經、昏迷。
- 位置：在會陰部。男性在陰囊根部與肛門
　　　　連線的中點，女性在大陰唇後聯合
　　　　與肛門連線的中點。
- 取穴：會陰部，兩陰連線中點。

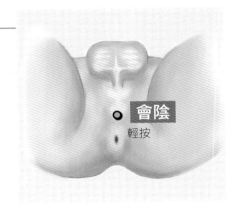

曲骨

👆 食指指腹　⏳ 3～5分鐘　🔄每天一次

- 功效：調經止帶，通利小便。
- 主治：遺精、陽痿、攝護腺炎、月經不調。
- 位置：恥骨聯合上緣，前正中線上。
- 取穴：正中線上，從下腹部向下摸到一橫
　　　　著走行的骨性標誌上緣。

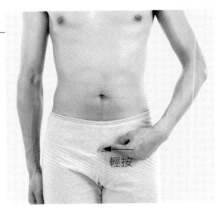

中極

👆 食指指腹　⏳ 1～3分鐘　🔄每天一次

- 功效：益腎通經。
- 主治：尿頻、遺精、月經不調、痛經、攝
　　　　護腺炎、夜尿症。
- 位置：臍中下四寸，前正中線上。
- 取穴：正中線上，恥骨聯合上緣一橫指處
　　　　即是。

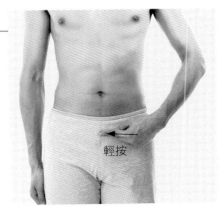

關元

👆 食指指腹　⏳ 1～3分鐘　🔄每天一次

- 功效：培腎固本，調氣回陽。
- 主治：虛胖水腫、月經不調、痛經、遺精、
　　　　陽痿、不孕不育、小兒發熱、白帶
　　　　過多、腸胃疾病、脂肪肝。
- 位置：在下腹部，臍中下三寸，前正中線
　　　　上。
- 取穴：在下腹部，正中線上，肚臍中央向
　　　　下四橫指處即是。

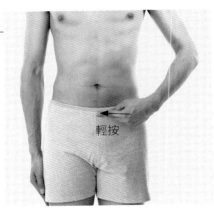

石門

🖐 食指指腹　⏳ 1～3分鐘　🕐 每天一次

- **功效**：理氣止痛，通利水道。
- **主治**：閉經、帶下、小腹絞痛、水腫。
- **位置**：在下腹部，臍中下二寸，前正中線上。
- **取穴**：在下腹部，正中線上，肚臍中央向下三橫指處即是。

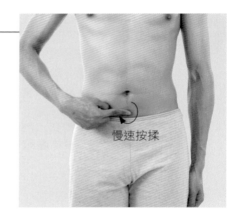

慢速按揉

氣海

🖐 食指指腹　⏳ 10～15分鐘　🕐 每天一次

- **功效**：益氣助陽，調經固經。
- **主治**：小腹疾病、腸胃疾病、虛證、遺精。
- **位置**：在下腹部，臍中下一‧五寸，前正中線上。
- **取穴**：正中線上，肚臍中央向下與關元之間的中點處即是。

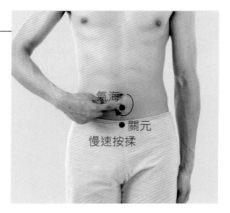

氣海
●關元
慢速按揉

陰交

🖐 食指指腹　⏳ 3～5分鐘　🕐 每天一次

- **功效**：調經固帶，利水消腫。
- **主治**：陰部多汗濕癢、月經不調、血崩、帶下。
- **位置**：在下腹部，臍中下一寸，前正中線上。
- **取穴**：在下腹部，正中線上，肚臍中央向下一橫指處即是。

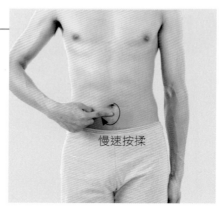

慢速按揉

神闕

🖐 食指指腹　⏳ 3～5分鐘　🕐 每天一次

- **功效**：溫陽救逆，利水固脫。
- **主治**：腹瀉、腹脹、月經不調、崩漏、遺精、不孕、小兒腹瀉。
- **位置**：在臍區，臍中央。
- **取穴**：在臍區，肚臍中央即是。

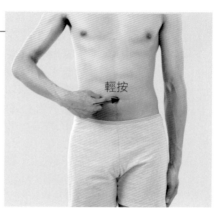

輕按

肺經
大腸經
胃經
脾經
心經
小腸經
膀胱經
腎經
心包經
三焦經
膽經
肝經
任脈
督脈
經外奇穴

水分

🖐 食指指腹　⏳ 3～5 分鐘　🕐 每天一次

- 功效：通調水道，理氣止痛。
- 主治：水腫、腹瀉、腹痛、繞臍痛、腸鳴。
- 位置：在上腹部，臍中上一寸，前正中線上。
- 取穴：在上腹部，正中線上，肚臍中央向上一橫指處即是。

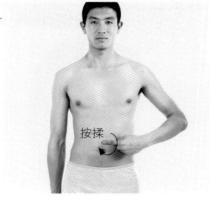

按揉

下脘

🖐 食指指腹　⏳ 50～100 次　🕐 每天一次

- 功效：健脾和胃，降逆止嘔。
- 主治：胃痛、腹痛、腹脹、嘔吐、打嗝、腹瀉。
- 位置：在上腹部，臍中上二寸，前正中線上。
- 取穴：在上腹部，正中線上，肚臍中央向上三橫指處即是。

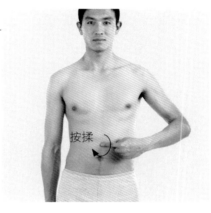

按揉

建里

🖐 食指指腹　⏳ 50～100 次　🕐 每天一次

- 功效：和胃健脾，通降腑氣。
- 主治：胃痛、嘔吐、食慾不振、腸中切痛。
- 位置：在上腹部，臍中上三寸，前正中線上。
- 取穴：在上腹部，正中線上，肚臍中央向上四橫指處即是。

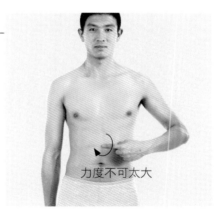

力度不可太大

中脘

🖐 食指指腹　⏳ 50～100 次　🕐 每天一次

- 功效：和胃降逆，健脾利水。
- 主治：胃痛、小兒厭食、嘔吐、高血壓、急性腸胃炎、脂肪肝。
- 位置：在上腹部，臍中上四寸，前正中線上。
- 取穴：在上腹部，肚臍與胸劍聯合連線的中點處。

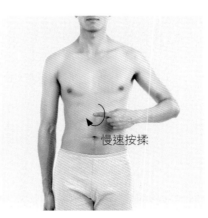

慢速按揉

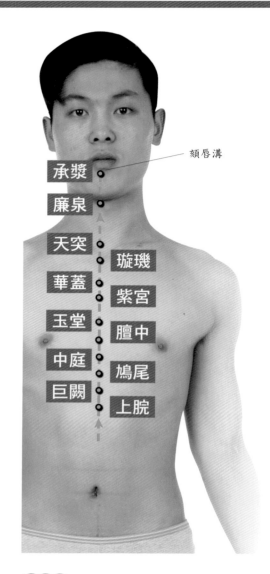

頦唇溝

承漿
廉泉
天突　璇璣
華蓋　紫宮
玉堂　膻中
中庭　鳩尾
巨闕　上脘

必知！ 穴位功效

上脘穴 ▶ 增加胃動力
巨闕穴 ▶ 治療胃下垂有良效
鳩尾穴 ▶ 皮膚乾燥不用愁
中庭穴 ▶ 胸滿嘔吐就找它
膻中穴 ▶ 乳汁不足就灸它
玉堂穴 ▶ 常按可增強胸腺活力

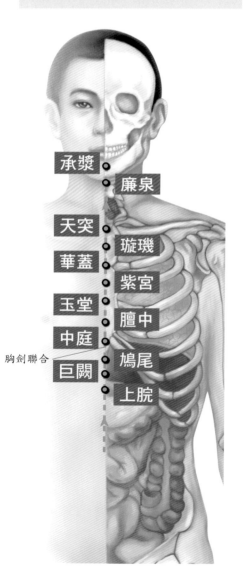

承漿
　廉泉
天突
　璇璣
華蓋
　紫宮
玉堂
　膻中
中庭
胸劍聯合　鳩尾
巨闕
　上脘

必知！ 穴位功效

紫宮穴 ▶ 讓呼吸更加順暢
華蓋穴 ▶ 保護咽喉
璇璣穴 ▶ 定喘順氣
天突穴 ▶ 緩解聲音嘶啞
廉泉穴 ▶ 中風失語就求它
承漿穴 ▶ 治療口腔疾病好幫手

上脘

👆 食指指腹　⏳ 3～5 分鐘　🕐 每天三次

- **功效**：和胃降逆，化痰寧神。
- **主治**：胃痛、嘔吐、打嗝、納呆、痢疾。
- **位置**：在上腹部，臍中上五寸，前正中線上。
- **取穴**：中脘上一橫指處。

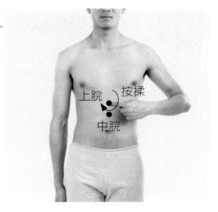

巨闕

👆 食指指腹　⏳ 5～10 分鐘　🕐 每天一次

- **功效**：安神寧心，寬胸止痛。
- **主治**：胃痛、心痛、腹脹、腳氣、急性腸胃炎。
- **位置**：在上腹部，臍中上六寸，前正中線上。
- **取穴**：在上腹部，正中線上，中脘與胸劍聯合之間的中點處即是。

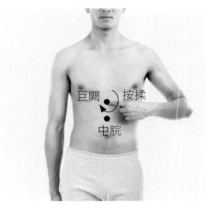

鳩尾

👆 手握空拳　⏳ 5～10 分鐘　🕐 每天一次

- **功效**：安心寧神，寬胸定喘。
- **主治**：咽喉腫痛、偏頭痛、氣喘、嘔吐。
- **位置**：在上腹部，胸劍聯合部下一寸，前正中線上。
- **取穴**：從胸劍聯合部沿前正中線直下一橫指處即是。

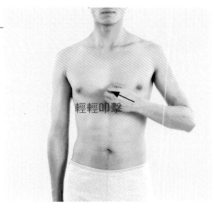

中庭

👆 食指指腹　⏳ 100 下　🕐 每天一次

- **功效**：寬胸消脹，降逆止嘔。
- **主治**：心痛、胸滿、噎嗝、嘔吐、小兒吐乳。
- **位置**：在胸部，胸劍聯合中點處，前正中線上。
- **取穴**：在胸部，由鎖骨往下數第五肋間，平第五肋間，當前正中線上即是。

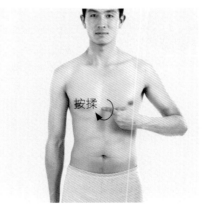

膻中

🖐 食指指腹   ⏳ 300 ～ 500 下   🕐 每天一次

- **功效**：理氣止痛，生津增液。
- **主治**：胸悶、氣短、氣管炎、咳喘、嘔吐。
- **位置**：橫平第四肋間隙，前正中線上。
- **取穴**：在胸部，由鎖骨往下數第四肋間，
  平第四肋間，當前正中線上即是。

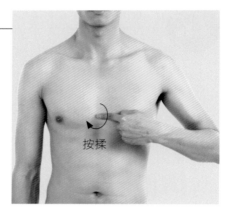

按揉

玉堂

🖐 食指指腹   ⏳ 3 ～ 5 分鐘   🕐 每天數次

- **功效**：寬胸止痛，止咳平喘。
- **主治**：咳嗽、胸痛、嘔吐、氣喘、氣短喘
  息。
- **位置**：橫平第三肋間隙，前正中線上。
- **取穴**：在胸部，由鎖骨往下數第三肋間，
  平第三肋間，當前正中線上即是。

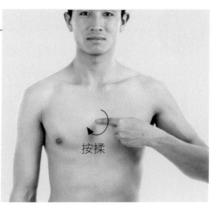

按揉

紫宮

🖐 食指指腹   ⏳ 5 ～ 15 分鐘   🕐 每天數次

- **功效**：寬胸理氣，止咳平喘。
- **主治**：咳嗽、氣喘、胸脅支滿、胸痛。
- **位置**：橫平第二肋間隙，前正中線上。
- **取穴**：在胸部，由鎖骨往下數第二肋間，
  平第二肋間，當前正中線上即是。

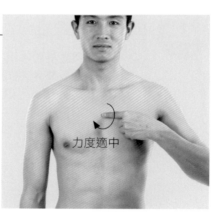

力度適中

華蓋

🖐 食指指腹   ⏳ 3 ～ 5 分鐘   🕐 每天數次

- **功效**：寬胸利肺，止咳平喘。
- **主治**：咳嗽、氣喘、咽喉腫痛、胸脅支滿。
- **位置**：橫平第一肋間隙，前正中線上。
- **取穴**：在胸部，由鎖骨往下數第一肋間，
  平第一肋間，當前正中線上即是。

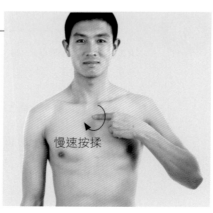

慢速按揉

肺經
大腸經
胃經
脾經
心經
小腸經
膀胱經
腎經
心包經
三焦經
膽經
肝經
任脈
督脈
經外奇穴

璇璣

食指指腹　3〜5分鐘　每天數次

- 功效：寬胸利肺，止咳平喘。
- 主治：咳嗽、氣喘、胸脅支滿、胸痛。
- 位置：胸骨上窩下一寸，前正中線上。
- 取穴：仰臥，從天突沿前正中線向下一橫指處即是。

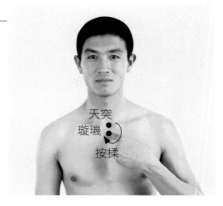

天突

食指指腹　1〜2分鐘　每天數次

- 功效：宣通肺氣，消痰止咳。
- 主治：氣喘、咳嗽、咯吐膿血、暴瘖。
- 位置：在頸前區，胸骨上窩中央，前正中線上。
- 取穴：仰臥，由喉結直下可摸到一凹窩，中央處即是。

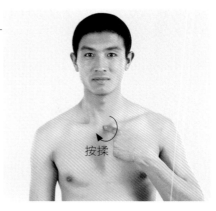

廉泉

食指指腹　3〜5分鐘　每天數次

- 功效：利喉舒舌，消腫止痛。
- 主治：舌下腫痛、舌強不語、口舌生瘡。
- 位置：在頸前區，喉結上方，舌骨上緣凹陷中，前正中線上。
- 取穴：仰坐，從下巴沿頸前正中線向下推，喉結上方可觸及舌骨體，上緣中點處即是。

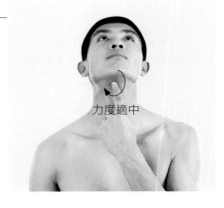

承漿

食指指腹　1〜3分鐘　每天數次

- 功效：生津斂液，舒筋活絡。
- 主治：中風昏迷、口眼歪斜、流涎、牙關緊閉。
- 位置：在面部，頦唇溝的正中凹陷處。
- 取穴：正坐仰靠，頦唇溝正中按壓有凹陷處即是。

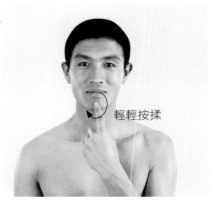

15

督脈

督脈氣血異常，人體主要發生頭腦、五官、脊髓及四肢疾病：督脈陽氣過盛則頸背腰痛、頸部發硬、煩躁易怒、失眠多夢；督脈虛寒則畏寒肢冷、走路搖擺不定、頭暈目眩、手足震顫、抽搐、麻木及中風、神經衰弱、健忘、癡呆、精神分裂等；以及經脈所過部位疾病，如痔瘡、脫肛、子宮脫垂等。

循行部位 起於小腹內胞宮，下出會陰部，向後行於腰背正中至尾骶部的長強，沿脊椎上行，經項後部至風府，進入腦內，沿頭部正中線，上行至巔頂百會，經前額下行鼻柱至鼻尖的素髎，過人中，至上齒正中的齦交。

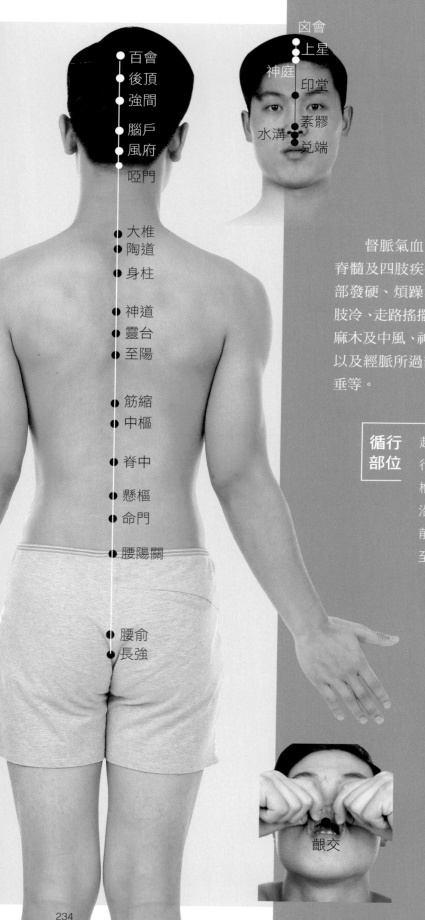

百會
後頂
強間
腦戶
風府
啞門

囟會
上星
神庭
印堂
素髎
水溝
兌端

大椎
陶道
身柱
神道
靈台
至陽
筋縮
中樞
脊中
懸樞
命門
腰陽關
腰俞
長強

齦交

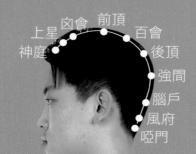

上星　囟會　前頂　百會
神庭　　　　　　後頂
　　　　　　　　強間
　　　　　　　　腦戶
　　　　　　　　風府
　　　　　　　　啞門

肺經
大腸經
胃經
脾經
心經
小腸經
膀胱經
腎經
心包經
三焦經
膽經
肝經
任脈
督脈
經外奇穴

保養督脈的最佳時間

沒有特定時間，可沿督脈進行刮痧。

快速 找穴位　前髮際至後髮際為十二寸，如前後髮際不明，從眉心量至大椎作十八寸，眉心至前髮際三寸，大椎至後髮際三寸。

經穴歌訣

督脈經穴二十九，起長強止齦交上，
腦病為主次分段，急救熱病及肛腸，
尾骨之端是長強，骶管裂孔取腰俞，
十六陽關平髖量，命門十四三懸樞，
十一椎下脊中藏，十椎中樞九筋縮，
七椎之下乃至陽，六靈台五神道穴，
三椎之下身柱藏，陶道一椎之下取，
大椎就在一椎上，啞門入髮五分處，
風府一寸宛中當，粗隆上緣尋腦戶，
強間戶上寸半量，後頂再上一寸半，
百會七寸頂中央，前頂囟會距寸五，
上星入髮一寸量，神庭五分入髮際，
素髎鼻尖準頭鄉，水溝人中溝上取，
兌端唇上尖端藏，齦交上唇繫帶底。

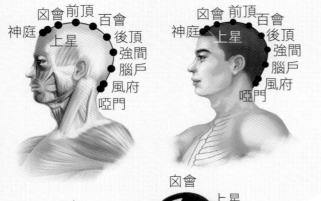

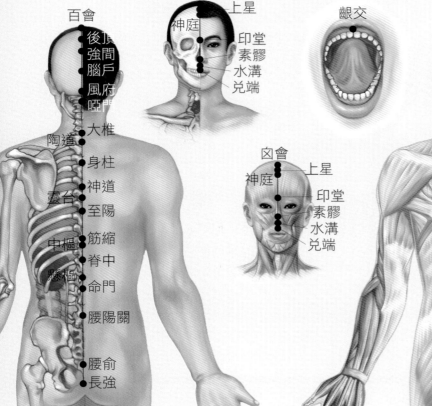

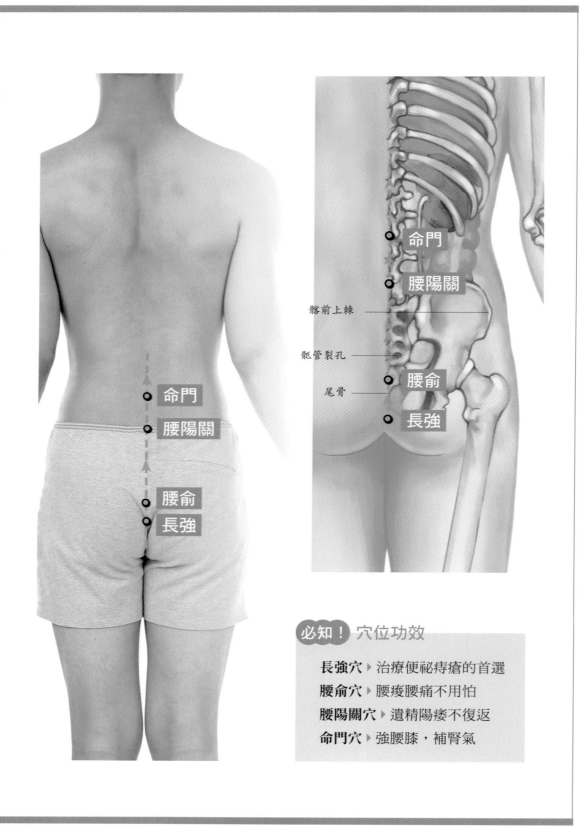

命門

腰陽關

髂前上棘

骶管裂孔

尾骨

腰俞

長強

必知！ 穴位功效

長強穴 ▸ 治療便祕痔瘡的首選

腰俞穴 ▸ 腰痠腰痛不用怕

腰陽關穴 ▸ 遺精陽痿不復返

命門穴 ▸ 強腰膝，補腎氣

長強

👆 食指指腹　⏳ 1～3分鐘　🕐 早晚各一次

- **功效**：寧神鎮驚，通便消痔。
- **主治**：腹瀉、痔瘡、女性陰道瘙癢。
- **位置**：在尾骨下方，尾骨端與肛門連線的中點處。
- **取穴**：仰臥屈膝，在尾骨端下，尾骨端與肛門連線中點處即是。

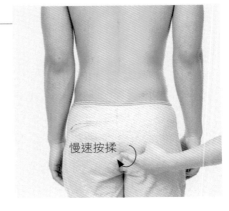

慢速按揉

腰俞

👆 食指指腹　⏳ 1～3分鐘　🕐 早晚各一次

- **功效**：調經清熱，散寒除濕。
- **主治**：腹瀉、便祕、痔瘡、尾骶痛。
- **位置**：在骶區，正對骶管裂孔，後正中線上。
- **取穴**：俯臥，後正中線上，順著脊椎向下，正對骶管裂孔處即是。

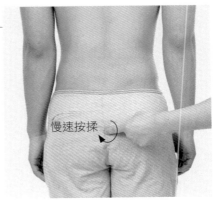

慢速按揉

腰陽關

👆 食指指腹　⏳ 3～5分鐘　🕐 早晚各一次

- **功效**：祛寒除濕，舒筋活絡。
- **主治**：腰骶痛、下肢痿痹、遺精、陽痿、月經不調。
- **位置**：在腰部脊椎區，第四腰椎棘突下凹陷中，後正中線上。
- **取穴**：兩側髂前上棘連線與脊椎交點處，可觸及一凹陷處即是。

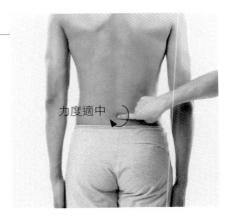

力度適中

命門

👆 食指指腹　⏳ 1～3分鐘　🕐 每天一次

- **功效**：補腎壯陽。
- **主治**：遺精、陽痿、不孕、腰脊強痛、下肢痿痹。
- **位置**：在腰部脊椎區，第二腰椎棘突下凹陷中。
- **取穴**：肚臍水平線與後正中線交點，按壓有凹陷處即是。

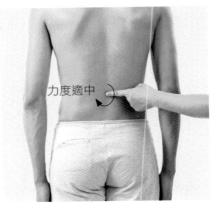

力度適中

肺經
大腸經
胃經
脾經
心經
小腸經
膀胱經
腎經
心包經
三焦經
膽經
肝經
任脈
督脈
經外奇穴

懸樞穴 ▶ 腰脊強痛就按它
脊中穴 ▶ 增強腸腑功能
中樞穴 ▶ 健脾胃，促消化
筋縮穴 ▶ 善治筋脈拘攣
至陽穴 ▶ 快速止痛有絕招
靈台穴 ▶ 治療憂鬱失眠的養心穴

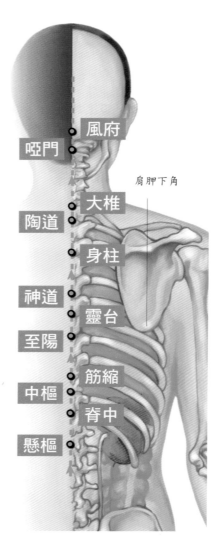

肩胛下角

風府
啞門
大椎
陶道
身柱
神道
靈台
至陽
筋縮
中樞
脊中
懸樞

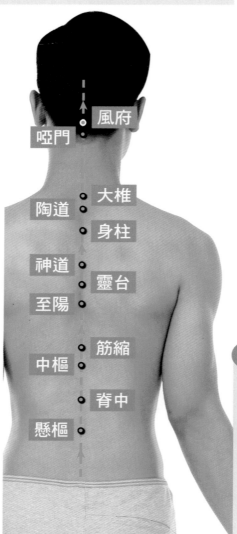

風府
啞門
大椎
陶道
身柱
神道
靈台
至陽
筋縮
中樞
脊中
懸樞

神道穴 ▶ 緩解心絞痛
身柱穴 ▶ 治療咳嗽和氣喘
陶道穴 ▶ 常按可愉悅身心
大椎穴 ▶ 感冒清熱找大椎
啞門穴 ▶ 聲音沙啞不苦惱
風府穴 ▶ 感冒及時擦風府

肺經
大腸經
胃經
脾經
心經
小腸經
膀胱經
腎經
心包經
三焦經
膽經
肝經
任脈
督脈
經外奇穴

懸樞

🖐 食指指腹　⏳ 1～3分鐘　🔄 每天一次

- **功效**：助陽健脾，通調腸氣。
- **主治**：遺精、陽痿、不孕、腰脊強痛。
- **位置**：第一腰椎棘突下凹陷中，後正中線上。
- **取穴**：從命門沿後正中線向上推一個椎體，其上緣凹陷處即是。

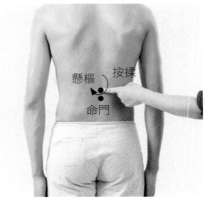

脊中

🖐 食指指腹　⏳ 1～3分鐘　🔄 每天一次

- **功效**：健脾利濕，寧神鎮驚。
- **主治**：腹瀉、反胃、吐血、痢疾、痔瘡。
- **位置**：第十一胸椎棘突下凹陷中，後正中線上。
- **取穴**：兩側肩胛下角連線與後正中線相交處向下推四個椎體，其下緣凹陷處即是。

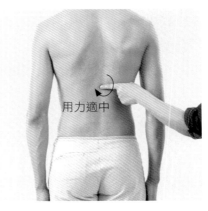

中樞

🖐 食指指腹　⏳ 1～3分鐘　🔄 每天數次

- **功效**：健脾利濕，清熱止痛。
- **主治**：嘔吐、腹滿、胃痛、食慾不振。
- **位置**：第十胸椎棘突下凹陷中，後正中線上。
- **取穴**：脊中向上推一個椎體處。

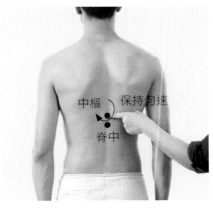

筋縮

🖐 食指指腹　⏳ 1～3分鐘　🔄 每天數次

- **功效**：平肝熄風，寧神鎮痙。
- **主治**：抽搐、脊強、四肢不收、筋攣拘急。
- **位置**：第九胸椎棘突下凹陷中，後正中線上。
- **取穴**：兩側肩胛下角連線與後正中線相交處向下推兩個椎體，其下緣凹陷處即是。

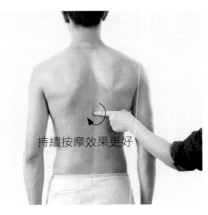

至陽

🖐 食指指腹　⏳ 3～5分鐘　🕐 每天一次

- 功效：利膽退黃，寬胸利膈。
- 主治：胃痛、胸脅脹痛、黃疸、腰背疼痛。
- 位置：在背部脊椎區，第七胸椎棘突下凹陷中，後正中線上。
- 取穴：兩側肩胛下角連線與後正中線相交處椎體，其下緣凹陷處即是。

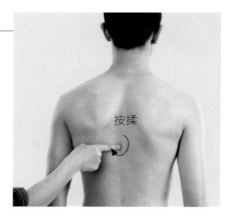

按揉

靈台

🖐 食指指腹　⏳ 3～5分鐘　🕐 每天一次

- 功效：清熱化濕，止咳定喘。
- 主治：咳嗽、氣喘、頸項僵硬、背痛、憂鬱。
- 位置：在背部脊椎區，第六胸椎棘突下凹陷中，後正中線上。
- 取穴：至陽向上推一個椎體處。

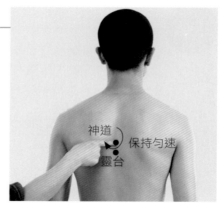

靈台　用力適中
至陽

神道

🖐 食指指腹　⏳ 3～5分鐘　🕐 每天一次

- 功效：寧神安心，清熱平喘。
- 主治：失眠、肩背痛、小兒驚風、咳嗽。
- 位置：在背部脊椎區，第五胸椎棘突下凹陷中，後正中線上。
- 取穴：靈台向上推一個椎體處。

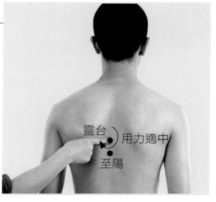

神道　保持勻速
靈台

身柱

🖐 食指指腹　⏳ 3～5分鐘　🕐 每天一次

- 功效：宣肺清熱，寧神鎮咳。
- 主治：咳嗽、氣喘、腰脊強痛、神經衰弱。
- 位置：在上背部脊椎區，第三胸椎棘突下凹陷中，後正中線上。
- 取穴：兩側肩胛骨內側角連線與後正中線相交處椎體，其下緣凹陷處即是。

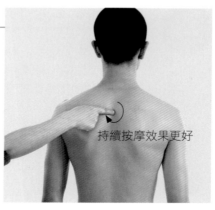

持續按摩效果更好

肺經
大腸經
胃經
脾經
心經
小腸經
膀胱經
腎經
心包經
三焦經
膽經
肝經
任脈
督脈
經外奇穴

陶道

👆 食指指腹　⏳ 3～5分鐘　🕐 每天一次

- 功效：解表清熱，截虐寧神。
- 主治：頭痛、目眩、閉經、蕁麻疹、精神病。
- 位置：在項背部脊椎區，第一胸椎棘突下凹陷中，後正中線上。
- 取穴：大椎向下推一個椎體處。

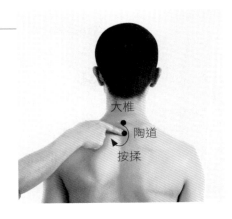

大椎

👆 食指指腹　⏳ 3～5分鐘　🕐 每天數次

- 功效：清熱解表，截虐止癇。
- 主治：感冒發熱、手足怕冷、頸椎病。
- 位置：第七頸椎棘突下凹陷中，後正中線上。
- 取穴：低頭，頸背交界椎骨高突處椎體，其下緣凹陷處即是。

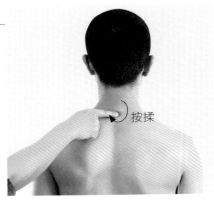

啞門

👆 食指指腹　⏳ 3～5分鐘　🕐 每天數次

- 功效：散風熄風，開竅醒神。
- 主治：舌緩不語、重舌、失語、大腦發育不全。
- 位置：在項後，第二頸椎棘突上際凹陷中，後正中線上。
- 取穴：沿脊椎向上，入後髮際上半橫指處即是。

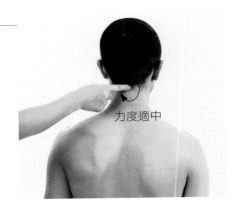

風府

👆 食指指腹　⏳ 1～3分鐘　🕐 每天數次

- 功效：散風熄風，通關開竅。
- 主治：感冒、頸項強痛、眩暈、咽喉腫痛。
- 位置：在頸後區，枕外隆突直下，兩側斜方肌之間凹陷中。
- 取穴：沿脊椎向上，入後髮際上一橫指處即是。

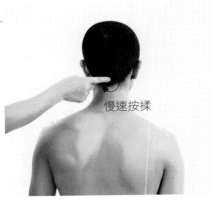

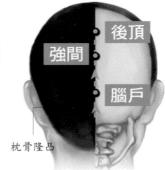

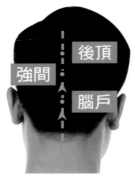

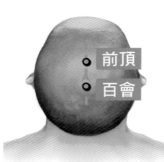

必知！穴位功效

腦戶穴 ▶ 頭痛感即刻減輕

強間穴 ▶ 讓你睡好心情好

後頂穴 ▶ 頭痛眩暈就按它

百會穴 ▶ 長命百歲保健穴

前頂穴 ▶ 頭暈頭痛找前頂

後頂

強間

腦戶

枕骨隆凸

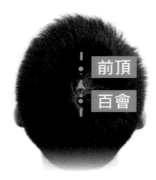

前頂

百會

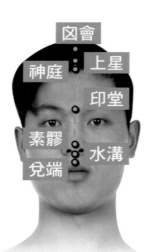

囟會

神庭

上星

印堂

素髎

水溝

兌端

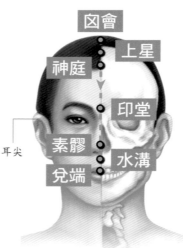

囟會

神庭

上星

印堂

素髎

水溝

兌端

耳尖

必知！穴位功效

囟會穴 ▶ 告別頭痛鼻塞

上星穴 ▶ 有效緩解眼疲勞

神庭穴 ▶ 不怕頭昏嘔吐

素髎穴 ▶ 主治鼻塞

水溝穴 ▶ 人體急救 119

兌端穴 ▶ 牙痛鼻塞就揉它

齦交穴 ▶ 治療急性腰扭傷

印堂穴 ▶ 提神醒腦

肺經
大腸經
胃經
脾經
心經
小腸經
膀胱經
腎經
心包經
三焦經
膽經
肝經
任脈
督脈
經外奇穴

腦戶

👆 食指指腹　⏳ 3～5分鐘　🔄 每天數次

- **功效**：醒神開竅，平肝熄風。
- **主治**：癲狂、癇症、眩暈、頭重、頭痛。
- **位置**：枕外隆凸的上緣凹陷中。
- **取穴**：正坐或俯臥，在後正中線上，枕外隆凸上緣的凹陷處。

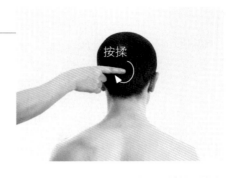

強間

👆 食指指腹　⏳ 1～3分鐘　🔄 早晚各一次

- **功效**：醒神寧心，平肝熄風。
- **主治**：頭痛、頸項強不得回顧、目眩。
- **位置**：後髮際正中直上四寸。
- **取穴**：百會與風府連線的中點。

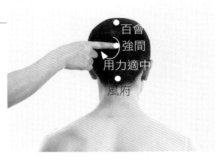

後頂

👆 食指指腹　⏳ 1～3分鐘　🔄 每天數次

- **功效**：醒神安神，熄風止痙。
- **主治**：頸項僵硬、頭痛、眩暈、心煩、失眠。
- **位置**：後髮際正中直上五‧五寸。
- **取穴**：正坐或俯臥，在後正中線上，前、後髮際之間的中點。

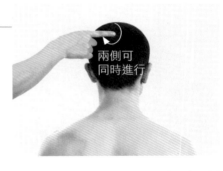

百會

👆 食指指腹　⏳ 3分鐘　🔄 每天數次

- **功效**：熄風醒腦，升陽固脫。
- **主治**：中風、驚悸、頭痛、頭暈、失眠。
- **位置**：前髮際正中直上五寸。
- **取穴**：正坐，兩耳尖與頭正中線相交處，按壓有凹陷。

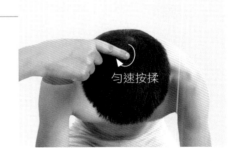

前頂

👆 食指指腹　⏳ 3分鐘　🔄 每天數次

- **功效**：熄風醒腦，寧神鎮靜。
- **主治**：癲癇、小兒驚風、頭痛、頭暈。
- **位置**：在頭部，正中線上，前髮際正中直上三‧五寸。
- **取穴**：由百會向前二橫指處即是。

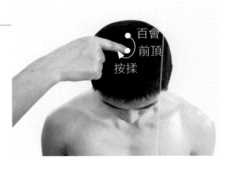

243

囟會

🖐 食指指腹　⌛ 1～3分鐘　🕐早晚各一次

- **功效**：安神醒腦，清熱消腫。
- **主治**：頭痛、鼻塞、目眩、心悸、面腫。
- **位置**：在頭部，正中線上，前髮際正中直上二寸。
- **取穴**：正坐，前髮際正中直上三橫指處。

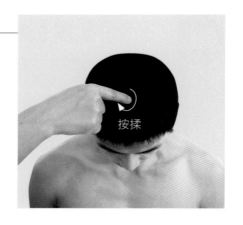

上星

🖐 食指指腹　⌛ 1～3分鐘　🕐早晚各一次

- **功效**：熄風清熱，寧神通鼻。
- **主治**：頭痛、眩暈、目赤腫痛、鼻出血、鼻痛、眼疲勞。
- **位置**：在頭部，正中線上，前髮際正中直上一寸。
- **取穴**：正坐，前髮際正中直上一橫指處即是。

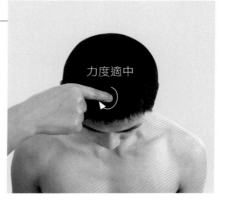

神庭

🖐 食指指尖　⌛ 3～5分鐘　🕐每天一次

- **功效**：寧神醒腦，降逆平喘。
- **主治**：失眠、頭暈、目眩、鼻塞、流淚、目赤腫痛。
- **位置**：在頭部，正中線上，前髮際正中直上〇‧五寸。
- **取穴**：正坐，從前髮際正中直上半橫指處即是。

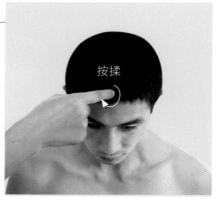

素髎

🖐 食指指尖　⌛ 3～5分鐘　🕐每天一次

- **功效**：清熱消腫，通利鼻竅。
- **主治**：驚風、昏迷、鼻塞、低血壓、休克、小兒驚風。
- **位置**：在面部，鼻尖的正中央。
- **取穴**：正坐或仰臥，面部鼻尖正中央即是。

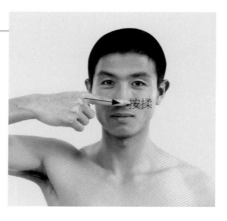

水溝

👆 食指指尖　⏳ 3～5 分鐘　🕐 突然昏迷時

- **功效**：醒神開竅，清熱熄風。
- **主治**：暈厥、中暑、驚風、面腫、腰脊強痛。
- **位置**：在面部，人中溝的上三分之一與中三分之一交點處。
- **取穴**：仰臥，面部人中溝上三分之一處即是。

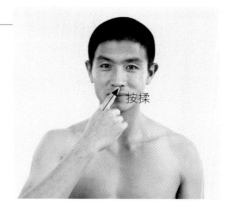

按揉

兌端

👆 食指指尖　⏳ 3～5 分鐘　🕐 每天一次

- **功效**：寧神醒腦，生津止渴。
- **主治**：昏迷、牙痛、齒齦痛、鼻塞。
- **位置**：在面部，上唇結節的中點。
- **取穴**：仰臥，面部人中溝下端的皮膚與上唇的交界處即是。

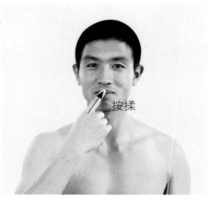

按揉

齦交

👆 舌頭向上頂　⏳ 1～3 分鐘　🕐 每天一次

- **功效**：寧神鎮痙，清熱消腫。
- **主治**：小兒面瘡、鼻塞、鼻瘜肉、癲狂、心煩。
- **位置**：在上唇內，上唇繫帶與上牙齦的交點。
- **取穴**：唇內的正中線上，上唇繫帶與上牙齦相接處即是。

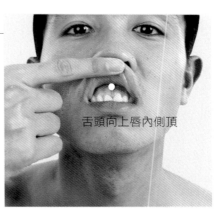

舌頭向上唇內側頂

印堂

👆 食指指尖　⏳ 3～5 分鐘　🕐 每天一次

- **功效**：清頭明目，通鼻開竅。
- **主治**：失眠、頭痛、眩暈、過敏性鼻炎、三叉神經痛。
- **位置**：在頭部，兩眉毛內側端中間的凹陷中。
- **取穴**：兩眉頭連線中點處即是。

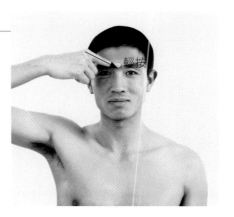

輕按

肺經
大腸經
胃經
脾經
心經
小腸經
膀胱經
腎經
心包經
三焦經
膽經
肝經
任脈
督脈
經外奇穴

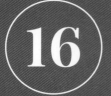

16

經外奇穴

經外奇穴大多不在經絡上，但它們都是在實際治療中取得很好療效的穴位，是前人的智慧總結，乃經驗效方。

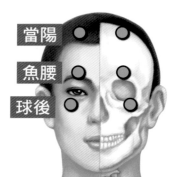

當陽

魚腰

球後

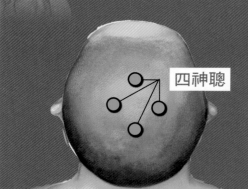

四神聰

必知！穴位功效

四神聰穴 ▶ 頭痛健忘多敲擊

當陽穴 ▶ 頭痛眩暈揉當陽

魚腰穴 ▶ 改善目脹痠痛

球後穴 ▶ 治療眼疾

四神聰

👆 食指或中指　⏳ 3～5分鐘　🕐 每天一次

- **功效**：鎮靜安神，清頭明目，醒腦開竅。
- **主治**：失眠、健忘、癲癇、頭痛、眩暈。
- **位置**：在頭部，百會前、後、左、右各旁開一寸，共四穴。
- **取穴**：先找百會，其前後左右穴各量一橫指處即是，共四穴。

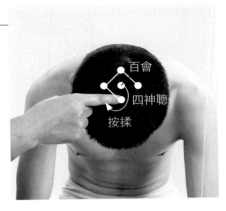

當陽

👆 食指指腹　⏳ 左右穴各1～3分鐘　🕐 每天一次

- **功效**：疏風通絡，清熱明目。
- **主治**：失眠、健忘、癲癇、頭痛、眩暈。
- **位置**：在頭部，瞳孔直上，前髮際上一寸。
- **取穴**：直視前方，沿瞳孔垂直向上，自髮際直上一橫指處即是。

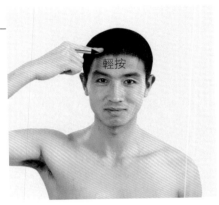

魚腰

👆 食指指尖　⏳ 1～3分鐘　🕐 每天一次

- **功效**：鎮驚安神，疏風通絡。
- **主治**：口眼歪斜、目赤腫痛、三叉神經痛、視力模糊、白內障。
- **位置**：在額部，瞳孔直上，眉毛中。
- **取穴**：直視前方，從瞳孔直上眉毛中即是。

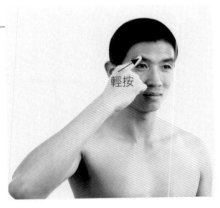

球後

👆 食指指腹　⏳ 1～3分鐘　🕐 早晚各一次

- **功效**：清熱明目。
- **主治**：視神經炎、青光眼、斜視、虹膜睫狀體炎。
- **位置**：在面部，眶下緣外四分之一與內四分之三交界處。
- **取穴**：把眼眶下緣分成四等分，外四分之一處即是。

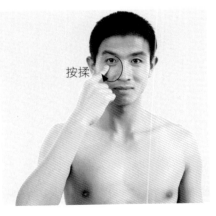

肺經
大腸經
胃經
脾經
心經
小腸經
膀胱經
腎經
心包經
三焦經
膽經
肝經
任脈
督脈
經外奇穴

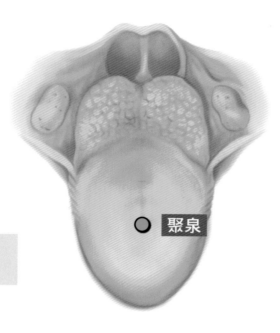

必知！ 穴位功效

聚泉穴 ▸ 預防味覺減退

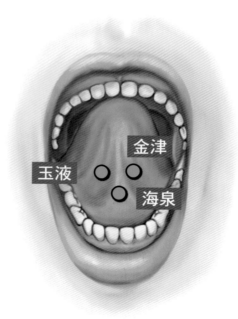

必知！ 穴位功效

金津穴 ▸ 中暑昏迷可刺它
玉液穴 ▸ 預防口腔疾病
海泉穴 ▸ 清除口腔炎症

聚泉

🖐 刺激　⏳ 1～3分鐘　☺ 每天數次

- 功效：清散風熱，祛邪開竅。
- 主治：咳嗽、哮喘、語言障礙、味覺減退。
- 位置：口腔內，舌背正中縫的中點處。
- 取穴：正坐，張口伸舌，舌背正中縫的中點處即是。

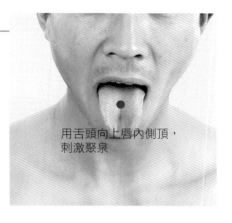

用舌頭向上唇內側頂，刺激聚泉

金津

🖐 針刺　⏳ 1～3分鐘　☺ 半年一次

- 功效：清瀉熱邪，生津止渴。
- 主治：口腔炎、咽喉炎、語言障礙、昏迷。
- 位置：舌下繫帶左側的靜脈上。
- 取穴：舌底，繫帶左側的靜脈上。

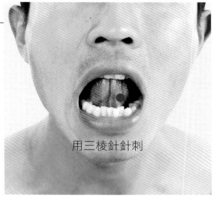

用三棱針針刺

玉液

🖐 針刺　⏳ 1～3分鐘　☺ 半年一次

- 功效：清瀉熱邪，生津止渴。
- 主治：口腔炎、咽喉炎、語言障礙、昏迷。
- 位置：舌下繫帶右側的靜脈上。
- 取穴：舌底，繫帶右側的靜脈上。

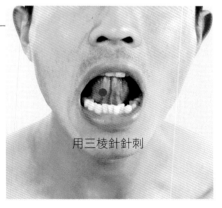

用三棱針針刺

海泉

🖐 針刺　⏳ 1～3分鐘　☺ 半年一次

- 功效：祛邪開竅，生津止渴。
- 主治：口舌生瘡、嘔吐、腹瀉、咽喉炎。
- 位置：在口腔內，舌下繫帶中點處。
- 取穴：正坐，張口，舌轉捲向後方，舌下繫帶中點處即是。

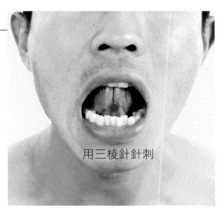

用三棱針針刺

肺經
大腸經
胃經
脾經
心經
小腸經
膀胱經
腎經
心包經
三焦經
膽經
肝經
任脈
督脈
經外奇穴

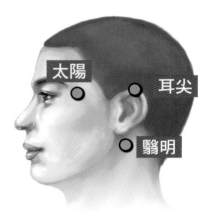

太陽

耳尖

翳明

必知！穴位功效

太陽穴 ▶ 腦神經的天然調節器

耳尖穴 ▶ 防治瞼腺炎

翳明穴 ▶ 善治各種眼疾

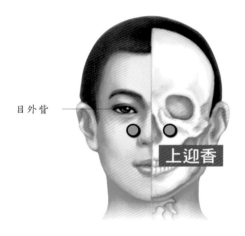

目外眥

上迎香

必知！穴位功效

上迎香穴 ▶ 專治鼻疾

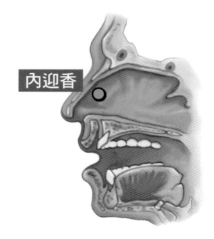

內迎香

必知！穴位功效

內迎香穴 ▶ 常按防治鼻炎

太陽

👆 食指　⌛ 1～3分鐘　🕐 早晚各一次

- **功效**：清肝明目，通絡止痛。
- **主治**：感冒、失眠、健忘、癲癇、頭痛。
- **位置**：在頭部，眉梢與目外眥之間，向後約一寸的凹陷中。
- **取穴**：眉梢與目外眥連線中點向後一橫指，觸及一凹陷處即是。

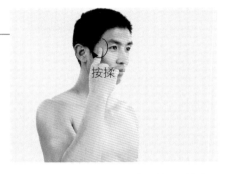
按揉

耳尖

👆 拇指和食指　⌛ 100下　🕐 早晚各一次

- **功效**：清熱祛風，解痙止痛。
- **主治**：急性結膜炎、瞼腺炎（針眼）、痧眼、頭痛。
- **位置**：在耳區，外耳輪的最高點。
- **取穴**：坐位，將耳郭折向前方，耳郭上方尖端處即是。

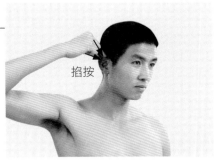
掐按

翳明

👆 食指指尖　⌛ 0.5～1分鐘　🕐 每天數次

- **功效**：明目聰耳，寧心安神。
- **主治**：遠視、近視、白內障、青光眼、耳鳴。
- **位置**：在項部，翳風後一寸。
- **取穴**：將耳垂向後按，正對耳垂邊緣凹陷處，向後一橫指處即是。

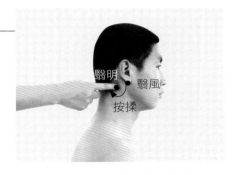
翳明　翳風
按揉

上迎香

👆 食指指腹　⌛ 1～3分鐘　🕐 早晚各一次

- **功效**：清利鼻竅，通絡止痛。
- **主治**：過敏性鼻炎、鼻竇炎、鼻出血、嗅覺減退。
- **位置**：在面部，鼻翼軟骨與鼻甲的交界處，近鼻唇溝上端處。
- **取穴**：沿鼻側鼻唇溝向上推，上端盡頭凹陷處即是。

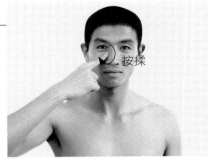
按揉

內迎香

👆 針刺　⌛ 1～3分鐘　🕐 半年一次

- **功效**：清熱通竅。
- **主治**：頭痛、目赤腫痛、鼻炎、咽喉炎、中暑。
- **位置**：在鼻孔內，當鼻翼軟骨與鼻甲交界的黏膜處。
- **取穴**：正坐仰靠，在鼻孔內，當鼻翼軟骨與鼻甲交界的黏膜處。

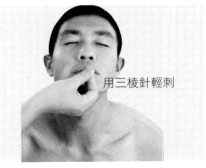
用三棱針輕刺

肺經
大腸經
胃經
脾經
心經
小腸經
膀胱經
腎經
心包經
三焦經
膽經
肝經
任脈
督脈
經外奇穴

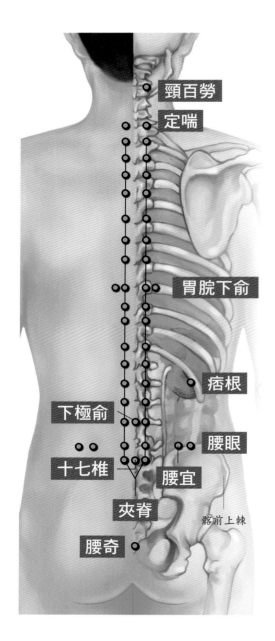

頸百勞

定喘

胃脘下俞

痞根

下極俞

腰眼

腰宜

夾脊

髂前上棘

腰奇

必知！ 穴位功效

頸百勞穴 ▶ 頸肩不適的剋星

定喘穴 ▶ 即刻緩解咳喘

夾脊穴 ▶ 保養全身臟腑

胃脘下俞穴 ▶ 治療胰臟炎效果好

痞根穴 ▶ 肝脾腫大就找它

下極俞穴 ▶ 壯腰好幫手

腰宜穴 ▶ 對治生殖系統疾病

腰眼穴 ▶ 腰痛剋星

十七椎穴 ▶ 胎位不正找它幫忙

腰奇穴 ▶ 治痔瘡要穴

頸百勞

👆 食指指腹　⌛ 1～3分鐘　🕐 每天數次

- 功效：延緩衰老。
- 主治：支氣管炎、氣喘。
- 位置：在頸部，第七頸椎棘突直上二寸，後正中線旁開一寸。
- 取穴：大椎上三橫指，旁開一橫指處。

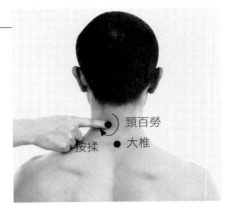

定喘

👆 食指指腹　⌛ 200次　🕐 每天數次

- 功效：止咳平喘。
- 主治：支氣管炎、氣喘。
- 位置：在脊椎區，橫平第七頸椎棘突下，後正中線旁開〇・五寸。
- 取穴：大椎旁開半橫指處。

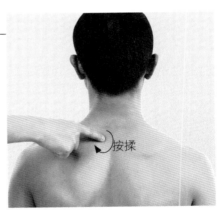

夾脊

👆 食指指腹　⌛ 3～5分鐘　🕐 每天數次

- 功效：調節臟腑。
- 主治：心、肺、上肢疾病，腸胃疾病，腰、腹、下肢疾病。
- 位置：第一至第五腰椎棘突下兩側，正中線旁開〇・五寸，一側十七穴。
- 取穴：頸背交界椎骨高突處椎體，向下推共有十七個椎體，旁開半橫指處。

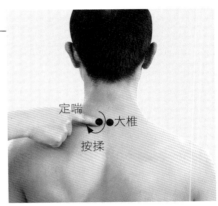

胃脘下俞

👆 食指指腹　⌛ 3～5分鐘　🕐 每天數次

- 功效：健脾和胃。
- 主治：胃炎、胰臟炎。
- 位置：在背部，橫平第八胸椎棘突下，後正中線旁開一・五寸。
- 取穴：至陽向下推一個椎體，下緣旁開二橫指處即是。

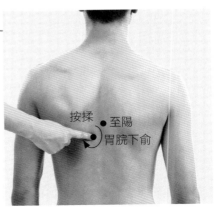

痞根

🖐 食指指腹　⏳ 3〜5分鐘　🕐 每天數次

- **功效**：健脾和胃。
- **主治**：胃痙攣、胃炎。
- **位置**：在腰部，橫平第一腰椎棘突下，後
  正中線旁開三 ˙ 五寸。
- **取穴**：肚臍水平線與後正中線交點向上推
  一個椎體，在其棘突下，旁開三 ˙
  五寸處即是。

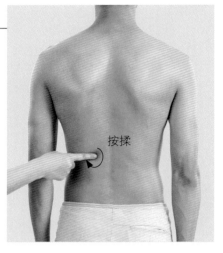

按揉

下極俞

🖐 食指指腹　⏳ 3〜5分鐘　🕐 每天數次

- **功效**：強腰健腎。
- **主治**：腎炎、遺尿。
- **位置**：在腰部，第三腰椎棘突下。
- **取穴**：兩側髂前上棘連線與脊椎交點向上
  推一個椎體，下緣凹陷處。

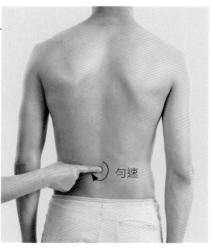

勻速

腰宜

🖐 食指指腹　⏳ 3〜5分鐘　🕐 每天數次

- **功效**：強腰健腎。
- **主治**：睪丸炎、遺尿。
- **位置**：在腰部，橫平第四腰椎棘突下，後
  正中線旁開約三寸凹陷中。
- **取穴**：俯臥，兩側髂前上棘連線與脊椎交
  點，旁開四橫指凹陷處即是。

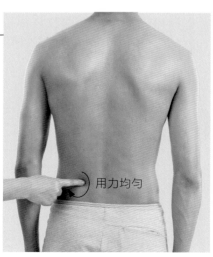

用力均勻

肺經

大腸經

胃經

脾經

心經

小腸經

膀胱經

腎經

心包經

三焦經

膽經

肝經

任脈

督脈

經外奇穴

腰眼

🖐 食指指腹　⏳ 3～5分鐘　🔄 每天數次

- 功效：強腰健腎。
- 主治：腰痛、睪丸炎。
- 位置：在腰部，橫平第四腰椎棘突下，後正中線旁開約三・五寸凹陷中。
- 取穴：俯臥，兩側髂前上棘連線與脊椎交點，旁開約一橫掌凹陷處。

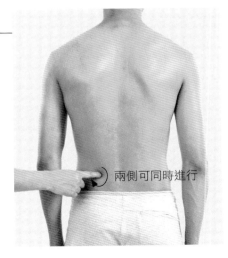

兩側可同時進行

十七椎

🖐 食指指腹　⏳ 3～5分鐘　🔄 每天數次

- 功效：強健骨骼。
- 主治：腰痛、胎位不正。
- 位置：第五腰椎棘突下凹陷中。
- 取穴：兩側髂前上棘連線與脊椎交點向下推一個椎體，其棘突下。

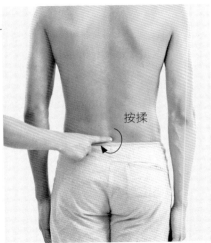

按揉

腰奇

🖐 食指指腹　⏳ 1～3分鐘　🔄 每天數次

- 功效：防痔通便。
- 主治：便祕、痔瘡。
- 位置：尾骨端直上二寸，骶角之間凹陷中。
- 取穴：順著脊椎向下觸，尾骨端直上三橫指凹陷處即是。

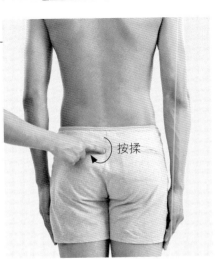

按揉

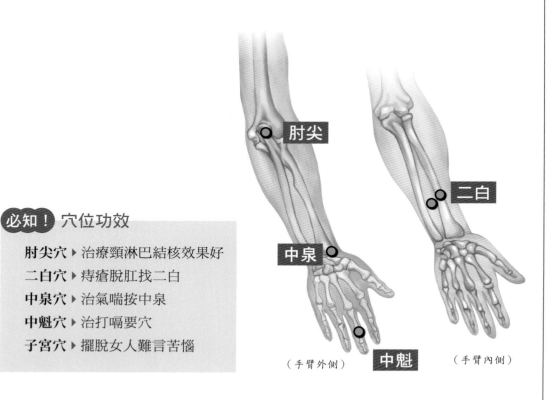

必知！ 穴位功效

肘尖穴▶治療頸淋巴結核效果好

二白穴▶痔瘡脫肛找二白

中泉穴▶治氣喘按中泉

中魁穴▶治打嗝要穴

子宮穴▶擺脫女人難言苦惱

肘尖

二白

中泉

中魁

（手臂外側）

（手臂內側）

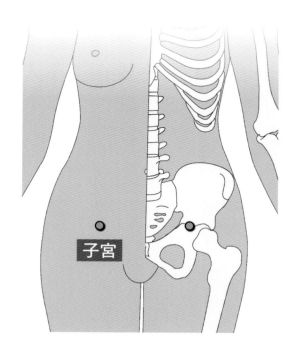

子宮

子宮

👆 拇指指腹　⏳ 3～5分鐘　🕐 每天數次

- 功效：調經理氣，升提下陷。
- 主治：月經不調、子宮脫垂、骨盆腔發炎、闌尾炎。
- 位置：臍中下四寸，前正中線旁開三寸。
- 取穴：恥骨聯合中點上緣上一橫指，旁開四橫指處即是。

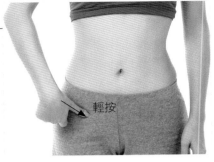
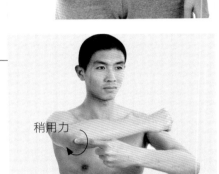

輕按

肘尖

👆 食指指腹　⏳ 1～3分鐘　🕐 每天數次

- 功效：增強手臂關節靈活性。
- 主治：淋巴結核、癰疔瘡瘍。
- 位置：在肘後部，尺骨鷹嘴的尖端。
- 取穴：屈肘，肘關節的最尖端處。

稍用力

二白

👆 食指指腹　⏳ 1～3分鐘　🕐 每天數次

- 功效：調和氣血。
- 主治：脫肛、痔瘡。
- 位置：在前臂前區，腕掌側遠端橫紋上四寸，橈側屈腕肌腱的兩側，一肢兩穴。
- 取穴：握拳，拇指側一筋凸起，腕橫紋直上六橫指處與筋交點兩側。

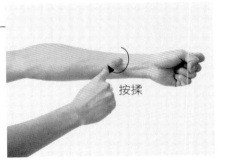

按揉

中泉

👆 拇指指腹　⏳ 1～3分鐘　🕐 每天一次

- 功效：強健肌肉。
- 主治：氣管炎、腸胃炎。
- 位置：在前臂後區，腕背側遠端橫紋上，伸指總肌腱橈側凹陷中。
- 取穴：手用力稍屈，伸指總肌健與腕背橫紋交點靠拇指側的凹陷處。

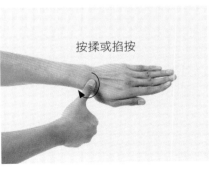

按揉或掐按

中魁

👆 拇指指尖　⏳ 1～3分鐘　🕐 每天一次

- 功效：疏通經絡，降逆和胃。
- 主治：反胃、嘔吐、急性胃炎、賁門梗阻、鼻出血。
- 位置：中指背面，近側指間關節的中點處。
- 取穴：中指背側，靠近心臟端的指骨間關節中點處即是。

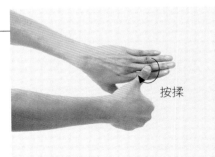

按揉

肺經
大腸經
胃經
脾經
心經
小腸經
膀胱經
腎經
心包經
三焦經
膽經
肝經
任脈
督脈
經外奇穴

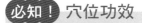 必知！穴位功效

大骨空穴 ▶ 治目翳內障
小骨空穴 ▶ 治目赤腫痛
腰痛點穴 ▶ 急性腰扭傷就點它
外勞宮穴 ▶ 落枕找外勞宮
八邪穴 ▶ 毒蛇咬傷急救穴
四縫穴 ▶ 小兒食積不用愁
十宣穴 ▶ 急救專家

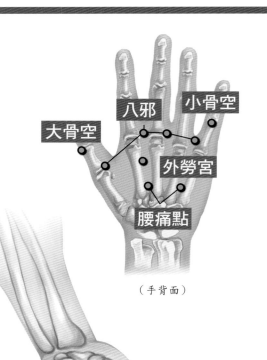

（手背面）

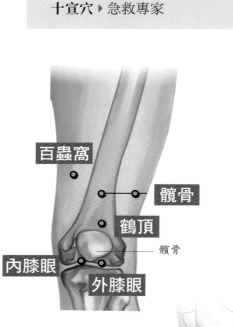

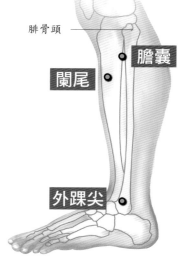

（手掌面）

必知！穴位功效

髕骨穴 ▶ 治膝關節炎就找它
鶴頂穴 ▶ 治療膝關節痛有特效
百蟲窩穴 ▶ 不用擔心皮膚瘙癢
內膝眼穴 ▶ 治療膝關節炎有特效
外膝眼穴 ▶ 緩解膝部腫痛
膽囊穴 ▶ 膽道疾病找膽囊
闌尾穴 ▶ 闌尾炎不用怕
外踝尖穴 ▶ 腳氣不妨揉揉它

大骨空

👆 拇指指尖　⏱ 1～3分鐘　🕐 每天一次

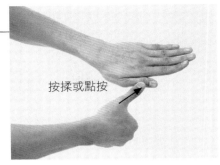
按揉或點按

- 功效：退翳明目。
- 主治：目痛、結膜炎。
- 位置：拇指背面，指間關節的中點處。
- 取穴：抬臂俯掌，拇指指關節背側橫紋中點處即是。

小骨空

👆 食指指尖　⏱ 1～3分鐘　🕐 每天一次

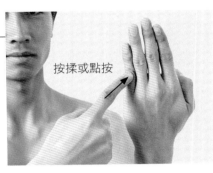
按揉或點按

- 功效：明目止痛。
- 主治：眼腫痛、咽喉炎。
- 位置：小指背面，近側指間關節中點處。
- 取穴：小指背側，第二指骨關節橫紋中點處即是。

腰痛點

👆 拇指指尖　⏱ 1～2分鐘　🕐 每天一次

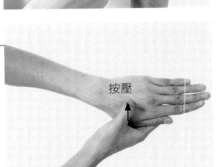
按壓

- 功效：化瘀止痛。
- 主治：急性腰扭傷。
- 位置：在手背，第二、第三掌骨及第四、第五掌骨間，腕背側遠端橫紋與掌指關節中點處，一側兩穴。
- 取穴：手背第二、第三掌骨及第四、第五掌骨間，當掌骨長度中點處即是。

外勞宮

👆 食指指尖　⏱ 50～100次　🕐 每天一次

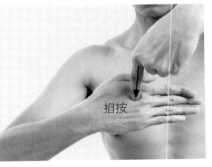
掐按

- 功效：祛風止痛。
- 主治：頸椎病、落枕。
- 位置：在手背，第二、第三掌骨間，掌指關節後○‧五寸凹陷中。
- 取穴：手背第二、第三掌骨間，從掌指關節向後半橫指處即是。

八邪

👆 拇指和食指指尖　⏱ 50～100次　🕐 每天一次

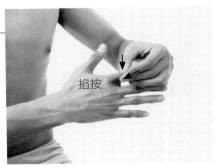
掐按

- 功效：祛風通絡。
- 主治：手指關節疾病。
- 位置：在手背，第一～五指間，指蹼緣後方赤白肉際處，左右共八穴。
- 取穴：手背，兩手第一～五指間各手指根部之間，皮膚顏色深淺交界處。

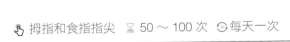

肺經
大腸經
胃經
脾經
心經
小腸經
膀胱經
腎經
心包經
三焦經
膽經
肝經
任脈
督脈
經外奇穴

四縫

🤚 拇指和中指　⏳ 1～3分鐘　☺ 每天一次

- **功效**：消食導滯，祛痰化積。
- **主治**：百日咳、哮喘、小兒消化不良、腸蛔蟲病。
- **位置**：在手指，第二～五指掌面的近側指間關節橫紋的中央，一手四穴。
- **取穴**：手掌側，第二～五指近指關節中點。

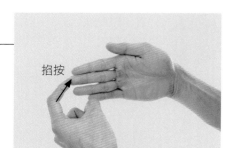

十宣

🤚 食指　⏳ 1～3分鐘　☺ 每天一次

- **功效**：清熱開竅。
- **主治**：昏迷、休克、急性腸胃炎、高血壓。
- **位置**：在手指，十指尖端，距指甲遊離緣〇・一寸（指寸），左右共十穴。
- **取穴**：十指微屈，手十指尖端，距指甲游離緣尖端〇・一寸處即是。

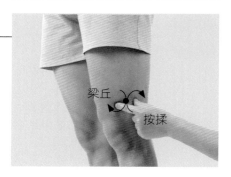

髖骨

🤚 拇指和食指　⏳ 1～3分鐘　☺ 每天一次

- **功效**：強健腿部肌肉。
- **主治**：膝關節炎。
- **位置**：梁丘兩旁各一・五寸，一側兩穴。
- **取穴**：膝關節上，膝部正中骨頭上緣正中凹陷處即是。

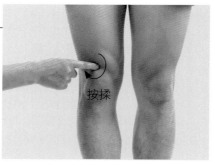

鶴頂

🤚 食指指腹　⏳ 150下　☺ 每日三次

- **功效**：通利關節。
- **主治**：膝關節炎、下肢無力、腦血管病後遺症。
- **位置**：在膝前區，髕底中點的上方凹陷處。
- **取穴**：膝部正中骨頭上緣凹陷處。

百蟲窩

🤚 食指指尖　⏳ 1～3分鐘　☺ 早晚各一次

- **功效**：祛風活血，驅蟲止癢。
- **主治**：蕁麻疹、風疹、皮膚瘙癢症、濕疹。
- **位置**：在股前區，髕底內側端上三寸。
- **取穴**：屈膝，血海上一橫指處即是。

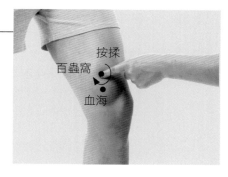

肺經

大腸經

胃經

脾經

心經

小腸經

膀胱經

腎經

心包經

三焦經

膽經

肝經

任脈

督脈

經外奇穴

內膝眼

👆 食指指尖　⧗ 1～3分鐘　🕐 早晚各一次

- 功效：活血通絡，疏利關節。
- 主治：各種原因所致的膝關節炎。
- 位置：髕韌帶內側凹陷處的中央。
- 取穴：在髕韌帶內側凹陷處。

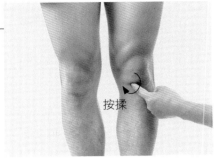

按揉

外膝眼

👆 食指指尖　⧗ 3～5分鐘　🕐 早晚各一次

- 功效：活血通絡，疏利關節。
- 主治：各種原因引起的下肢無力、膝關節炎。
- 位置：在髕韌帶兩側凹陷處，內側的稱內膝眼，外側的稱外膝眼。
- 取穴：微伸膝關節，膝蓋下左右兩個凹窩處即是。

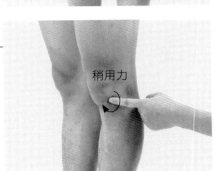

稍用力

膽囊

👆 食指指腹　⧗ 100次　🕐 每天一次

- 功效：利膽通腑。
- 主治：急、慢性膽囊炎，膽結石，下肢癱瘓。
- 位置：在小腿外側，腓骨小頭直下二寸。
- 取穴：小腿外側上部，陽陵泉直下二橫指處即是。

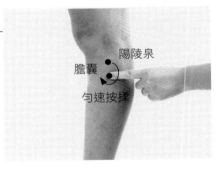

陽陵泉
膽囊
勻速按揉

闌尾

👆 食指指腹　⧗ 3～5分鐘　🕐 每天一次

- 功效：清熱解毒，化瘀通腑。
- 主治：急、慢性闌尾炎，胃炎，下肢癱瘓。
- 位置：在小腿外側，髕韌帶外側凹陷下五寸，脛骨前脊外一橫指。
- 取穴：足三里向下二橫指處即是。

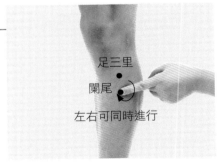

足三里
闌尾
左右可同時進行

外踝尖

👆 食指指腹　⧗ 3～5分鐘　🕐 每天一次

- 功效：舒筋活絡。
- 主治：牙痛、腓腸肌痙攣、寒熱腳氣。
- 位置：在踝區，外踝的最凸起處。
- 取穴：正坐垂足，外踝之最高點。

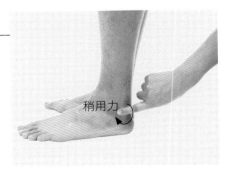

稍用力

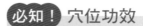必知！ 穴位功效

內踝尖穴 ▶ 腳上功夫治牙痛
八風穴 ▶ 足部腫痛用八風
獨陰穴 ▶ 有效緩解心絞痛
氣端穴 ▶ 中風急救用氣端

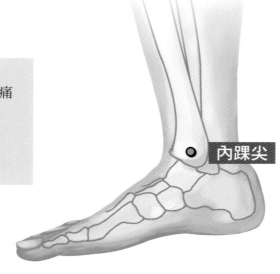

內踝尖

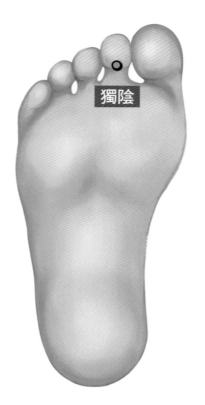

獨陰

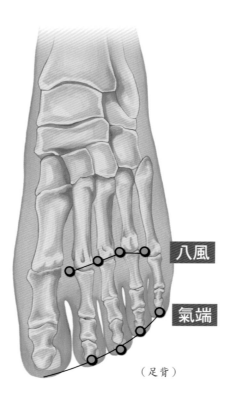

八風

氣端

（足背）

內踝尖

👆 食指指腹　⏳ 5～10分鐘　⏰ 牙齒疼痛時

- 功效：舒筋活絡。
- 主治：下牙痛、腓腸肌痙攣。
- 位置：在踝區，內踝的最凸起處。
- 取穴：正坐垂足，內踝之最高點。

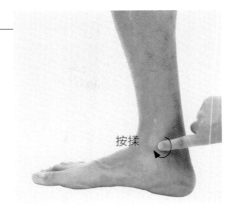

按揉

八風

👆 食指指尖　⏳ 5～10分鐘　⏰ 每天一次

- 功效：祛風通絡，清熱解毒。
- 主治：頭痛、牙痛、足部腫痛、趾痛、月經不調。
- 位置：在足背，第一～五趾間，趾蹼緣後方赤白肉際處，左右共八穴。
- 取穴：足五趾各趾間縫紋頭盡處即是。

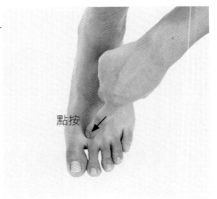

點按

獨陰

👆 食指指尖　⏳ 3～5分鐘　⏰ 每天一次

- 功效：調理衝任。
- 主治：小腸疝氣、心絞痛、女人乾嘔、月經不調。
- 位置：在足底，第二趾的蹠側遠端，趾間關節的中點。
- 取穴：仰足，第二趾掌面遠端，趾關節橫紋中點處即是。

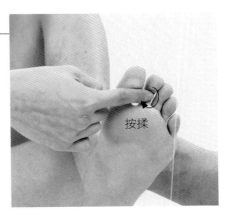

按揉

氣端

👆 針刺　⏳ 3～5分鐘　⏰ 急救時用

- 功效：通絡開竅。
- 主治：足背腫痛、足趾麻木、腦血管意外、中風。
- 位置：在足趾，十趾端的中央，距趾甲游離緣〇·一寸（指寸），左右共十穴。
- 取穴：正坐垂足，足十趾尖端趾甲游離尖端即是。

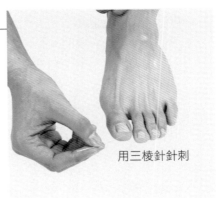

用三棱針針刺

肺經
大腸經
胃經
脾經
心經
小腸經
膀胱經
腎經
心包經
三焦經
膽經
肝經
任脈
督脈

經外奇穴

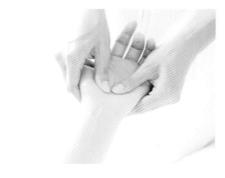

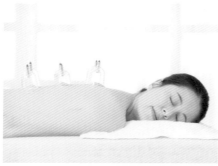

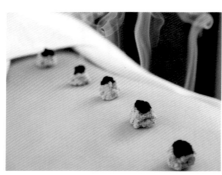

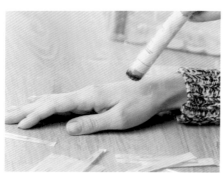

國家圖書館出版品預行編目資料

徒手中醫 / 吳中朝著 . -- 初版 . -- 新北市：幸福文化出版：遠足文化發行，
2020.03
　　面；　公分
ISBN 978-957-8683-32-7（平裝）

1. 經絡 2. 穴位療法 3. 按摩

413.165　　　　　　　　　　　　　　　　　　　　109002063

徒手中醫
最強經絡穴位養生圖解

作　　　者：吳中朝
責任編輯：林麗文
校　　　對：羅煥耿
封面設計：張天薪
內文排版：王氏研創藝術有限公司

總 編 輯：林麗文
主　　　編：高佩琳、賴秉薇、蕭歆儀、林宥彤
行銷總監：祝子慧
行銷企畫：林彥伶

出　　　版：幸福文化出版／遠足文化事業股份有限公司
地　　　址：231 新北市新店區民權路 108-1 號 8 樓
網　　　址：https://www.facebook.com/happinessbookrep/
電　　　話：（02）2218-1417
傳　　　真：（02）2218-8057
發　　　行：遠足文化事業股份有限公司（讀書共和國出版集團）
地　　　址：231 新北市新店區民權路 108-2 號 9 樓
電　　　話：（02）2218-1417
傳　　　真：（02）2218-1142
電　　　郵：service@bookrep.com.tw
郵撥帳號：19504465
客服電話：0800-221-029
網　　　址：www.bookrep.com.tw

法律顧問：華洋法律事務所 蘇文生律師
印　　　刷：凱林彩印股份有限公司

初版一刷：西元 2020 年 3 月
　十二刷：西元 2024 年 5 月
定　　　價：480 元

幸福
文化

幸福
文化